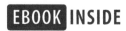 **INSIDE**

Die Zugangsinformationen zum eBook inside finden Sie
am Ende des Buches in der gedruckten Ausgabe.

Sandra Otto

Brustkrebs – Hilfe im Bürokratie-Dschungel

Insidertipps für sozialrechtliche Fragen

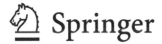 Springer

Sandra Otto
Markkleeberg

ISBN 978-3-662-47071-8 ISBN 978-3-662-47072-5 (eBook)
DOI 10.1007/978-3-662-47072-5

Die Deutsche Nationalbibliothek verzeichnet diese Publikation in der Deutschen Nationalbibliografie;
detaillierte bibliografische Daten sind im Internet über ▶ http://dnb.d-nb.de abrufbar.

Umschlaggestaltung: deblik Berlin
Fotonachweis Umschlag: © Springer-Verlag GmbH
Satz: Crest Premedia Solutions (P) Ltd., Pune, India

Gedruckt auf säurefreiem und chlorfrei gebleichtem Papier

Springer-Verlag ist Teil der Fachverlagsgruppe Springer Science+Business Media
www.springer.com

Vorwort

Es ist Donnerstag, der 07. August 2014 und ich beginne die ersten Zeilen meines Erfahrungsberichts. Dies bedeutet, momentan lebe ich noch. Die meisten werden nun denken, oh mein Gott, noch so ein Krebsbuch von einer Frau. Dies relativiere ich, da ich über einen objektiv betrachtet scheinbar relativ untergeordneten Aspekt bei einer lebensbedrohlichen Krankheit berichten will: das finanzielle Überleben. Ich merkte sehr schnell, dass die wirtschaftlich geglaubte abgesicherte Seite nicht selbstverständlich zahlt. Wochen und Monate vergingen, die die Psyche und Physis belasteten, Kräfte aufzehrten, die ich für meinen Überlebenskampf – nicht mehr und nicht weniger – dringend benötigte. Ständig stellten sich mir neue bürokratische Hürden in den Weg, mit denen ich mich auseinandersetzen musste. Allgemeine Bücher und Sozialratgeber gibt es viele. Aber welche Schritte sind konkret erforderlich, bis die Krankenkasse zahlt? Auf welchen gesetzlichen Regelungen basiert die Ablehnung einer MRT-Untersuchung? Wie gehe ich gegen Entscheidungen in Widerspruch? Warum schickt mich die Arbeitsagentur zum Gutachter, um meine Arbeitsfähigkeit zu prüfen?

Gerade die Ablehnung von Entscheidungen, die Begründung in Bescheiden werden mit zahlreichen Paragraphen belegt. Sie fühlen sich hier häufig überfordert. Ich will Ihnen zeigen, was sich hinter den gesetzlichen Normen verbirgt und wie Sie auf Basis der Kenntnis der Gesetztestexte argumentieren und Ihre Rechte einfordern können.

Mein Ziel ist es, meine Erfahrungen in der Auseinandersetzung mit Krankenkassen, Versicherungsunternehmen, der Bundesagentur für Arbeit, dem Rentenversicherungsträger, Landrats- und Finanzämtern sowie anderen Institutionen weiterzugeben. Ich will Ihnen konkrete Ratschläge und Hinweise geben, um Ihnen das finanzielle Überleben während einer länger andauernden Krankheit zu erleichtern, sodass sie Ihre Kraft und Ihre Lebenszeit in den Heilungsprozess investieren können. Meine Erkrankung lehrte mich, sämtliche Ressentiments gegenüber der Bürokratie abzulegen. Dabei setzte ich mich intensiv mit den einschlägigen Gesetzestexten, Durchführungsverordnungen sowie Gerichtsurteilen auseinander und konnte mich erfolgreich behaupten.

Ich zeige meinen Weg und meine Erfahrungen auf. Selbstverständlich prägte und prägt die Erkrankung meinen Blick auf das Geschehen. Das vorliegende Buch orientiert sich im Aufbau an meinem Krankheitsverlauf. Daraus leite ich im zeitlichen Kontext notwendige Handlungsschritte für Sie ab, weise auf meine Fehler und verpassten Gelegenheiten hin, die Sie vermeiden sollten.

Jedes Kapitel beginnt zunächst mit einem kurzen Einleitungssatz zu meinem aktuellen Therapieverlauf. Anschließend führe ich die Fragen an, die in den Unterabschnitten der jeweiligen Kapitel beantwortet werden sollen. Darüber hinaus gebe ich an geeigneten Stellen praktische Hinweise. Jedes Kapitel schließt mit einem Fazit.

Mein Bericht erhebt keinen Anspruch auf Vollständigkeit, bspw. wird das Thema Pflegebedürftigkeit von mir weitgehend außen vorgelassen, da ich hier selbst keine Erfahrungen sammeln konnte. Auch verändern sich gesetzliche Bestimmungen im Zeitverlauf. Prüfen Sie deshalb die Aktualität der Gesetzestexte, bevor Sie sich auf diese berufen. Ich kann Ihnen nur die Informationen weitergeben, die für mich relevant waren. Letztendlich ist Ihre Situation individuell zu betrachten. Mein Anliegen ist es, Ihnen erste Anregungen zum Handeln aufzuzeigen.

Folgenden Lesehinweis zur Nachvollziehbarkeit der Informationen gebe ich bereits an dieser Stelle. Die Deutsche Rentenversicherung zieht für ihre Arbeit nicht nur die Sozialgesetzbücher heran, sondern erarbeitete ebenfalls rechtlichen Arbeitsanweisungen (Raa). Auf diese Arbeitsanweisungen verweise ich an vielen Stellen des Buches, da erst in diesen Zusatzinformationen die Entscheidungsfindung der Deutschen Rentenversicherung nachvollziehbarer wird. Insbesondere finden sich für die in der Praxis entscheidenden Ausnahmefälle gezielte Anwendungshinweise. Dies wird bspw. bei der Frage relevant, ob Urlaubsabgeltungen auf die Rentenzahlung angerechnet werden.

Neben den vielen Menschen, die meine Behandlung begleiteten, danke ich insbesondere dem onkologischen Praxisteam um Frau Dr. Patricia Wuttke in Leipzig sowie dem Team um Frau OÄ Dr. Susanne Briest vom Brustzentrum der Universitätsklinik Leipzig als auch dem Haus Leben e.V. Leipzig.

Dr. Sandra Otto
Leipzig, im Mai 2015

Die Autorin

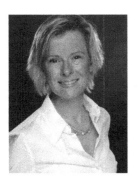

Dr. rer. pol. Sandra Otto,
Arbeitete nach dem Diplom der Betriebswirtschaft in Jena bei der Commerzbank AG, bevor sie 2006 in den Forschungsbereich zurückkehrte und an der Universität Augsburg im Bereich Rechnungslegung promovierte. Seit 2010 ist sie als wissenschaftliche Mitarbeiterin beim Fraunhofer MOEZ in Leipzig tätig. Die Diagnose Brustkrebs begleitet Frau Otto seit 2011.

Die finanzielle Absicherung während der Brustkrebsbehandlung stellt einen Pfeiler für den Genesungsprozess dar. Broschüren, Sozialberater und einschlägige Institutionen können meist nur allgemeine Hinweise für den Umgang mit Behörden geben. Im konkreten Einzelfall sind die betroffenen Patientinnen aber auf sich allein gestellt. Die intensive Auseinandersetzung mit sozialrechtlichen Fragen und bürokratischen Herausforderungen führte zu der umfassenden Recherchearbeit, die die Basis für das vorliegende Buch bildete. Frau Otto führte ihre wissenschaftliche Expertise in der Recherche und die Erfahrungen als wiederholt von Brustkrebs Betroffene in diesen Ratgeber zusammen.

Abkürzungsverzeichnis

AAG	Gesetz über den Ausgleich der Arbeitgeberaufwendungen für Entgeltfortzahlung	BSG	Bundessozialgericht
		BSGE	Entscheidungen des Bundessozialgerichts
Abs.	Absatz	bspw.	beispielsweise
AGG	Allgemeines Gleichbehandlungsgesetz	BStBl.	Bundessteuerblatt
		BUrlG	Bundesurlaubsgesetz – Mindesturlaubsgesetz für Arbeitnehmer
AHB	Anschlussheilbehandlung		
ALG I	Arbeitslosengeld I	CCC	Comprehensive Cancer Center
ALG II	Arbeitslosengeld II	dapo e.V.	Deutsche Arbeitsgemeinschaft für psychosoziale Onkologie e.V.
AltTZG	Altersteilzeitgesetz		
Anl	Anlage		
AOK	Allgemeine Ortskrankenkassen	DDR	Deutsche Demokratische Republik
AR	Anschlussrehabilitation	d. h.	das heißt
ArbR Aktuell	Arbeitsrecht Aktuell	DIN EN ISO	Deutsche Industrie Norm Europäische Norm International Standard Organization for Standardization
Az.	Aktenzeichen		
BaFin	Bundesanstalt für Finanzdienstleistungsaufsicht		
BAföG	Bundesausbildungsförderungsgesetz	dkfz	Deutsches Krebsforschungszentrum
BAG	Bundesarbeitsgericht	DKG	Deutsche Krebsgesellschaft e.V.
BB	Betriebsberater		
BEM-Beauftragte(r)	Beauftragte(r) für das betriebliche Eingliederungsmanagement	DMP	Disease-Management-Programm
		DStR	Deutsches Steuerrecht
		DVD	Digital Versatile Disc
BetrAVG	Betriebsrentengesetzgesetz zur Verbesserung der betrieblichen Altersversorgung	EGStGB	Einführungsgesetz zum Strafgesetzbuch
		e.K.	eingetragener Kaufmann
BFH	Bundesfinanzhof	EKG	Elektrokardiogramm
BGB	Bürgerliches Gesetzbuch	EntgFG	Gesetz über die Zahlung des Arbeitsentgelts an Feiertagen und im Krankheitsfall
BGBl.	Bundesgesetzblatt		
BH	Büstenhalter		
BK	Brustkrebs	ErbStG	Erbschaftsteuer- und Schenkungsteuergesetz
BMAS	Bundesministerium für Arbeit und Soziales		
		EStDV	Einkommensteuer-Durchführungsverordnung (1955)
BMF	Bundesministerium für Finanzen		
BR	Behindertenrecht, Fachzeitschrift für Fragen der Rehabilitation	EStG	Einkommensteuergesetz
		EStÄR	Einkommensteuer-Änderungsrichtlinien
BRCA	Breast Cancer	EStR	Einkommensteuerrichtlinie
BRKG	Bundesreisekostengesetz		

et al.	et alii	i. V. m.	in Verbindung mit
etc.	et cetera	IWW	Institut für Wissen in der Wirtschaft GmbH & Co. KG
EuGH	Europäischer Gerichtshof		
e.V.	eingetragener Verein		
FAB	Fachliche Anforderungen an Brustzentren	Kfz	Kraftfahrzeug
		KfzHV	Kraftfahrzeug-Hilfeverordnung
FELEG	Gesetz zur Förderung der Einstellung der landwirtschaftlichen Erwerbstätigkeit	KHG	Gesetz zur wirtschaftlichen Sicherung der Krankenhäuser und zur Regelung der Krankenhauspflegesätze
ff.	fortfolgende (Seiten)		
FHArbSozR	Fundheft für Arbeits- und Sozialrecht	KVdR	Krankenversicherung der Rentner
GA	Geschäftsanweisung	LAG	Landesarbeitsgericht
GdB	Grad der Behinderung	LG	Landgericht
GG	Grundgesetz	LSG	Landessozialgericht
ggf.	gegebenenfalls	LStR	Lohnsteuerrichtlinie
GKV-Spitzenverband	Spitzenverband Bund der Krankenkassen	LStÄR	Lohnsteuer-Änderungsrichtlinien
GKV-FQWG	Gesetz zur Weiterentwicklung der Finanzstruktur und der Qualität in der gesetzlichen Krankenversicherung	MDK	Medizinischer Dienst der Krankenversicherungen
		MRT	Magnetresonanztomographie
GmbH	Gesellschaft mit beschränkter Haftung	NAKOS	Nationale Kontakt- und Informationsstelle zur Anregung und Unterstützung von Selbsthilfegruppen
GOÄ	Gebührenordnung für Ärzte		
HBeglG	Haushaltsbegleitgesetz	NJOZ	Neue Juristische Online-Zeitschrift
HeilM-RL	Heilmittel-Richtlinie		
HGB	Handelsgesetzbuch	NJW	Neue Juristische Wochenschrift
HilfsM-RL	Hilfsmittel-Richtlinie		
ICF	International Classification of Functioning, Disability and Health	Nr.	Nummer
		NWB Verlag	Neue Wirtschafts-Briefe Verlag
i. d. F.	in der Fassung	NZA	Neue Zeitschrift für Arbeitsrecht
IfM Bonn	Institut für Mittelstandsforschung Bonn		
		NZA-RR	Rechtssprechungsreport Arbeitsrecht
IGeL	Individuelle Gesundheitsleistungen		
		NZS	Neue Zeitschrift für Sozialrecht
INKA	Das Informationsnetz für Krebspatienten und Angehörige		
		OÄ	Oberärztin
iqpr	Institut für Qualitätssicherung in Prävention und Rehabilitation GmbH an der Deutschen Sporthochschule Köln	oHG	offene Handelsgesellschaft
		o.J.	ohne Jahr
		OVG	Oberverwaltungsgericht
i. S. v.	im Sinne von	PatRG	Gesetz zur Verbesserung der Rechte von Patientinnen und Patienten

Raa	Rechtliche Arbeitsanweisung	TV UmBw	Tarifvertrag über sozialverträgliche Begleitmaßnahmen im Zusammenhang mit der Umgestaltung der Bundeswehr
rbb	Rundfunk Berlin-Brandenburg		
RBStV	Rundfunkbeitragsstaatsvertrag RBStV	U1	Umlageverfahren
RGBl.	Reichsgesetzblatt	u. a.	unter anderem
RKG	Reichsknappschaftsgesetz	UN	United Nations (Vereinte Nationen)
RV-Altersgrenzenanpassungsgesetz	Gesetz zur Anpassung der Regelaltersgrenze an die demografische Entwicklung und zur Stärkung der Finanzierungsgrundlagen der gesetzlichen Rentenversicherung	UPD	Unabhängige Patientenberatung Deutschland
		VAG	Gesetz über die Beaufsichtigung der Versicherungsunternehmen – Versicherungsaufsichtsgesetz
RV-Leistungsverbesserungsgesetz	Gesetz über Leistungsverbesserungen in der gesetzlichen Rentenversicherung	VBL	Versorgungsanstalt des Bundes und der Länder
		VdK	Sozialverband Deutschland e.V.
RVO	Reichsversicherungsordnung	VermBG	Vermögensbildungsgesetz
SchwbAV	Schwerbehinderten-Ausgleichsabgabeverordnung	VersMedV	Versorgungsmedizinverordnung
SchwbAwV	Schwerbehindertenausweisverordnung	Vgl.	Vergleich
		WHO	World Health Organization
SGB	Sozialgesetzbuch	WoFG	Wohnraumförderungsgesetz – Gesetz über die soziale Wohnraumförderung
SGb	Die Sozialgerichtsbarkeit (Zeitschrift)		
SGG	Sozialgerichtsgesetz	WoGG	Wohngeldgesetz
StVG	Straßenverkehrsgesetz	WoPDV	Verordnung zur Durchführung des Wohnungsbau-Prämiengesetzes
SvEV	Verordnung über die sozialversicherungsrechtliche Beurteilung von Zuwendungen des Arbeitgebers als Arbeitsentgelt	WoPG	Wohnungsbau-Prämiengesetz
		WPflG	Wehrpflichtgesetz
Tab.	Tabelle		
TNBC	Triple Negative Breast Cancer		
TÜV	Technischer Überwachungsverein		
TVöD	Tarifvertrag für den öffentlichen Dienst		

Inhaltsverzeichnis

Serviceteil

Meine Zyste – Was muss mein Arbeitgeber wissen?

Sandra Otto

S. Otto, *Brustkrebs – Hilfe im Bürokratie-Dschungel*,
DOI 10.1007/978-3-662-47072-5_1, © Springer-Verlag Berlin Heidelberg 2015

01. November 2010: »Das ist nur eine Zyste!« Leider irrte sich die Gynäkologin. Ich vertraute ihr und holte mir keine weiteren Meinungen ein.

Folgende Fragen sollen in diesem Kapitel beantwortet werden:

— Müssen Sie sich gegenüber Ihrem Arbeitgeber für einen (ungeplanten) Facharztbesuch während der Arbeitszeit rechtfertigen?
— Darf die Arztpraxis Gebühren für die Bestätigung eines Arztbesuches erheben?
— Worauf sollten Sie bei der Wahl Ihrer Ärzte achten?
— Was zeichnet einen kompetenten Arzt aus?
— Wie ist die Einholung einer Zweitmeinung finanziell geregelt?
— Wie finden Sie ein kompetentes Brustzentrum?

1.1   Blindes Arztvertrauen

Endlich waren die letzten Umzugskisten ausgepackt und langsam gewöhnten mein Mann und ich uns an das Leben auf 140 Quadratmetern Wohnfläche, fanden auch unsere Sachen wieder. Vor dem Winter stand noch die Gestaltung des Gartens an. Am Halloween-Wochenende 2010 entfernten wir wildwachsende Thujen, Blautannen und verholzten Kirschlorbeer. Ein befreundetes Paar unterstützte uns bei der für uns Büromenschen körperlich anstrengenden Arbeit. Im Tagesverlauf spürte ich immer wieder unangenehm meinen Bügel-BH. Abends ertastete ich auf dem Bett liegend eine kleine Verhärtung. Meine Hände zitterten, vor meinem geistigen Auge sah ich nur noch kahle Köpfe. Mein Mann beruhigte mich, verwies auf diverse Knoten an seinen Armen und Beinen, mit denen er schon seit Jahrzehnten erfolgreich Marathondistanzen bewältigte. Ein Sportarzt hatte eine Myogelose (Muskelverhärtung) diagnostiziert.

Einigermaßen beruhigt konnte ich einschlafen, beschloss aber, am Montagmorgen sofort einen Gynäkologen aufzusuchen. Aufgrund unseres Umzuges hatte ich bisher noch keine Gelegenheit gefunden, mich neuen Fachärzten vorzustellen. Ich recherchierte im Internet nach entsprechenden Gynäkologen, die bereits morgens ihre Praxis öffnen würden und wurde fündig. Bisher hatte ich nie an der Kompetenz von Fachmedizinern zweifeln müssen, sodass ich auch ich nicht sonderlich wählerisch war.

Lediglich eine weitere Patientin saß bereits im Empfangsbereich. Ohne Wartezeit wurde ich Montagmorgen um 08:00 Uhr bei der Gynäkologin aufgenommen und sofort untersucht. Basierend auf einem ausführlichen Gespräch zu meinem bisherigen gesundheitlichen Werdegang sowie der Krankheitssituation meiner Verwandtschaft erstellte die Gynäkologin zunächst eine elektronische Krankenakte. Aufgrund sich unmittelbar anschließender Tastuntersuchungen sowie einer Feinsonographie diagnostizierte die Medizinerin eine Zyste. Bei Schmerzen könnte die Zyste jederzeit punktiert werden, meinte sie noch. Erleichtert ließ ich mir einen regulären Kontrolltermin in sechs Monaten geben.

1.2 Was darf der Arbeitgeber wissen?

Bereits am Sonntag informierte ich meinen Vorgesetzten per E-Mail über mein späteres Kommen. Am Montagmorgen rief ich zudem noch einmal im Büro an. Um unangemessenen Nachfragen aufgrund meines späteren Erscheinens im Büro vorzubeugen, bat ich die Arztpraxis um die Ausstellung einer Bestätigung über den Behandlungszeitraum. Hierfür wurde eine Gebühr von € 3,50 erhoben, die ich bar am Empfang zahlte.

Grundsätzlich sind Arztbesuche in die Freizeit zu verlegen. Ist ein Arztbesuch dringend notwendig, bspw. bei akuten Schmerzen, kann dieser während der Arbeitszeit erfolgen (§ 616 BGB[1]). Ausnahmen konkretisiert ein Urteil des BAG vom 16.12.1993 (Az.: 6 AZR 236/93)[2]. Unaufschiebbare Arztbesuche können aufgrund dieses Urteils auch während der Dienstzeit erfolgen. Der Arbeitgeber muss Sie für diesen Arztbesuch von der Arbeit freistellen. Dieser Zeitraum (inklusive Fahrweg) wird nicht auf Ihre reguläre Arbeitszeit angerechnet, und Ihnen steht die reguläre Vergütung zu. Sie müssen diese Zeiten weder nacharbeiten noch mit einem Einkommensabzug rechnen. Ausnahmen bestehen bei Gleitzeitregelungen. Hier erfolgt keine Zeitgutschrift, es sei denn, im Unternehmen gelten abweichende Regelungen (LAG Hamm, Urteil vom 11.12.2001, Az.: 11 Sa 247/11).[3]

Die Unaufschiebbarkeit eines Arzttermins bedeutet in diesem Kontext:

- Sie sind akut erkrankt, müssen sofort behandelt werden, haben bspw. unerträgliche Zahnschmerzen.
- Sie haben keinen Einfluss auf den Arzttermin, bspw. bei einer Skelettszintigraphie in der Radiologie.
- Untersuchungen bzw. Behandlungen sind nur zu bestimmten Zeitpunkten möglich, bspw. die Blutabnahme in nüchternem Zustand oder die Abnahme eines 24-Stunden-EKG-Gerätes.

Allerdings müssen Sie Ihren Arbeitgeber über Ihr Zuspätkommen informieren. Zum einen hat Ihr Arbeitgeber eine Fürsorgepflicht. Zum

---

1   BGB (Bürgerliches Gesetzbuch): Ausfertigungsdatum: 18.08.1896. Bürgerliches Gesetzbuch in der Fassung der Bekanntmachung vom 02.01.2002 (BGBl. I S. 42, 2909; 2003 I S. 738), das zuletzt durch Artikel 1 des Gesetzes vom 22.07.2014 (BGBl. I S. 1218) geändert worden ist.
2   Vgl. BAG, Urteil vom 16.12.1993, Az.: 6 AZR 236/93, in: BB, 49. Jg. (1994), Heft 19, S. 1356–1357.
3   Vgl. im Internet: LAG Hamm, Urteil vom 11.12.2001, Az.: 11 Sa 247/11, Justizministerium des Landes Nordrhein-Westfalen (o.J.), Link: ▶ http://www.justiz. nrw.de/nrwe/arbgs/hamm/lag_hamm/j2001/11_Sa_247_01urteil20011211.html, Stand: 04.12.2014.

anderen kommen Sie als Mitarbeiterin Ihrer vertraglichen Arbeitspflicht nicht rechtzeitig nach. Eine Kündigung ist von Ihnen grundsätzlich nicht zu fürchten. Es sei denn, Sie kommen immer wieder unentschuldigt zu spät und wurden ggf. bereits abgemahnt (bspw. BAG, Urteil vom 15.03.2001, Az.: 2 AZR 147/00[4] oder BAG, Urteil vom 13.03.1987, Az.: 7 AZR 601/85[5]). Sie dürfen jedoch nicht mit einer Krankschreibung drohen (Nötigung), um die Freistellung bei Ihrem Arbeitgeber zu erwirken (ArbG Frankfurt/Main, Urteil vom 06.02.2002, Az.: 7 Ca 533/01).[6]

1.3   Welche Gebühren darf der Arzt verlangen?

Grundsätzlich kann eine Arztpraxis die Erstattung von Auslagen für die Ausstellung einer Bestätigung über den Arztbesuch für den Arbeitgeber verlangen (§ 10 Absatz 1 Nr. 1 Gebührenordnung für Ärzte (GOÄ)). Die Höhe laut GOÄ beträgt € 3,50 je angefangene DIN-A4-Seite (Zifferindex 95). Strittig ist, ob Sie diese Gebühren von Ihrem Arbeitgeber erstattet bekommen können.[7]

1.4   Woran Sie einen kompetenten Arzt erkennen können

Ich selbst ging an diesem Punkt zu sorglos mit der Situation um. Zum einen stellte die Zeit im aktuellen Lebenszeitpunkt ein knappes Gut für mich dar. Zum anderen vertraute ich in die fachliche Kompetenz meiner Gynäkologin. Ich hatte einen Fußweg von weniger als fünf Minuten von meinem Büro zur Arztpraxis, musste nie lange auf einen Termin warten, und auch der Wartebereich war meist angenehm leer. Zumindest die letztgenannten Argumente sollten ein Warnzeichen für sie sein.

Informieren Sie sich im Freundeskreis, im Internet, über Ihre behandelnden Ärzte, bspw. den Hausarzt, um kompetente Fachärzte zu finden. Die Landesärztekammern können Ihnen ebenfalls Kontaktdaten einschlägiger Mediziner vermitteln. Eine sehr gute Anlaufstelle sind zertifizierte Brustzentren an Universitätskliniken, da diese Zugang zu den aktuellsten Forschungsergebnissen haben und aufgrund

---

4   Vgl. im Internet: BAG, Urteil vom 15.03.2001, Az.: 2 AZR 147/00, AOK-Bundesverband GbR, Link: ▶ http://www.aok-business.de/fachthemen/pro-personalrecht-online/datenbank/urteile-ansicht/poc/docid/446332/, Stand: 07.04.2015.

5   BAG, Urteil vom 13.03.1987, Az.: 7 AZR 601/85, in: NJW, 40. Jg. (1987), Heft 39, S. 2462.

6   ArbG Frankfurt/Main, Urteil vom 06.02.2002, Az.: 7 Ca 533/01. – Vgl. bspw. im Internet: Anwaltskanzlei von der Wehl (o.J.), Link: ▶ http://www.vonderwehl. de/ARBEITSRECHT/URTEILE_KUeNDIGUNG/Drohung_mit_Krankschreibung_ rechtfertigt_Abmahnung, Stand: 30.12.2014.

7   Vgl. bspw. im Internet: Technische Universität Braunschweig (2008), Arztbesuch, ▶ https://www.tu-braunschweig.de/personalrat/infos/arztbesuche, Stand: 23.10.2014.

der Zertifizierung bestimmte Qualitätsnormen[8] einhalten und im Rahmen von Re-Audits auch immer wieder neu beweisen müssen. Holen Sie sich mehrere Meinungen ein, auch wenn dies zeit- und kostenaufwendig erscheint und Ihre Psyche belasten wird. Im Zweifelsfall geht es um Ihr Überleben.

Fachlich fundierte Anhaltspunkte für die Auswahl eines geeigneten Mediziners entwickelte die Bundesärztekammer gemeinsam mit der Kassenärztlichen Bundesvereinigung in Form einer kommentierten Checkliste. Sie können diese unter ▶ http://www.patienten-information.de/mdb/edocs/pdf/schriftenreihe/schriftenreihe43.pdf kostenlos erhalten.[9] Exemplarisch seien ein paar Fragen angeführt:

- Nimmt sich Ihr Arzt Zeit für Sie – ohne Unterbrechungen durch Telefon, E-Mails und das private Smartphone?
- Untersucht Sie Ihr Arzt gründlich und stellt weitere Nachfragen?
- Weist Ihr Arzt Sie auf Kosten hin, die Sie ggf. selbst tragen müssen?
- Verkauft er Ihnen nicht nur IGeL-Leistungen (individuelle Gesundheitsleistungen), die Sie selbst bezahlen müssen, sondern erläutert er Ihnen auch die medizinische Notwendigkeit für Ihre individuelle Situation?
- Verweist Ihr Arzt Sie auf aktuelle Forschungsergebnisse für Ihre Situation bzw. kann er Auskunft über einschlägige Studien geben, die Sie als Patientin für relevant halten?
- Akzeptiert Ihr Arzt das Einholen einer zweiten Meinung, und fragt er aktiv nach den Ergebnissen?
- Macht die Praxis inklusive der Labore, sanitären Einrichtungen etc. einen sauberen Eindruck auf Sie?
- Sind die Praxisabläufe strukturiert?
- Erhalten Sie durch den Arzt bzw. das Praxispersonal auch Kontaktdaten zu Beratungsstellen?
- Fühlen Sie sich als gleichberechtigtes Teammitglied im Arzt-Patienten-Verhältnis?

Diese Punkte stellen nur einige wenige Aspekte der Checkliste dar. Nehmen Sie sich die Zeit, und gehen Sie diese Punkt für sich durch.

1.5   Einholung einer Zweitmeinung (»second opinion«)

2003 legten u. a. die Spitzenverbände der Krankenkassen und die Bundesärztekammer die »Charta der Patientenrechte« fest. Nach dieser können Sie die Sie behandelnden Ärzte und Kliniken frei wählen. Auch wenn die Charta noch nicht allumfassend im SGB V (Sozial-

---

8   Vgl. bspw. im Internet: DKG (o.J.a): Zertifizierung. Link: ▶ http://www. krebsgesellschaft.de/deutsche-krebsgesellschaft/zertifizierung.html, Stand: 17.01.2015.
9   Vgl. im Internet: Bundesärztekammer u. a. (2015), Checkliste, Stand: 07.04.2015.

gesetzbuch Fünftes Buch)[10] umgesetzt ist, findet Sie bspw. bei Operationen bereits Anwendung (§ 137 Abs. 3 Nr. 3 SGB V).

Zur Einholung einer Second Opinion benötigen Sie lediglich einen Überweisungsschein, sodass für Sie keine weiteren Kosten entstehen. Darüber hinaus können Sie sich eine Zweitmeinung auf Honorarbasis nach GOÄ (Abrechnungsnummer 85) einholen. Diese Gebühren müssen Sie grundsätzlich selbst übernehmen, können diese aber ggf. in Ihrer Steuererklärung ansetzen.

Auf der Suche nach einer unabhängigen Zweitmeinung können Sie sich bspw. an die »Unabhängige Patientenvereinigung Deutschland« (UPD), Telefon: 0800 0117722, wenden. Unter dem Link ► http://www.patientenberatung.de/wo-finde-ich-was/[11] finden Sie eine Übersicht zu Beratungsstellen in Ihrer Nähe: ► http://www.patientenberatung.de/beratung-vor-ort/. Gleichfalls ist eine Online-Beratung möglich: ► http://www.patientenberatung.de/online-beratung/.

Auch die Krankenkassen sind an einer Zweitmeinung interessiert, um Kosten zu sparen, Fehldiagnosen und/oder unnötige Behandlungen zu vermeiden. Deshalb bieten viele gesetzliche Krankenkassen die Einholung von Zweitmeinungen an, bspw. die »AOK-Ärzteduo – die ärztliche Zweitmeinung«[12] oder die Beratungsstellen der Kassenärztlichen Vereinigung.

Weiterhin eröffnen Ihnen bestimmte Kliniken explizit eine »second opinion«, bspw. das Charité Comprehensive Cancer Center (CCC) in Berlin.[13] Zudem können Ihnen Ihre behandelnden Ärzte Kontaktdaten vermitteln.

Zu spät und leider erst nach der korrekten Diagnosestellung holte ich mir verschiedene Zweitmeinungen ein, wandte mich hierzu aber ausschließlich an Universitätskliniken, die im Bereich Brustkrebs forschten und so auf dem aktuellsten medizinischen Stand waren. Haben Sie keine Bedenken gegenüber der Einholung einer weiteren Meinung. Ihre Sie bereits behandelnden Ärzte werden dies in der Regel nicht als Ausdruck des Mistrauens auffassen. Ich erlebte eher das Gegenteil, da ich vorab offen und ehrlich mein Vorhaben kommunizierte. Ggf. lenkt eine unabhängige weitere Meinung den Blick noch auf weitere Behandlungsansätze. Hiervon profitieren Sie als Patientin.

---

10 SGB V (Sozialgesetzbuch (SGB) Fünftes Buch (V) – Gesetzliche Krankenversicherung): Ausfertigungsdatum: 20.12.1988. Das Fünfte Buch Sozialgesetzbuch – Gesetzliche Krankenversicherung – (Artikel 1 des Gesetzes vom 20.12.1988, BGBl. I S. 2477, 2482), das zuletzt durch Artikel 5 des Gesetzes vom 23.12.2014 (BGBl. I S. 2462) geändert worden ist.

11 Vgl. im Internet: Unabhängige Patientenberatung Deutschland | UPD gemeinnützige GmbH (2014): Wo finde ich was? Stand: 03.09.2014.

12 Vgl. im Internet: AOK (o.J.), AOK-Duo: Die ärztliche Zweitmeinung, Link: ► http://www.aok.de/bremen/aok-duo-die-aerztliche-zweitmeinung-160246. php, Stand: 30.12.2014.

13 Vgl. im Internet: Charité Comprehensive Cancer Center (2014), Wie vereinbaren Sie einen Termin? Link: ► http://cccc.charite.de/angebote/interdisziplinaere_tumorambulanzen/wie_vereinbaren_sie_einen_termin/, Stand: 03.12.2014.

Sowohl mein Cousin (Mediziner) als auch meine behandelnden Ärzte empfahlen mir bestimmte Kliniken.

Nach der Kontaktaufnahme per E-Mail, telefonisch oder persönlich, müssen Sie zunächst eine Einverständniserklärung unterzeichnen. So kann die von Ihnen mit einer Zweitmeinung beauftragte Institution Rücksprachen mit Ihren behandelnden Ärzten nehmen, ggf. zusätzliche Unterlagen anfordern. Sie selbst sollten bereits alle Ihnen vorliegenden Befunde, Aufnahmen auf DVD (Digital Versatile Disc) etc. zur Verfügung stellen. Mit der Einverständniserklärung gegenüber einer Klinik wird Ihr Fall im Tumorboard von verschiedenen Fachärzten besprochen. Sie und Ihre behandelnden Ärzte erhalten einen ausführlichen Bericht des Tumorboards, der Empfehlungen zu Ihrer weiteren Behandlung unterbreitet. Sofern Sie eine Zweitmeinung auf Honorarbasis anforderten, unterzeichnen Sie zudem eine Erklärung zur Übernahme der Kosten. In der Regel wird Ihnen die Rechnung separat auf dem Postweg zugesandt. Meist bewegen sich die Kosten einer »second opinion« in Bereichen von € 100 bis € 150. Aufgrund der vorliegenden Befunde müssen Sie sich nicht zwingend persönlich vorstellen.

1.6 So finden Sie spezialisierte (Brust-) Krebszentren

Suchen Sie im Zweifelsfall immer ein Brustzentrum auf, bzw. holen Sie sich weitere Meinungen ein. Einschlägige fachlich spezialisierte Einrichtungen finden Sie bspw. über folgende Links:

- Suche nach Spezialkliniken bspw. unter ▶ http://www.oncomap. de.[14]
- Suche nach onkologischen Spitzenzentern in Deutschland unter ▶ http://www.ccc-netzwerk.de/onkologische-spitzenzentren.html.[15]
- Auf den Seiten der DKG-web GmbH finden Sie eine Übersicht der von der Deutschen Krebsgesellschaft (DKG) zertifizierten Brustzentren: ▶ http://www.onkoscout.de/adressen/index/cat:1,1/d:1[16]

Ich empfehle Ihnen die Wahl eines zertifizierten Brustzentrums, da es qualitativ hohe Anforderungskriterien erfüllen muss. An folgenden Kriterien erkennen Sie ein zertifiziertes Brustkrebszentrum:

---

14 Vgl. im Internet: OnkoZert (2014), Zertifizierte Zentren, Link: ▶ http://www.oncomap.de, Stand: 23.10.2014.

15 Vgl. im Internet: Deutsche Krebshilfe e.V. (o.J.a), Onkologische Spitzenzentren, Link: ▶ http://www.ccc-netzwerk.de/onkologische-spitzenzentren.html, Stand: 23.10.2014.

16 Vgl. im Internet: DKG-web GmbH (2015): Übersicht DKG zertifizierte Zentren, Link: ▶ http://www.onkoscout.de/adressen/index/cat:1,1/d:1 Stand: 08.04.2015.

- Qualitätssiegel »Zertifiziertes Brustzentrum« – Vergabe durch die Deutsche Krebsgesellschaft (DKG).[17] Dieses basiert auf
- dem Katalog »Fachliche Anforderungen an Brustzentren« (FAB) durch die DKG und der Deutschen Gesellschaft für Senologie (Link bspw.: ▶ http://www.senologie.org/brustzentren/zertifizierungsrichtlinien/)[18] sowie
- der Einführung eines international zertifizierten Qualitätsmanagementsystems, bspw. nach DIN EN ISO 9001:2008, verbunden mit
- einem jährlichen Audit und einer dreijährigen Rezertifizierung durch international und staatlich anerkannte Zertifizierungsstellen, bspw. den Germanischen Lloyd, TÜV, Dekra.

1.7   Fazit: Hören Sie auf Ihr Bauchgefühl!

Informieren Sie Ihren Arbeitgeber telefonisch, per E-Mail oder per SMS über ihren Arztbesuch, bzw. lassen Sie sich von Ihrem Arbeitgeber freistellen. Drohen Sie Ihrem Arbeitgeber nicht mit Kündigung oder juristischen Schritten. Weisen Sie Ihrem Arbeitgeber im Zweifelsfall den Arztbesuch nach. Beobachten Sie sich und Ihren Körper genau. Ein Arzt kann lediglich eine Momentaufnahme von Ihnen wahrnehmen, begleitet Sie aber nicht in Ihrem Alltag. Jeder Arzt muss Sie im Notfall behandeln, d. h., er darf Sie nicht einfach wegschicken. Holen Sie sich immer mehrere Meinungen ein. Auch ein Mediziner ist nur ein Mensch und kann Fehler begehen. Teilen Sie Ihren behandelnden Ärzten offen Ihre Absichten mit. Ich erlebte im Verlaufe meiner weiteren Behandlung nur positive Reaktionen. Gute Anlaufstellen sind zertifizierte Brustzentren, die Sie im Ernstfall auch ohne eine Überweisung behandeln.

---

17   Vgl. im Internet: DKG (2012), Brustzentren – Checkliste für Patientinnen (24.04.2012), Link: ▶ http://www.krebsgesellschaft.de/wub_zertifizierung_brustzentren_checkliste,120923.html, Stand: 25.08.2014.

18   Vgl. im Internet: Deutsche Gesellschaft für Senologie (2012), Zertifizierungsrichtlinien (20.08.2012), Link: ▶ http://www.senologie.org/brustzentren/zertifizierungsrichtlinien/, Stand: 25.08.2014.

Diagnosekorrektur: Krankschreibung auf unbestimmte Zeit – und nun?

Sandra Otto

S. Otto, *Brustkrebs – Hilfe im Bürokratie-Dschungel*,
DOI 10.1007/978-3-662-47072-5_2, © Springer-Verlag Berlin Heidelberg 2015

04. Oktober 2011: »Sie sind nicht schuld!« Der zweite Satz der Oberärztin (OÄ) am Brustzentrum der Universitätsklinik nach der Vorstellung irritierte mich damals, brannte sich in mein Gedächtnis ein, und ich habe ihn bis heute noch nicht verinnerlichen können.

Folgende Fragen sollen in diesem Kapitel beantwortet werden:

- Welche Informationen sind an den Arbeitgeber weiterzuleiten?
- Krankengeld: Wann, wer, wie, in welcher Höhe?
- Wird das Krankengeld vom Arbeitgeber bezuschusst?
- Welche weiteren Institutionen (bspw. private Berufsunfähigkeitsversicherungen, berufsständische Versorgungseinrichtungen) sind zu informieren?
- Wie verwalten Sie Ihre Dokumente (bspw. Befunde, E-Mails, Telefonnotizen, Quittungen)?

2.1   Brustkrebs: Der (Bürokratie-)Kampf beginnt

Im Dezember 2010 wechselte ich von einem unbefristeten Arbeitsverhältnis in der freien Wirtschaft in eine zunächst befristete Position in einer deutschen Forschungseinrichtung. Ohne Rücksicht auf meinen Körper stellte ich mich euphorisch den neuen Aufgaben, stand meinem alten Arbeitgeber für Rückfragen zur Verfügung und bereitete mich in Nachtschichten auf die Disputation meiner Promotionsarbeit vor, die im April 2011 geplant war. Bis zum September 2011 stellte ich mich weitere drei Male meiner Gynäkologin vor. Zur Routineuntersuchung inklusive der Krebsvorsorgeuntersuchung im April 2011 ließ ich meine Zyste untersuchen, da diese gewachsen war und leicht bläulich durch die Brusthaut schien. Im Juni suchte ich die Praxis erneut auf, da es mit der Schwangerschaft nicht klappen wollte. Auch verwies ich noch einmal auf die Brustbeschwerden. Unseren dreiwöchigen Sommerurlaub verlebten wir im August auf dem Darß. Hier wuchs meine Zyste aus der Brust heraus, bildete eine leichte Beule. So begab ich mich am 29. September 2011 erneut zu meiner Gynäkologin. Hektisch unterzog sie mich mehreren Feinsonographien, erklärte mir, dass es sich um gut durchblutetes Gewebe – einen Tumor – handelte. Sie leitete für den folgenden Tag kurzfristig eine Stanzbiopsie, ein MRT sowie das Röntgen der Lunge in einer Radiologie ein. Die Diagnose Brustkrebs stand.

2.2   Entgeltfortzahlung durch Ihren Arbeitgeber, wenn …

Sofern Ihr Arbeitsverhältnis seit mindestens vier Wochen – die sogenannte Wartezeit – besteht (§ 3 Abs. 3 Entgeltfortzahlungsgesetz

(EntgFG))[1], ist Ihr Arbeitgeber verpflichtet, Ihnen für sechs Wochen weiterhin Ihr reguläres Arbeitsentgelt zu zahlen (§ 3 Abs. 1 EntgFG). Auch Auszubildende, befristet Beschäftigte oder 450-Euro-Jobber haben einen Anspruch auf Krankengeld (§ 1 Abs. 2 EntgFG), sofern die Vier-Wochen-Frist erfüllt ist. Fällt Ihr Arbeitsverhältnis unter einen Tarifvertrag, erhalten Sie ggf. auch vor Ablauf der Vier-Wochen-Frist ein entsprechendes Entgelt durch Ihren Arbeitgeber. Prüfen Sie hier Ihren Tarifvertrag. Sprechen Sie ggf. Ihre Personalabteilung an, oder lassen Sie sich bspw. von einem Sozialmitarbeiter beraten.

Erkranken Sie vor Ablauf der Vier-Wochen-Frist, zahlt Ihnen Ihre Krankenkasse bis zur Erfüllung der Wartezeit Krankengeld (§ 44 Abs. 2. Teilsatz nach Semikolon i. V. m. § 5 Abs. 1 Nr. 13 SGB V). Anschließend zahlt Ihr Arbeitgeber Ihr Arbeitsentgelt für die restlichen Tage bis zum Ablauf der sechswöchigen Dauer weiter. Danach erhalten Sie wiederum Krankengeld von Ihrer Krankenkasse.

Kündigt Ihnen Ihr Arbeitgeber aufgrund Ihrer Arbeitsunfähigkeit, oder beenden Sie selbst das Arbeitsverhältnis (fristlos) aus wichtigem Grund, hat Ihnen Ihr Arbeitgeber trotzdem für diese sechs Wochen Ihr Arbeitsentgelt weiterhin zu zahlen (§ 8 Abs. 1 EntgFG). Läuft Ihr befristetes Arbeitsverhältnis während der Krankschreibung und noch vor Ablauf der Sechs-Wochen-Frist aus, haben Sie nur bis zum Ende Ihres Arbeitsvertrages einen Anspruch auf die Entgeltfortzahlung (§ 8 Abs. 2 EntgFG).

Sofern Sie in Heimarbeit beschäftigt sind, besteht grundsätzlich kein Anspruch auf Entgeltfortzahlung im Krankheitsfall. Als Ausgleich erhalten Sie von Ihrem Arbeitgeber aber einen Zuschlag zu Ihrer Vergütung (§ 10 Abs. 1 EntgFG). Allerdings kann ein Tarifvertrag regeln, dass Sie trotzdem eine Entgeltfortzahlung erhalten, dafür aber auf den Zuschlag verzichten (§ 10 Abs. 4 EntgFG).

Da ich selbst Studentin war und bei meinem aktuellen Arbeitgeber täglich studentische Hilfskräfte als Kollegen erlebe, noch eine kurze Anmerkungen zu diesen. Sofern Sie im Rahmen eines Studentenjobs angestellt sind, haben Sie Anspruch auf eine Entgeltfortzahlung durch Ihren Arbeitgeber innerhalb der Sechs-Wochen-Frist. Dies leitet sich aus dem Gleichheitsgrundsatz des Artikel 3 Abs. 1 GG (Grundgesetz)[2] und über die sogenannte Drittwirkung der Grundrechte auch im Privatrecht, bspw. im Arbeitsrecht, ab. Auch einschlägige Tarifverträge können Anwendung finden.

1   EntgFG (Entgeltfortzahlungsgesetz – Gesetz über die Zahlung des Arbeitsentgelts an Feiertagen und im Krankheitsfall): Ausfertigungsdatum: 26.05.1994. Entgeltfortzahlungsgesetz vom 26.05.1994 (BGBl. I S. 1014, 1065), das zuletzt durch Artikel 1a des Gesetzes vom 21.07.2012 (BGBl. I S. 1601) geändert worden ist.
2   GG (Grundgesetz für die Bundesrepublik Deutschland): Ausfertigungsdatum: 23.05.1949. Grundgesetz für die Bundesrepublik Deutschland in der im Bundesgesetzblatt Teil III, Gliederungsnummer 100-1, veröffentlichten bereinigten Fassung, das zuletzt durch Artikel 1 des Gesetzes vom 23.12.2014 (BGBl. I S. 2438) geändert worden ist.

2.3 Auslauf der Entgeltfortzahlung durch Ihren Arbeitgeber

Der Arbeitgeber informiert Sie in der Regel schriftlich, wenn die Entgeltfortzahlung durch ihn spätestens nach sechs Wochen ausläuft.

Gemäß § 5 Abs. 1 EntgFG sind Sie verpflichtet, Ihren Arbeitgeber unverzüglich über Ihre Krankheit zu informieren und nach drei Krankheitstagen eine Arbeitsunfähigkeitsbescheinigung vorzulegen. Ihr Arbeitgeber kann aber bereits ab dem ersten Krankheitstag ein ärztliches Attest fordern. Unter Umständen gibt es in Ihrem Unternehmen anderslautende Regelungen. Bei meinem Arbeitgeber muss ich erst nach drei Krankheitstagen einen Krankenschein vorlegen, d. h., ich kann mich bis zu drei Arbeitstagen ohne Krankenschein krankmelden. Erkundigen Sie sich bei Ihrem Arbeitgeber, bspw. über Ihre Personalabteilung, aber auch den Beauftragten für das betriebliche Eingliederungsmanagement (BEM-Beauftragten). Recherchieren Sie ggf. im Intranet Ihres Arbeitgebers nach den Bestimmungen.

Leiten Sie darüber hinaus die für Ihre Krankenkasse bestimmte Ausfertigung des Krankenscheins an diese weiter (§ 49 Abs. 1 Nr. 5 SGB V).

Die Ausfertigung für Ihren Arbeitgeber enthält nicht Ihre Diagnose. Ich empfehle Ihnen dennoch eine offene Kommunikation Ihrer Erkrankung aus Fairnessgründen für alle Beteiligten. Ab einem bestimmten Punkt lassen sich die Tatsachen sowieso nicht mehr verbergen. Zudem mindern Sie eine für Sie bedrohliche Ansteckungsgefahr, bspw. während einer Erkältungswelle, indem Sie Ihr Arbeitsumfeld »vorwarnen«.

Suchen Sie des Weiteren frühzeitig Kontakt mit dem BEM-Beauftragten und ggf. externen Fallmanager, sofern dies in Ihrem Unternehmen möglich ist. Ziehen Sie ebenfalls den örtlichen Betriebsrat bzw. Gesamtbetriebsrat ins Vertrauen.

Mir half eine konkrete Therapieabsprache mit meinen behandelnden Ärzten. So konnte ich eine greifbare Zeitplanung für mich auch für die Wiederaufnahme der Arbeit entwickeln. Dieses klare Ziel half mir mental.

Ggf. stockt Ihr Arbeitgeber das Krankengeld in Form eines Zuschusses auf. Bspw. vergütet mein Arbeitgeber nach dem Tarifvertrag für den öffentlichen Dienst (TVöD)[3]. So erhielt ich einen Krankengeldzuschuss zwischen 13 und 39 Wochen während meiner Krankschreibung (§ 22 Abs. 3 S. 1 TVöD).

---

3   Vgl. im Internet: TVöD (Tarifvertrag für den öffentlichen Dienst) vom 13.09.2005, zuletzt geändert durch Änderungstarifvertrag Nr. 10 vom 01.04.2014 – nichtamtliche Lesefassung. Bundesministerium des Inneren (2014), Link: ▶ http://www.bmi.bund.de/SharedDocs/Downloads/DE/Themen/OED_Verwaltung/Oeffentlicher_Dienst/TVoeD/Tarifvertraege/TVoeD.pdf, Stand: 03.12.2014.

Ihr Anspruch auf eine Entgeltfortzahlung von sechs Wochen durch Ihren Arbeitgeber aufgrund derselben Diagnose erlischt nicht, sofern Sie

- innerhalb der letzten sechs Monate vor der erneuten Arbeitsunfähigkeit nicht aufgrund Ihrer Brustkrebserkrankung krankgeschrieben waren (§ 3 Abs. 1 Nr. 1 EntgFG) oder

- seit Beginn der ersten Arbeitsunfähigkeit infolge Ihrer Brustkrebserkrankung eine Frist von zwölf Monaten abgelaufen ist (§ 3 Abs. 1 Nr. 2 EntgFG).

Anschließend greift die Zahlung von Krankengeld durch Ihre Krankenkasse (§ 46 SGB V).

2.4 Krankengeld für maximal 78 Wochen

Krankengeld wird für maximal 78 Wochen innerhalb von drei Jahren (Blockfrist) für die gleiche Diagnose gezahlt (§ 48 Abs. 1 SGB V). Hiervon werden die sechs Wochen Entgeltfortzahlung durch den Arbeitgeber (§ 49 Abs. 1 Nr. 1 i. V. m. § 48 Abs. 3 SGB V sowie § 3 Abs. 1 EntgFG) sowie ggf. eine durchgeführte Reha-Maßnahme, während der Sie Übergangsgeld beziehen (§ 48 Abs. 3 i. V. m. § 49 Abs. 1 Nr. 3 SGB V), abgezogen.

2.4.1 Die Beantragung

Informieren Sie Ihre Krankenkasse so schnell als möglich telefonisch und schriftlich (per E-Mail in der Regel ausreichend) möglichst mit der Diagnosestellung. Diese sendet Ihnen die Antragsunterlagen zu, die es von Ihnen, Ihren Ärzten und Ihrem Arbeitgeber auszufüllen gilt. In der Regel müssen Sie als Patient diese Dokumente auch wieder einsammeln und an die Krankenkasse weiterleiten. In diesem Kontext werden bereits Ihnen vorliegende Befunde verlangt, um die Bearbeitung zu beschleunigen. Auf die Bedeutung des Dokumentenmanagements gehe ich im Verlauf dieses Kapites (▶ Abschn. 2.8 »Ihr Dokumentenmanagement von Beginn an«) noch ausführlicher ein.

Jede Krankenkasse verwendet individuelle Formulare, sodass ich Sie an dieser Stelle nur an Ihre Krankenkasse verweisen kann und den zeitlichen Ablauf aus meiner Situation heraus schildere.

Ich erhielt am 14.11.2011 und damit exakt sechs Wochen (ab 04.10.2011) nach meiner Krankschreibung aufgrund des Mammakarzinoms mein Formularpaket von meiner Krankenkasse zugesandt. Der für Sie als Versicherungsnehmerin relevante Antragsteil (Versicherungsfragebogen) enthält neben den persönlichen Angaben die Fragen zum Krankheitsverlauf, voraussichtlicher Dauer Ihrer Arbeitsunfähigkeit, Konto- und Kontaktdaten. Weiterhin sind die

Kontaktdaten Ihrer Sie behandelnden Ärzte anzuführen. Zudem unterzeichnen Sie eine Einverständniserklärung, sodass Ihre Krankenversicherung sämtliche Daten von Ihren Ärzten anfordern kann. Sie müssen darüber hinaus Angaben zu Versicherungsleistungen, bspw. aus berufsständischen Versicherungen, angeben. Neben dem von mir auszufüllenden Antragsteil legte ich sämtliche mir vorliegenden Befunde bei, um eine schnellere Bearbeitung durch meine Krankenkasse zu erreichen.

Weiterhin ist ein Antragsteil für Ihren Arbeitgeber bestimmt. Diesen muss er ausfüllen. Er enthält im Wesentlichen die Angaben zu Ihrem Einkommen, Ihren Arbeitsaufgaben, den Details Ihres Arbeitsvertrages (bspw. Arbeitszeit, Einsatzort, befristetes/unbefristetes Arbeitsverhältnis). Aus diesen Informationen errechnet Ihre Krankenkasse den Auszahlungsbetrag Ihres Krankengeldes.

Auf Basis des Versicherungsfragebogens prüft Ihre Krankenkasse, ob Sie Anspruch auf Krankengeld haben. Hierfür sind bestimmte persönliche und versicherungsrechtliche Voraussetzungen erforderlich. Diese ergeben sich aus dem Gesetz und Ihrer individuellen Situation.

Als Bezieherin von ALG (Arbeitslosengeld) I informieren Sie neben Ihrer Krankenkasse Ihre Leistungsbehörde (Bundesagentur für Arbeit) umgehend – innerhalb von drei Tagen – von der Arbeitsunfähigkeit, und legen Sie auch dort eine Ausfertigung des Krankenscheins (das für den Arbeitgeber bestimmte Formular) vor (§ 5 Abs. 1 Arbeitsunfähigkeitsrichtlinie[4] i. V. m. § 311 SGB III[5]), um keine Verzögerungen der Leistungszahlungen zur riskieren (§ 66 SGB I[6]). Gleiches gilt für Bezieherinnen von ALG II. Informieren Sie auch hier umgehend (per E-Mail, telefonisch, per Fax) das Jobcenter von Ihrer Krankschreibung, und reichen Sie innerhalb von drei Tagen Ihren Krankenschein nach (§ 60 SGB I i. V. m. § 311 SGB III und § 56 Abs. 1 SGB II[7]).

---

4   Vgl. im Internet: Gemeinsamer Bundesausschuss (2014a), Arbeitsunfähigkeitsrichtlinie (2014). Richtlinie über die Beurteilung der Arbeitsunfähigkeit und die Maßnahmen zur stufenweisen Wiedereingliederung. Link: ▶ https://www.g-ba.de/informationen/richtlinien/2/#details/1517/listContext/beschluesse, Stand: 17.10.2014.

5   SGB III (Sozialgesetzbuch III – Arbeitsförderung): Ausfertigungsdatum: 24.03.1997. Das Dritte Buch Sozialgesetzbuch – Arbeitsförderung – (Artikel 1 des Gesetzes vom 24.03.1997, BGBl. I S. 594, 595), das zuletzt durch Artikel 3 des Gesetzes vom 23.12.2014 (BGBl. I S. 2462) sowie durch Artikel 3 des Gesetzes vom 23.12.2014 (BGBl. I, S. 2475) geändert worden ist.

6   SGB I (Sozialgesetzbuch I – Allgemeiner Teil): Ausfertigungsdatum: 11.12.1975. Das Erste Buch Sozialgesetzbuch – Allgemeiner Teil – (Artikel I des Gesetzes vom 11.12.1975, BGBl. I S. 3015), das durch Artikel 2 des Gesetzes vom 18.12.2014 (BGBl. I S. 2325) geändert worden ist.

7   SGB II (Sozialgesetzbuch II – Grundsicherung für Arbeitssuchende): Ausfertigungsdatum: 24.12.2003. Das Zweite Buch Sozialgesetzbuch – Grundsicherung für Arbeitsuchende – in der Fassung der Bekanntmachung vom 13.05.2011 (BGBl. I S. 850, 2094), das zuletzt durch Artikel 2 des Gesetzes vom 22.12.2014 (BGBl. I S. 2411) geändert worden ist.

2.4.2 Persönliche Voraussetzungen

Sie erhalten Krankengeld, wenn:

- Sie aufgrund einer Erkrankung arbeitsunfähig sind bzw. stationär behandelt werden oder an einer Reha-Maßnahme teilnehmen (§ 44 Abs. 1 SGB V),
- Sie diese Krankheit nicht selbst verschuldeten (§ 52 Abs. 1 SGB V) – Ihr Brustkrebs,
- Sie die Leistungen nicht »erschleichen« wollen (§ 52a i. V. m. § 5 Abs. 1 Nr. 13 SGB V).

Arbeitsunfähigkeit für Sie als gesetzlich Krankenversicherte liegt vor, wenn Sie Ihre zuletzt ausgeübte Tätigkeit nicht mehr ausüben können oder eine Fortsetzung Ihrer Arbeit diesen Zustand noch verschlimmern würde (Definition nach § 2 Abs. 1 Satz 1 der Arbeitsunfähigkeits-Richtlinien des gemeinsamen Bundesausschuss nach § 92 Abs. 1 Satz 2 Nr. 7 SGB V).

Arbeitsunfähigkeit für Sie als Betroffene, die ALG I erhält, liegt vor, wenn Sie keine leichten Tätigkeiten in dem Zeitumfang mehr ausüben können, mit denen Sie sich bei der Bundesagentur für Arbeit arbeitssuchend meldeten (§ 2 Abs. 3 Arbeitsunfähigkeitsrichtlinie).

Als Empfängerin von ALG II sind sie arbeitsunfähig, wenn sie krankheitsbedingt nicht in der Lage sind, mindestens drei Stunden täglich zu arbeiten oder an einer Eingliederungsmaßnahme teilzunehmen (§ 2 Abs. 3a Arbeitsunfähigkeitsrichtlinie).

2.4.3 Versicherungsrechtliche Voraussetzungen

Krankengeld ist eine Entgeltersatzleistung. Sofern Sie versicherungspflichtig beschäftigt waren, erhalten Sie Krankengeld (§ 46 SGB V) von Ihrer Krankenkasse nach Auslauf der Entgeltfortzahlung durch Ihren Arbeitgeber.

Als Bezieherin von Arbeitslosengeld I erhalten Sie nach sechs Wochen Krankengeld. Sie müssen hier keine Wartezeiten erfüllen, da Ihr Anspruch mit dem ersten Tag der Krankschreibung entsteht (§ 5 Abs. 1 Nr. 2 i. V. m. § 47b Abs. 1 SGB V).[8] In den ersten sechs Wochen zahlt Ihnen die Bundesagentur für Arbeit in der Regel Ihr Arbeitslosengeld I weiter (§ 146 Abs. 1 SGB III), um einen Bruch bei den Sozialleistungsträgern zu vermeiden.[9] Anschließend leis-

---

8   Vgl. auch Curtze u. Reinhold (2010), S. 17.
9   GA zu 146.1 SGB III. – Vgl. im Internet: Bundesagentur für Arbeit (2014a), Geschäftsanweisung (GA) zu § 146 SGB III, Link: ▶ http://www. arbeitsagentur.de/web/wcm/idc?IdcService=GET_FILE&dDocName=L6019022DSTBAI407806&RevisionSelectionMethod=Latest, S. 9, Stand: 04.02.2015.

tet Ihre Krankenversicherung die Zahlungen (§ 47b Abs. 1 SGB V). Sofern Ihr Leistungsanspruch auf ALG I während der fortdauernden Krankschreibung ausläuft, besteht für Sie grundsätzlich weiterhin ein Rechtsanspruch auf Krankengeld (§ 156 Abs. 1 Nr. 2 SGB III).[10]

Erhalten Sie ALG II, besteht für Sie kein Anspruch auf Krankengeld. Sie erhalten weiterhin Ihr ALG II bei Krankschreibung. Außerdem können Sie keinen Anspruch auf Krankengeld erheben, sofern Sie bspw. Studentin (§ 5 Abs. 1 Nr. 9 SGB V) oder Rentnerin (§ 44 Abs. 2 Nr. 4 SGB V, § 50 SGB V) sind.

Haben Sie als Selbständige im Wahltarif der gesetzlichen Krankenkasse kein Krankengeld versichern lassen, können Sie deshalb ebenfalls keinen Anspruch erheben (§ 44 Abs. 2 Nr. 2 SGB V). Andernfalls erhalten Sie als Selbständige ab der siebenten Krankheitswoche ebenfalls Krankengeld (§ 46 Satz 2 SGB V). Sind Sie privat versichert, prüfen Sie Ihre Versicherungspolice hinsichtlich eines Krankentagegeldes.

Sofern Sie als Studentin im Rahmen eines Studentenjobs angestellt sind, können Sie sich freiwillig krankenversichern und damit ggf. in einem Wahltarif Krankengeld mitversichern lassen. Prüfen Sie hier Ihre Versicherungspolice. Fragen Sie ggf. auch bei Ihrem Arbeitgeber nach, ob sich aufgrund tarifvertraglicher Regelungen oder durch (Gesamt-)Betriebsvereinbarungen für Sie Ansprüche ableiten lassen.

2.4.4 Höhe des Krankengeldes

Ihr Krankengeld beträgt 70 % vom Bruttoeinkommen, maximal jedoch 90 % vom Nettoeinkommen (§ 47 Abs. 1 SGB V) und wird für 30 Kalendertage je Monat (§ 47 Abs. 1 Satz 6 und 7 SGB V) gezahlt.

Ein Rechenbeispiel:

€ 1600 Bruttoeinkommen pro Monat =	€ 53,33 Bruttoeinkommen pro Tag
€ 1244,10 Nettoeinkommen pro Monat =	€ 41,47 Nettoeinkommen pro Tag
70 % von € 55,33 =	€ 38,73
90 % von € 41,47 =	€ 37,32
€ 38,73 > € 37,32 =	€ 37,32 Bruttokrankengeld pro Tag
Abzug von Pflege-, Renten- und Arbeitslosenversicherung:	€ 32,68 Nettokrankengeld pro Tag bzw. € 980,40 Nettokrankengeld pro Monat.

---

10   Vgl. auch im Internet: Bundesagentur für Arbeit (2014), GA zu § 146 SGB III, S. 13, Stand: 04.02.2015.

Etwaige Sonderzahlungen, bspw. Weihnachtsgeld, Urlaubsgeld oder ein Bonus werden bei der Berechnung des Krankengeldes mitberücksichtigt (§ 47 Abs. 2 letzter Satz SGB V i. V. m. § 23a SGB IV[11]).[12]

Allerdings wird das Krankentagegeld nach oben beschränkt. In 2015 beträgt das kalendertägliche Höchstregelentgelt € 137,50 (§ 223 Abs. 3 SGB V i. V. m. § 6 Abs. 6 und 7 SGB V und § 47 Abs. 6 SGB V sowie § 160 SGB VI[13]). Das sich nach Abzug von Sozialversicherungsbeiträgen daraus ergebende maximale Krankentagegeld beläuft sich in 2015 auf € 96,25 pro Tag. Eine etwaige Lücke schließt eine private Krankentagegeldversicherung, sofern Sie über diese verfügen.

Während des Bezuges von Krankengeld sind Sie weiterhin in der Renten-, Arbeitslosen- und Pflegeversicherung versichert. Dabei zahlen Sie grundsätzlich die Hälfte der jeweiligen Versicherungsbeiträge (§ 170 Abs. 1 Nr. 2a SGB VI, § 347 Nr. 5 SGB III, § 59 Abs. 2 SGB XI[14]). Diese werden automatisch vom Krankengeld abgezogen. Solange Sie Krankengeld erhalten, sind Sie in Ihrer gesetzlichen Krankversicherung beitragsfrei weiterhin versichert (§ 224 Abs. 1 SGB V).

Bezogen Sie bisher Arbeitslosengeld I, erhalten Sie in gleicher Höhe Krankengeld weiterhin gezahlt (§ 47b Abs. 1 SGB V). Weiterhin werden Ihre Sozialversicherungsbeiträge durch die Krankenversicherung übernommen (§ 347 Nr. 5 SGB III, § 170 Abs. 1 Nr. 2a SGB VI, § 59 Abs. 2 SGB XI). Auch das tägliche maximale ALG I ist vom Gesetzgeber nach oben beschränkt. Für 2015 beläuft sich das Höchstregelentgelt als Ausgangsbasis der Berechnung des ALG I wie in der gesetzlichen Rentenversicherung (§ 341 Abs. IV SGB III)[15] auf € 201,67 (alte Bundesländer) bzw. € 173,33 (neue Bundesländer) pro Tag. D. h., diese Eurobeträge stellen die maximale Ausgangsbasis für die Ermittlung Ihres ALG-I-Anspruches dar. Auch hiervon werden die Beiträge zu den Sozialversicherungen abgezogen und der Vergleich 90 % vom

---

11   SGB IV (Sozialgesetzbuch IV – Gemeinsame Vorschriften für die Sozialversicherung): Ausfertigungsdatum: 23.12.1976. Das Vierte Buch Sozialgesetzbuch – Gemeinsame Vorschriften für die Sozialversicherung – in der Fassung der Bekanntmachung vom 12.11.2009 (BGBl. I S. 3710, 3973; 2011 I S. 363), das durch Artikel 4 des Gesetzes vom 23.12.2014 (BGBl. I S. 2462) geändert worden ist.
12   Vgl. auch Stamatiadis-Smidt, H. et al. (2006), S. 125.
13   SGB VI (Sozialgesetzbuch VI – Gesetzliche Rentenversicherung): Ausfertigungsdatum: 18.12.1989. Das Sechste Buch Sozialgesetzbuch – Gesetzliche Rentenversicherung – in der Fassung der Bekanntmachung vom 19.02.2002 (BGBl. I S. 754, 1404, 3384), das durch Artikel 6 des Gesetzes vom 23.12.2014 (BGBl. I S. 2462) geändert worden ist.
14   SGB XI (Sozialgesetzbuch XI – Soziale Pflegeversicherung): Ausfertigungsdatum: 26.05.1994. Das Elfte Buch Sozialgesetzbuch – Soziale Pflegeversicherung – (Artikel 1 des Gesetzes vom 26.05.1994, BGBl. I S. 1014, 1015), das durch Artikel 8 des Gesetzes vom 23.12.2014 (BGBl. I S. 2462) geändert worden ist.
15   Vgl. hierzu ebenfalls §§ 159 i. V. m. 68 SGB VI sowie Raa zu SGB VI § 159 R2; vgl. im Internet: Deutsche Rentenversicherung Regional (o.J.a), Rechtliche Arbeitsanweisungen und Gesetzestexte der Regionalträger der Deutschen Rentenversicherung sowie der Deutschen Rentenversicherung Knappschaft-Bahn-See., Link: ► http://www.deutsche-rentenversicherung-regional.de/Raa/index.jsp, Stand: 30.09.2014.

Bruttoeinkommen, jedoch maximal 70 % vom Nettoeinkommen angestellt.

Erhielten Sie bisher ALG II, wird Ihnen dieses in gleicher Höhe weiterhin gezahlt (§ 1 Abs. 2 Nr. 2, § 7 sowie § 56 SGB II). Sie haben jedoch keinen Rechtsanspruch auf Krankengeld (§ 44 Abs. 2 i. V. m. § 5 Abs. 1 Nr. 2a SGB V). Sind Sie bisher freiwillig in der gesetzlichen Krankenversicherung versichert gewesen, übernimmt die Bundesagentur für die Dauer Ihrer Erkrankung die Beitragszahlung (§ 26 SGB II). Sofern Sie in der gesetzlichen Krankenversicherung pflichtversichert sind, übernimmt der Bund die Beitragszahlungen (§ 5 Abs. 1 Nr. 2a i. V. m. § 251 Abs. 4 SGB V sowie § 20 Abs. 1 und 3 sowie § 59 SGB XI). Haben Sie sich freiwillig privat krankenversichert, wird Ihr Beitragssatz auf Ihren Antrag hin um die Hälfte reduziert bzw. bei weiterhin bestehender Hilfsbedürftigkeit durch Ihren Sozialträger während Ihrer Krankheit in Höhe des gesetzlichen Beitrags übernommen (§ 26 Abs. 1 Nr. 1 SGB II i. V. m. § 12 Absatz 1c Satz 5 und 6 Versicherungsaufsichtsgesetzes (VAG)[16]). Zudem zahlt Ihr Sozialträger ebenfalls den ggf. anfallenden Zusatzbeitrag für Ihre Krankenkasse, sofern Sie durch diesen hilfsbedürftig würden (§ 26 Abs. 3 SGB II).[17] Waren Sie bisher weder versicherungspflichtig noch freiwillig in der sozialen Pflegeversicherung versichert, werden die Beiträge durch Ihren zuständigen Sozialträger für eine private Pflegeversicherung in angemessenem Umfang für Sie übernommen (§ 26 Abs. 2 SGB II).

Seit 2011 sind Sie als Bezieherin von ALG II jedoch nicht mehr in der gesetzlichen Rentenversicherung versicherungspflichtig (HBeglG 2011, Artikel 15).[18] So werden auch keine Beiträge mehr für Sie gezahlt, sodass Ihr Leistungsanspruch auf eine zukünftige Regelaltersrente respektive eine Erwerbsminderungsrente reduziert wird, im letztgenannten Fall sogar wegfallen kann.[19] Ausführlicher hierzu im ▶ Abschn. 12.3 »Versicherungsrechtliche Voraussetzungen«.

---

16   VAG (Gesetz über die Beaufsichtigung der Versicherungsunternehmen – Versicherungsaufsichtsgesetz): Ausfertigungsdatum: 12.05.1901. Versicherungsaufsichtsgesetz in der Fassung der Bekanntmachung vom 17.12.1992 (BGBl. 1993 I S. 2), das durch Artikel 4 des Gesetzes vom 10.12.2014 (BGBl. I S. 2085) geändert worden ist.

17   Vgl. auch im Internet: BSG, Urteil vom 18.01.2011, Az.: B 4 AS 108/10 R, Bundessozialgericht (2011) – Pressestelle: Medieninformation Nr. 3/11, Link: ▶ http://juris.bundessozialgericht.de/cgi-bin/rechtsprechung/document.py?Gericht=bsg&Art=pm&nr=11842, Stand: 31.12.2014.

18   HBeglG (2011) (Haushaltsbegleitgesetz 2011): Ausfertigungsdatum : 09.12.2010. Haushaltsbegleitgesetz 2011 vom 09.12.2010 (BGBl. I 1885).

19   Vgl. im Internet hierzu auch ausführlich: Kubon u. Kattenbach (2011), Zeiten des Bezugs von Arbeitslosengeld II – Auswirkungen auf die Rente. Link. ▶ http://www.deutsche-rentenversicherung.de/cae/servlet/contentblob/211844/publicationFile/40673/08-2011_AloGeldII_DL.pdf, Stand: 22.10.2014.

2.4.5 Überweisung nur nach Auszahlungsschein

Am 01.12.2011 erhielt ich die Mitteilung meiner Krankenkasse über die Höhe des Brutto- und Nettokrankengeldes. Vor jeder Überweisung des Krankengeldes prüft die Krankenkasse, ob Sie noch immer arbeitsunfähig sind (§ 44 Abs. 1 SGB V). Hierzu dient ein Auszahlungsschein, der von Ihnen und Ihrem Arzt auszufüllen und zu unterzeichnen ist.

Die Auszahlung erfolgt unbar durch Überweisung auf Ihr Bankkonto. Die Krankenkasse zahlt nur nachträglich bis zum Datum der letzten Vorstellung bei Ihrem behandelnden Arzt. Bspw. zählt hier eine Blutkontrolle nicht. Neben der exakten Diagnose achten Sie bitte auch darauf, dass der Auszahlungsschein durch die Arztpraxis vollständig ausgefüllt wurde. Insbesondere die korrekte Diagnose, das letzte Datum der Wiedervorstellung, ggf. der Zeitpunkt der erneuten Wiedervorstellung sowie die voraussichtliche Dauer der Arbeitsunfähigkeit sind anzugeben. Vermerkt Ihr Arzt beim letztgenannten Punkt bspw. »b.a.w.« oder »nicht absehbar«, darf Ihre Krankenkasse die Krankengeldzahlung nicht einfach einstellen. Es existiert keine gesetzlich Regelung, wie auch das BSG urteilte (BSG-Urteil vom 10.05.2012, Az. B 1 KR 20/11 R).[20] In der Praxis kann sich bei fehlenden oder unklaren Angaben die Überweisung Ihres Krankengeldes verzögern, da die Krankenkasse bei Ihrem Arzt anfragt.

Grundsätzlich müssen Sie sich den Auszahlungsschein nicht immer vom gleichen Arzt ausstellen lassen. Um Überschneidungen und Plausibilitätsprüfungen seitens Ihrer Krankenkasse zu vermeiden, sollten Sie allerdings idealerweise den gleichen Arzt aufsuchen. Bei mir war es die Onkologin, bei Entlassung aus dem Krankenhaus die behandelnde Oberärztin.

Sie selbst bestätigen auf dem Auszahlungsschein, im Zeitraum nicht gearbeitet, kein Arbeitsentgelt bezogen, keinen/einen Rentenantrag/Reha-Antrag gestellt zu haben bzw. dies zu beabsichtigen. Bei meiner Krankenkasse dauerte es immer etwa eine Woche bis mir das Krankengeld überwiesen wurde. Mit jedem bearbeiteten Auszahlungsschein erhielt ich automatisch ein neues Formular zugesandt. Sie müssen keinen bestimmten Rhythmus für die Zusendung der Auszahlungsscheine einhalten, auch wenn Ihnen Ihre Krankenkasse eventuell ein monatliches Intervall vorschlägt. Ich reichte die Auszahlungsscheine teilweise im Wochenrhythmus ein. Letztendlich dauert die Bearbeitung trotzdem noch etwa eine Woche, und das Krankengeld ist geringer als das Arbeitsentgelt bei gleichzeitig gestiegenen Ausgaben durch die Krebserkrankung.

Um Ihren Anspruch auf Krankengeld aufrechtzuerhalten, müssen Sie ununterbrochen krankgeschrieben sein. Sollte bspw. ein Feiertag oder Wochenende zwischen dem Auslauf der letzten Krankschreibung

---

20 Vgl. BSG-Urteil vom 10.05.2012, Az. B 1 KR 20/11 R, in: NZS, 21. Jg. (2012), Heft 19, S. 745–747.

und Ihrem neuen Arzttermin liegen, müssen Sie am Tag vor dem Feiertag bzw. am Freitag vor dem Wochenende Ihren Arzt aufsuchen und die Krankschreibung verlängern lassen (BSG-Urteil vom 04.03.2014, Az. B 1 KR 17/13 R).[21]

Beachten Sie bitte mögliche Verzögerungen bei der Auszahlung Ihres Krankengeldes aufgrund interner Prozesse bei Ihrer Krankenkasse. So erhielt ich bspw. Anfang Dezember 2011 folgende Mitteilung:

» Wichtiger Hinweis zum Krankengeldauszahlschein. In der Zeit vom 27.12.2011 bis 05.01.2012 können aufgrund des Jahresabschlusses keine Zahlungen erfolgen. Sofern eine Zahlung von Krankengeld in diesem Jahr noch gewünscht wird, bitten wir Sie, den Krankengeldauszahlschein bis spätestens 20.12.2011 bei uns einzureichen. Vielen Dank für Ihr Verständnis.

Aus Perspektive meiner beruflichen Tätigkeit hatte ich für diese Mitteilung zwar Verständnis. Im Moment der Chemotherapie sträubten sich mir allerdings die Körperhaare, die Kopfhaare waren mir bereits abhanden gekommen. Praktische Konsequenzen für Sie: Für Weihnachten und Silvester sowie für Sonderzahlungen (jährliche Autoversicherungen, Sondertilgungen, Kreditraten, Geschenke, Ausflüge etc.) kann es knapp werden.

In derartigen Fällen intervenierte ich direkt telefonisch beim jeweiligen Abteilungsleiter meiner Krankenversicherung und erreichte eine zeitnahe Bearbeitung, indem ich meinen Auszahlungsschein per Fax oder eingescannt per E-Mail voraussandte und das Original auf dem Postweg nachreichte.

Weigert sich Ihre Krankenkasse, das Krankengeld zu überweisen, weil sie bspw. Zweifel an Ihrem Gesundheitszustand hat, darf sich die Krankenkasse nicht ausschließlich auf eine Beurteilung durch den MDK (Medizinischen Dienst der Krankenkassen) berufen. Ihre Krankenkasse muss die Sie behandelnden Ärzte in diese Beurteilung einbeziehen. So entschied auch das Hessische Landessozialgericht (LSG Hessen, Urteil vom 18.10.2007, Az.: L 8 KR 228/06).[22]

---

21   Vgl. im Internet: BSG-Urteil vom 04.03.2014, Az.: B 1 KR 17/13 R, Bundessozialgericht (2014), Link: ▶ http://juris.bundessozialgericht.de/cgi-bin/rechtsprechung/document.py?Gericht=bsg&Art=en&nr=13381, Stand: 31.12.2014.

22   Vgl. im Internet: LSG Hessen, Urteil vom 18.10.2007, Az.: L 8 KR 228/06, Hessisches Landessozialgericht (2015), Link: ▶ http://www.lsg-darmstadt.justiz.hessen.de/irj/LSG_Darmstadt_Internet?rid=HMdJ_15/LSG_Darmstadt_Internet/sub/c1c/c1c60b82-6c20-5a11-aeb6-df197ccf4e69,,,11111111-2222-3333-4444-100000005003%26overview=true.htm, Stand: 08.01.2015.

2.4.6 Dauer des Krankengeldbezugs

Die Dauer Ihres Krankengeldbezuges beträgt insgesamt 78 Wochen (§ 48 Abs. 1 SGB V) innerhalb von drei Jahren für die gleiche Diagnose.[23] In den ersten sechs Wochen davon ruht Ihr Krankengeldanspruch, da Ihr Arbeitgeber Ihnen das Arbeitsentgelt für diesen Zeitraum weiterhin zahlt. Diese sechs Wochen werden von den 78 Wochen abgezogen, sodass Sie längstens 72 Wochen Krankengeld von Ihrer Krankenkasse innerhalb von drei Jahren für Ihre Krebserkrankung erhalten.

Ob und inwieweit dies der Fall ist, stimmt Ihre Krankenkasse selbständig mit Ihrem Arbeitgeber ab. Als das Rezidiv bei mir diagnostiziert wurde, stellte der Arbeitgeber rückwirkend ab dem ersten Krankheitstag die Entgeltfortzahlung ein und forderte das zu viel gezahlte Entgelt zurück. Trotzdem half dieser kostenlose Kredit zunächst weiter, da die Bearbeitung des Krankengeldantrages circa sechs Wochen andauerte. Sollten Sie unberechtigt weiterhin Arbeitsentgelt beziehen, müssen Sie Ihren Arbeitgeber informieren (BAG, Urteil vom 13.10.2010, Az.: 5 AZR 648/09).[24] Ihr Arbeitgeber kann das zu viel gezahlte Arbeitsentgelt grundsätzlich zurückfordern (§ 812 BGB). Allerdings ist bspw. eine tarifvertragliche Ausschlussfrist nach § 37 Abs. 1 TVöD von sechs Monaten seitens des Arbeitgebers für Rückforderungsansprüche einzuhalten. Sie als Arbeitnehmerin können sich im Zeitpunkt der Rückforderung auf § 818 Abs. 3 BGB (Entreicherung) berufen. Sofern Sie das Geld bspw. für einen Urlaub ausgaben, müssen Sie das Arbeitsentgelt grundsätzlich nicht zurückzahlen. Allerdings gab es hier bereits unschöne Gerichtsauseinandersetzungen. Letztendlich sind auch Sie als Patientin und Arbeitnehmerin an einer reibungslosen Weiterführung des Arbeitsverhältnisses interessiert.

Sofern Sie den ersten Drei-Jahres-Zeitraum ohne eine erneute Krankschreibung aufgrund Ihrer Krebserkrankung überstanden haben, lebt Ihr Anspruch auf Krankengeld und Entgeltfortzahlung bei einem Rezidiv wieder auf (§ 48 Abs. 2 SGB V). Voraussetzungen hierfür sind:

- ein für Sie bestehender Krankenversicherungsschutz, der Krankengeld einschließt (§ 48 Abs. 2 SGB V),
- dass Sie mindestens sechs Monate nicht aufgrund der Krebserkrankung arbeitsunfähig waren (§ 48 Abs. 2 Nr. 1 SGB) und
- dass Sie erwerbstätig waren bzw. der Arbeitsvermittlung zur Verfügung standen (§ 48 Abs. 2 Nr. 2 SGB V).

Kommt eine weitere Erkrankung zu Ihrer Brustkrebsdiagnose, verlängert dies nicht die Bezugsdauer Ihres Krankengeldes (§ 48 Abs. 1

---

23 Vgl. auch Curtze u. Reinhold (2010), S. 17.
24 Vgl. BAG, Urteil vom 13.10.2010, Az.: 5 AZR 648/09, in: ArbR Aktuell, 3. Jg. (2011), Heft 3, S. 68.

SGB V). Aber Achtung: Eine neue Erkrankung – ohne die Alterkrankung – erzeugt eine neue Drei-Jahres-Frist!

2.5   Aufforderung zur Beantragung einer Reha

Nach § 51 SGB V kann die Krankenkasse Sie als Versicherungsnehmerin auffordern, einen Reha-Antrag zu stellen.[25] Voraussetzung ist die erhebliche Minderung der Erwerbsfähigkeit bzw. deren Bedrohung auf Basis eines ärztlichen Gutachtens. Zehn Wochen werden Ihnen von der Krankenkasse für diesen Antrag gegeben. Kommen Sie der Aufforderung nicht nach, setzt die Krankenkasse die Krankengeldzahlung aus und Sie erhalten erst nach Abgabe des Reha-Antrages wieder Krankengeld.[26]

Endet Ihr Anspruch auf Krankengeld (Aussteuerung) und sind Sie weiterhin arbeitsunfähig krankgeschrieben, erhalten Sie in der Regel ALG I. Innerhalb von vier Wochen nach Zustellung des ALG-I-Bescheids fordert Sie die Bundesagentur für Arbeit auf, einen Rentenantrag bzw. einen Antrag auf eine Reha-Maßnahme zu stellen, da Sie für die Arbeitsvermittlung nicht zur Verfügung stehen (§ 145 Abs. 1 und 2 SGB III). Ausführlichere Informationen erhalten Sie hierzu im Kapitel »78 Wochen Krankschreibung laufen aus – der Gang zum Arbeitsamt« (▶ Kap. 11).

2.6   Steuerliche Behandlung von Entgeltfortzahlung und Krankengeld

Die sechswöchige Entgeltfortzahlung durch den Arbeitgeber unterliegt der regulären Besteuerung (§ 38 Einkommensteuergesetz (EStG).[27] Ggf. einberechnete Zuschläge für Arbeiten an Feiertagen, am Wochenende oder in der Nacht sind nicht steuerfrei, sondern unterliegen im Krankheitsfall grundsätzlich dem Lohnsteuerabzug, wenn diese nicht tatsächlich geleistet wurden (§ 3b EStG).[28] Gleiches gilt für sonstige Bezüge, bspw. Weihnachtsgeld, gemäß § 38 Abs. 3 EStG i. V. m. R 39b.2 Abs. 2 Lohnsteuerrichtlinie (LStR)[29].

---

25   Vgl. Stamatiadis-Smidt et al. (2006), S. 126.

26   Vgl. Curtze u. Reinhold (2010), S. 17.

27   EStG (Einkommensteuergesetz): Ausfertigungsdatum: 16.10.1934. Einkommensteuergesetz in der Fassung der Bekanntmachung vom 08.10.2009 (BGBl. I S. 3366, 3862), das zuletzt durch Artikel 5 des Gesetzes vom 22.12.2014 (BGBl. I S. 2417) geändert worden ist.

28   Da jeder Fall sehr spezifisch ist, wenden Sie sich bspw. an einen Steuerberater oder Lohnsteuerhilfeverein für eine weitere Beratung.

29   Vgl. im Internet: LStR (Lohnsteuer-Richtlinien 2013): Allgemeine Verwaltungsvorschrift zur Änderung der Lohnsteuer-Richtlinien 2013 (Lohnsteuer-Änderungsrichtlinien 2015 – LStÄR 2015). Bundesrat (2014): Drucksache 372/14, Link: ▶ http://www.bundesrat.de/SharedDocs/beratungsvorgaenge/2014/0301-0400/0372-14.html, Stand: 15.01.2015.

Ihr Krankengeld wird nicht versteuert (§ 3 Nr. 1a EStG), aber bei der Steuerprogression einbezogen. D. h., bei der Ermittlung Ihres individuellen Steuersatzes wird das Krankengeld eingerechnet, aber bei der Ermittlung des zu versteuernden Einkommens wieder abgezogen (§ 32b Abs. 1 Nr. 1b i. V. m. § 32a Abs. 1 EStG).

Ihre Krankenkasse ist nach § 32b Abs. 3 Sätze 1 und 2 EStG dazu verpflichtet, die Krankengeldzahlungen an das Finanzamt zu melden. Sie erhalten von Ihrer Krankenkasse in der Regel im ersten Quartal des Folgejahres eine schriftliche Mitteilung über die an das Finanzamt gemeldeten Daten für das Vorjahr.

Geben Sie deshalb Ihr erhaltenes Krankengeld in Ihrer Steuererklärung unbedingt an. Andernfalls kann es zu erheblichen Nachzahlungen für Sie kommen.

2.7 Wissenswertes am Rande: Studienteilnahmen und Patientenrechtegesetz

Verständlicherweise treiben Sie momentan andere Probleme als die Teilnahme an einer Forschungsstudie um. Sobald Ihre Behandlung allerdings begonnen hat, können Sie meist nicht mehr in entsprechende Studien aufgenommen werden. Derartige Studien ermöglichen Ihnen, ggf. von neuen Medikamenten oder Behandlungsmethoden zu profitieren. Weitere Informationen zu diesem Thema finden Sie bspw. bei Goldmann-Posch/Martin (2012) – Überlebensbuch Brustkrebs.[30]

Sprechen Sie Ihre behandelnden Ärzte an. Einen Überblick über laufende Forschungsstudien können Sie bspw. unter ▶ http://www.krebsinformationsdienst.de/grundlagen/neue-verfahren-adressen.php erhalten.[31]

Ihre Rechte als Patientin sind im Gesetz zur Verbesserung der Rechte von Patientinnen und Patienten (PatRG)[32] geregelt, das seit dem 25. Februar 2013 Ihre Rechte als Patientin festlegt. Insbesondere § 630g Abs. 1 BGB eröffnet Ihnen das Recht auf Einsichtnahme in Ihre Patientenakte. Gemäß § 630g Abs. 2 BGB dürfen Sie elektronische Abschriften (ggf. gegen Entgelt) verlangen.

Ebenfalls gestärkt durch das neue Patientenrechtegesetz wurde Ihre Position gegenüber Ihrer Krankenkasse. Nach § 13 Abs. 3a SGB V muss Ihre Krankenkasse innerhalb von drei Wochen über einen Antrag auf Leistungen entscheiden, sofern der MDK eingeschaltet wird, muss dessen Gutachten innerhalb von drei Wochen vorliegen und Sie als Versicherungsnehmerin sind darüber zu unterrichten. Ihre Krankenkasse hat dann innerhalb von fünf Wochen zu entscheiden. Sofern

---

30 Vgl. Goldmann-Posch u. Martin (2012), S. 68–73.
31 Vgl. im Internet: dkfz (2014), Krebsforschung, Fachinformationen, wissenschaftliche Literatur, Stand: 29.08.2014.
32 PatRG (Gesetz zur Verbesserung der Rechte von Patientinnen und Patienten) vom 20.02.2013, BGBl. 2013 Teil I Nr. 9, ausgegeben zu Bonn am 25.02.2013, S. 277–282.

nach Ablauf der Frist keine Entscheidung der Krankenkasse vorliegt bzw. Ihnen die Krankenkasse keine entsprechenden Gründe innerhalb der Fristen mitteilt, gilt die Maßnahme als genehmigt. Sofern Sie sich die notwendigen Maßnahmen selbst beschaffen, muss Ihre Krankenkasse die Kosten übernehmen.

2.8   Ihr Dokumentenmanagement von Beginn an

Auch wenn es für Sie an dieser Stelle nicht relevant erscheint, beginnen Sie mit dem ersten Tag Ihrer Diagnose damit, sämtliche Befunde, Untersuchungsprotokolle, Arztbriefe, E-Mail-Korrespondenzen, Telefon- und Gesprächsnotizen, Fax- und Briefkorrespondenz aufzuzeichnen und zu archivieren.

Ihren aktuellen Krankenstand müssen Sie immer wieder mit Nachweisen belegen können. Folgende Anlässe kann es dafür u. a. geben:

- Beantragung Krankengeld
- Beantragung AHB (Anschlussheilbehandlung) respektive Reha-Maßnahme
- Unterlagen für die Rehabilitationseinrichtung
- Beantragung von Leistungen aus einer privaten
  - Berufsunfähigkeitsversicherung
  - Krankenversicherung
  - Rentenversicherung
  - Krankentagegeldversicherung
- Beantragung von Leistungen aus berufsständischen Versorgungseinrichtungen
- Beantragung Erwerbsminderungsrente
- Beantragung Schwerbehindertenausweis
- Einholung von Zweitmeinungen bei anderen Ärzten
- Beantragung Übergangsgeld
- Beantragung ALG I
- Beantragung ALG II
- Beantragung Sozialhilfe
- Beantragung von Leistungen aus Härtefonds
- Begutachtung durch Amtsärzte im Auftrag der Bundesagentur für Arbeit oder der Deutschen Rentenversicherung
- Begutachtung durch den MDK
- Beantragung von Leistungen für Schwerbehinderte, bspw. Zuschüsse zum Kfz-Umbau
- Weiterführende Beratungen zwischen Arbeitsamt und Deutscher Rentenversicherung
- Ggf. bei der Beantragung von Wohngeld und ähnlichen Leistungen.

Häufig müssen Sie die Unterlagen auch mehrfach bei der gleichen Institution einreichen, um Bearbeitungsprozesse zu beschleunigen.

Legen Sie einen Vorrat an Briefporto (Stand 2015: € 0,62/€ 1,45/€ 2,40) an. Sie können Ihre Briefmarken auch online erwerben unter ▶ http://www.deutschepost.de/de/i/internetmarke-porto-drucken.html.[33] Gleiches gilt für Umschläge im DIN-A4-Format sowie im DIN-A6-Format. Zudem können Sie in den Postfilialen kostenlos Formulare für ein »Einschreiben mit Rückschein« erhalten. Erwerben Sie Kopierpapier, bspw. kosten 1000 Blatt ab circa € 4,00.

Sofern Sie noch nicht über einen Computer, Scanner und Drucker verfügen, investieren Sie in diese Geräte. In der Regel muss schnell etwas kopiert oder per E-Mail gesandt werden. Gebrauchte Geräte bspw. über ebay-Kleinanzeigen, Zeitungsanzeigen oder Aushänge im Supermarkt können kostengünstig erworben werden. Sie werden ebenfalls schnell bemerken, dass ohne Internet keine schnelle Kommunikation mehr möglich ist. Sie verlieren kostbare Zeit und Nerven, sofern Sie Ihre Originaldokumente immer wieder in einen Kopierladen tragen müssen, um diese zu vervielfältigen. Auch hier summieren sich im Zeitverlauf die Kosten für Sie. Häufig können Sie einmal eingescannte Dokumente direkt per E-Mail an den jeweiligen Empfänger senden. So optimieren Sie Ihren Kosten-Nutzen-Aufwand.

Fordern Sie Ihre sämtlichen Befunde von Ihren Sie behandelnden Ärzten an. Unter Umständen fallen Gebühren für das Kopieren oder für DVDs (MRT-Aufnahmen) sowie Versandkosten an. Auch der Arztpraxis entstehen hier Aufwendungen. Zudem nehmen Sie die Arbeitszeit der Praxismitarbeiter zusätzlich in Anspruch, die für Behandlungen fehlt. Zeigen Sie hierfür Verständnis. Jeder hat die Hektik und den Stress mehr als einmal erleben dürfen, denen sich die Praxismitarbeiter im Alltag ausgesetzt sehen.

Erstellen Sie sich eine Übersicht in Tabellenform, die sämtliche Ärzte, Versicherungen, Sanitätshäuser etc. enthält, und prüfen Sie regelmäßig deren Aktualität. Folgende Informationen sollten Sie aufnehmen:

- Name der Institution (bspw. Krankenkasse) bzw. der Fachrichtung (bspw. Hausarzt)
- Name Ansprechpartner/behandelnder Arzt inklusive Titel
- Telefonnummer
- Faxnummer
- E-Mail-Adresse
- Öffnungszeiten
- Anschrift
- Versicherungsnummer, Kundennummer (bspw. im Jobcenter).

Diese Daten müssen Sie immer wieder bei diversen Formularanträgen anführen. Speichern Sie sich diese Informationen in Ihrem Handy ein, und legen Sie sich eine aktuelle Ausfertigung als Datei auch auf Ihren Computer.

---

33 Vgl. im Internet: Deutsche Post AG (2015), Internetmarke, Stand: 06.02.2015.

Insbesondere während Ihrer Akutbehandlung sind Sie zwangsläufig viel unterwegs. Sie erhalten immer wieder Anrufe zwecks Terminabstimmungen für Untersuchungen, Nachfragen von Versicherungen, Anfragen zur Übersendung von Unterlagen. Führen Sie möglichst immer einen kleinen Block und einen Stift mit sich, um Notizen anfertigen zu können. Idealerweise sollten Sie sich auch den Namen, Datum und die Institution vermerken, um sich auf konkrete Ansprechpartner, bspw. bei Anschreiben, berufen zu können.

Auf jedes geplante Arztgespräch bzw. Beratungsgespräch (oder auch Gesprächen mit Versicherungen) bereitete ich mich durch individuelle Fragen vor. Diese Notizen stellten eine gute Gedankenstütze im Gespräch dar. Ich konnte nachvollziehen, welche Fragen noch offen waren, wo es ggf. Verständnisprobleme beiderseits gab. Während des Gesprächs fertigte ich mir Notizen an. Unmittelbar im Anschluss des Gesprächs suchte ich mir eine ruhige Ecke, bspw. Cafeteria, und ergänzte meine Gesprächsnotizen. Zu diesem Zeitpunkt waren meine Gesprächserinnerungen noch frisch. Auf diese Weise fand ich auch ggf. Lücken und weitere Fragen, die noch zu klären waren.

Für meine Notizen führte ich immer einen Stift und ein kariertes DIN-A5-Ringbuch mit mir. Die Größe passt gut in die Handtasche. Das Ringbuch bot eine gute Schreibunterlage – notfalls auch einmal auf dem Schoß. Es ermöglichte schnelles Umblättern. Durch die Ausreißhilfe und die praktische Lochung konnte ich meine Notizen zu Hause auch schnell in einen eigens für meine Krankheit angelegten Ordner ablegen. Diesen Papierordner versah ich mit diversen Trenneinlagen, bspw. »Beantragung Krankengeld«, »Befunde«.

Weiterhin empfehle ich Ihnen, sämtliche eingescannten Dokumente chronologisch mit Datum und einem sinnvollen Dokumentennamen auf Ihrem Computer abzuspeichern. Auch sollten Sie die Unterlagenflut nach Bereich sortieren. Bspw.:

- Befunde
  - 111008_Skelettszintigraphie
  - 120207_Laborbefund_Onkologie
- Beantragung ALG I
  - 131212_Antragsteil_Arbeitgeber.

Selbst wenn es Ihnen äußerst bürokratisch erscheinen mag, behalten Sie so den Überblick über Ihre Unterlagen. Es kommen problemlos hunderte Seiten zusammen. So umfasste bspw. mein Rentenbescheid 32 Seiten, den ich an diverse Institutionen verteilen musste.

Versuchen Sie, immer eine Bestätigung übersandter Unterlagen zu erhalten. Sie stehen in der Beweispflicht, falls Anträge zu spät, bspw. bei der Rentenversicherung, eingingen. Aus Kosten- und Zeitgründen können Sie nicht alle Unterlagen persönlich abgeben. Ebenso verursacht ein Einschreiben mit Rückschein hohe Gebühren, sodass ich diese Variante nur bei sehr wichtigen Unterlagen wählte. Alternativ versandte ich die Unterlagen auf dem regulären Postweg und sandte diese gleichzeitig per E-Mail ab. Die meisten Institutionen übersenden Ihnen eine automatische Empfangsbestätigung. Sowohl diese Empfangsbestätigung als auch die gesandte E-Mail speicherte ich in meinem E-Mail-Postfach ab. Hier legte ich ebenfalls die bereits oben beschriebene Ordnerstruktur an.

Ihr Dokumentenmanagement ist Ihnen eine unverzichtbare Stütze bei der Auseinandersetzung mit Behörden, weiterführenden Beratungen durch Ärzte und Sozialstellen.

2.9 Praktische Hinweise: Krankenhausaufenthalt und weiterer Versicherungsschutz

Das Krankenhaustagegeld beträgt € 10,00 pro Tag (§ 61 SGB V) und ist für maximal 28 Tage pro Jahr zu zahlen (§ 39 Abs. IV SGB V). Sie können diese Gebühr bar am Tag der Entlassung oder auf Rechnung per Überweisung bzw. per Bankeinzug begleichen. Das Tagegeld wird auf die jährliche Zuzahlung angerechnet (Belastungsgrenze nach § 62 SGB V) sowie ggf. bei einer zu leistenden Zuzahlung bei Ihrer stationären Anschlussheilbehandlung (§ 32 Abs. 1 SGB VI) berücksichtigt.

Am Entlassungstag erhalten Sie eine Krankschreibung bis zum nächsten Arbeitstag und müssen sich dann Ihrem weiterbehandelnden Arzt vorstellen. Die Epikrise Ihres Krankenhausaufenthaltes wird Ihren Ärzten zugesandt. Hierzu müssen Sie bei Aufnahme in das Krankenhaus, spätestens am Tag der Entlassung, Ihre Sie behandelnden Ärzte angeben. Dies sind in der Regel zumindest Ihr Onkologe sowie Ihr Hausarzt und ggf. Ihr Gynäkologe. Lassen Sie sich unbedingt ebenfalls eine Ausfertigung zusenden.

Prüfen Sie weiterhin bestehende, ggf. auch beitragsfrei gestellte, private Versicherungen (bspw. über Kontoauszüge, Ihren Versicherungsmakler) und benachrichtigen Sie diese mindestens per E-Mail, um keine Fristen zu versäumen. Ausführlichere Anmerkungen finden Sie in Kapitel »Verpasste Prüfung bestehender Versicherungen« (▶ Abschn. 10.4).

2.10 Fazit: Krankengeld – eine Absicherung auf Zeit

Die Entgeltfortzahlung durch Ihren Arbeitgeber endet in der Regel nach sechs Wochen. Diese Zeit wird auf Ihren Krankengeldanspruch von maximal 78 Wochen für die gleiche Erkrankung angerechnet. Sie beziehen folglich 72 Wochen Krankengeld von Ihrer Krankenkasse. Ggf. stockt Ihr Arbeitgeber Ihr Krankengeld auf. Ohne Antrag erhalten Sie kein Krankengeld. Dieses wird Ihnen nur rückwirkend taggenau überwiesen. Benachrichtigen Sie ebenfalls eventuelle Zusatzversicherungen, die Sie abgeschlossen haben. Unter Umständen leistet Ihr Arbeitgeber auch Beitragszahlungen, bspw. über Versorgungswerke, für Sie. Ihr Krankengeld wird nicht versteuert, unterliegt aber der Steuerprogression. Demgegenüber ist die Entgeltfortzahlung durch Ihren Arbeitgeber regulär zu versteuern. Nicht nur, wenn es um Ihr Krankengeld geht, müssen Sie sich mit Antragsformularen und Nachweisen auseinandersetzen. Ein aktuelles und sorgfältig gepflegtes Dokumentenmanagement leistet Ihnen eine unverzichtbare Stütze.

Die Therapieunterstützung: Heil- und Hilfsmittel sowie Einzelfallentscheidungen

Sandra Otto

S. Otto, *Brustkrebs – Hilfe im Bürokratie-Dschungel*,
DOI 10.1007/978-3-662-47072-5_3, © Springer-Verlag Berlin Heidelberg 2015

»Die Haare?«, meine Lippen zitterten. »Fallen Ihnen aus«, bestätigte meine Onkologin mit einem Nicken. Am 18. Oktober 2011 betrat ich erstmals die onkologische Praxis, die mittlerweile fester Bestandteil meines Lebens geworden ist. Neben der Planung der Chemotherapie stimmten wir uns über begleitende Behandlungen ab.

Folgende Fragen sollen in diesem Kapitel beantwortet werden:
- Welche Heil- und Hilfsmittel können Sie erhalten?
- Wie erfolgt die Beantragung?
- Welche juristische Bedeutungen haben die Heil- und Hilfsmittelrichtlinien (HeilM-RL[1] und HilfsM-RL[2])?
- Wann kommt es zu Einzelfallentscheidungen durch die Krankenkasse?
- Was müssen Sie bei einem Widerspruch beachten?
- Wann müssen Sie Zuzahlungen leisten?
- Wie können Sie sich von der Zuzahlung befreien lassen?
- Welche steuerlichen Aspekte sind zu berücksichtigen?

3.1   Die Beantragung

Ihr Anspruch auf Heil- und Hilfsmittel als Versicherungsnehmerin leitet sich aus den §§ 32 und 33 SGB V ab. Eingeschränkt wird Ihr Rechtsanspruch durch die Heil- und Hilfsmittelrichtlinien.

Grundsätzlich benötigen Sie immer ein Rezept bzw. eine Verordnung von Ihrem Arzt mit der genauen Diagnose (§ 13 Abs. 1 und 2m HeilM-RL sowie § 7 Abs. 1 HilfsM-RL), bevor Sie sich ein Heil- oder Hilfsmittel besorgen bzw. eine Leistung in Anspruch nehmen können (§ 3 Abs. 1 HeilM-RL). Bei Hilfsmitteln muss Ihr Arzt zudem Ihren individuellen Zustand berücksichtigen und darf nicht ausschließlich auf die Diagnose verweisen (§ 6 Abs. 3 HilfsM-RL). Andernfalls lehnt die Krankenkasse die Kostenübernahme bzw. Kostenerstattung von vornherein ab. Nach meinen Erfahrungen kennen sich Ärzte, Therapeuten, Sanitätshäuser etc. sehr gut aus und weisen auf notwendige Korrekturen bei den Verordnungen hin bzw. setzen sich selbst mit den Arztpraxen in Verbindung.

Entsprechend der Diagnose durch Ihren Arzt erhalten Sie bestimmte Heil- und Hilfsmittel (§ 3 Abs. 4 HeilM-RL und § 3 HilfsM-RL). Diese sind in dem sogenannten Heilmittelkatalog[3] (§ 4 HeilM-

---

1   Vgl. im Internet: Gemeinsamer Bundesausschuss (2011a), HeilM-RL (Heil-mittelrichtlinie), Link: ► https://www.g-ba.de/downloads/62-492-532/HeilM-RL_2011-05-19_bf.pdf, Stand: 24.10.2014.

2   Vgl. im Internet: Gemeinsamer Bundesausschuss (2014b), Hilfsmittel-Richtlinie (HilfsM-RL), Link:. ► https://www.g-ba.de/downloads/62-492-934/HilfsM-RL_2014-07-17.pdf, Stand: 22.01.2015.

3   Vgl. im Internet: Gemeinsamer Bundesausschuss (2011b): Heilmittelkatalog, Link: ► https://www.g-ba.de/downloads/17-98-3064/HeilM-RL_2011-05-19_ Heilmittelkatalog.pdf, Stand: 24.10.2014.

RL) bzw. im Hilfsmittelverzeichnis[4] (§§ 4 und 7 Abs. 3 HilfsM-RL) angeführt. Der Heilmittelkatalog als Bestandteil der HeilM-RL wird vom Gemeinsamen Bundesausschuss erlassen (§ 92 SGB V) und ist für die Erbringer von Leistungen (bspw. Krankenkassen, Ärzte, Krankenhäuser, Apotheken, Pflegedienste, Physiotherapeuten) im Gesundheitssystem bindend (§ 92 i. V. m. § 138 SGB V sowie gesamtes viertes Kapitel des SGB V).

Obwohl der Gemeinsame Bundesausschuss ebenfalls die Hilfs-mittelrichtlinie erlässt (§ 92 Abs. 1 SGB V), obliegt die Erarbeitung (§ 139 Abs. 1 SGB V) und Aktualisierung (§ 139 Abs. 8 SGB V) des zugehörigen Hilfsmittelverzeichnisses dem Spitzenverband der Kran-kenkassen (GKV-Spitzenverband).

Alle Leistungserbringer sind an eine ausreichende, zweckmäßi-ge und wirtschaftliche Versorgung von Ihnen als Patientin gebun-den, wobei behinderten Menschen besondere Beachtung zu zollen ist (§ 92 Abs. 1, 2. Teilsatz SGB V). Ausführlicher hierzu auch Kapi-tel »Schwerbehindertenausweis«, ► Kap. 7). Vor allem der Punkt der Wirtschaftlichkeit führt in der Praxis immer wieder zu langwierigen Einzelfallentscheidungen und Auseinandersetzungen zwischen Pa-tienten, der Krankenkasse und den jeweiligen Leistungserbringern. In diesem Kontext erhält Ihre Krankenkasse fachliche Unterstützung vom MDK.

3.2 Die Bedeutung des Medizinischen Dienstes der Krankenversicherung (MDK)

Der MDK ist eine Arbeitsgemeinschaft, die von den gesetzlichen Kranken- und Pflegekassen gebildet wurde und durch diese finan-ziert wird. Er organisiert sich als Körperschaft des öffentlichen Rechts (§ 278 SGB V) und übt lediglich beratende Funktion[5] für die Kran-ken- und Pflegeversicherung aus. Zu diesem Zweck erhält der MDK umfangreiche Zugriffsrechte, bspw. auf Patientenakten (§ 17c Abs. 1 KHG (Gesetz zur wirtschaftlichen Sicherung der Krankenhäuser und zur Regelung der Krankenhauspflegesätze)[6]), ohne dass Sie als Be-troffene zustimmen müssen.

Wichtig deshalb für Sie: Grundsätzlich liegt die Entscheidungs-kompetenz weiterhin bei Ihrer Krankenkasse. Trotzdem verweisen die Krankenversicherungen bei Ablehnungen und länger andauern-

---

4   ► https://hilfsmittel.gkv-spitzenverband.de/home.action – Vgl. im Internet GKV-Spitzenverband (o.J.): Hilfsmittelverzeichnis, Stand: 25.10.2014.

5   Vgl. im Internet: MDK (o.J.), Die Rolle des MDK im Gesundheitswesen, Link: ► http://www.mdk.de/313.htm, Stand: 22.10.2014.

6   KHG (Krankenhausfinanzierungsgesetz – Gesetz zur wirtschaftlichen Siche-rung der Krankenhäuser und zur Regelung der Krankenhauspflegesätze): Ausfertigungsdatum: 29.06.1972. Krankenhausfinanzierungsgesetz in der Fas-sung der Bekanntmachung vom 10.04.1991 (BGBl. I S. 886), das zuletzt durch Artikel 16a des Gesetzes vom 21.07.2014 (BGBl. I S. 1133) geändert worden ist.

den Prüfungen immer wieder auf den MDK. Die Krankenkassen müssen bspw. in den Fällen

- länger andauernder Arbeitsunfähigkeit (§ 275 Abs. 1 Nr. 3 sowie Abs. 1a SGB V) und
- bei Leistungen zur Teilhabe am Arbeitsleben (§ 275 Abs. 1 Nr. 1 und 2 SGB V)

ein Gutachten des MDK einholen. Allerdings ist Ihre Krankenkasse ebenso dazu verpflichtet, die Plausibilität des Gutachtens zu prüfen. Sie darf nicht einfach darauf verweisen. Im Zweifelsfall sind weitere Begutachtungen notwendig (LSG Hessen, Urteil vom 24.10.2013, Az.: L 8 KR 114/12).[7] Eine Entscheidung des MDK aufgrund der Aktenlage ist nicht ausreichend (LSG Hessen, Urteil vom 18.10.2007, Az.: L 8 KR 228/06).[8] Widersprechen Sie etwaigen Entscheidungen Ihrer Krankenkasse schriftlich und verweisen Sie auf diesen Kontext. Verlangen Sie immer eine Abschrift des MDK-Gutachtens von Ihrer Krankenkasse.

3.3   Was können Sie erhalten?

Basis der ärztlichen Verordnungen bilden

- das SGB V,
- die Heilmittelrichtlinie (Link: ▶ https://www.g-ba.de/downloads/62-492-532/HeilM-RL_2011-05-19_bf.pdf[9]) einschließlich
- des Heilmittelkatlogs (Link: ▶ https://www.g-ba.de/downloads/17-98-3064/HeilM-RL_2011-05-19_Heilmittelkatalog.pdf[10]) sowie
- die Hilfsmittelrichtlinie (Link: ▶ https://www.g-ba.de/downloads/62-492-934/HilfsM-RL_2014-07-17.pdf[11]) in Verbindung mit

---

7   LSG Hessen, Urteil vom 24.10.2013, Az.: L 8 KR 114/12. – Vgl. im Internet: juris GmbH – Juristisches Informationssystem für die Bundesrepublik Deutschland: Hessenrecht. Landesrechtsprechungsdatenbank. Entscheidungen der hessischen Gerichte. Link: ▶ http://www.lareda.hessenrecht.hessen.de/jportal/portal/t/15fg/page/bslaredaprod.psml?pid=Dokumentanzeige&showdoccase=1&js_peid=Trefferliste&documentnumber=1&numberofresults=1&fromdoctodoc=yes&doc.id=JURE130019408&doc.part=L&doc.price=0.0&doc.hl=1#focuspoint, Stand: 05.12.2014.

8   Vgl. im Internet: LSG Hessen, Urteil vom 18.10.2007, Az.: L 8 KR 228/06. Hessisches Landessozialgericht (2015), Link: ▶ http://www.lsg-darmstadt.justiz.hessen.de/irj/LSG_Darmstadt_Internet?rid=HMdJ_15/LSG_Darmstadt_Internet/sub/c1c/c1c60b82-6c20-5a11-aeb6-df197ccf4e69,,,11111111-2222-3333-4444-100000005003%26overview=true.htm, Stand: 08.01.2015.

9   Vgl. im Internet: Gemeinsamer Bundesausschuss (2011a), Heilmittelrichtlinie, Stand: 24.10.2014.

10   Vgl. im Internet: Gemeinsamer Bundesausschuss (2011b), Heilmittelkatalog, Stand: 24.10.2014.

11   Vgl. im Internet: Gemeinsamer Bundesausschuss (2014b), Hilfsmittelrichtlinie, Stand: 22.01.2015.

— dem Hilfsmittelverzeichnis (Link: ▶ https://hilfsmittel.gkv-spit-zenverband.de/home.action).[12]

Im Folgenden verweise ich auf die zentralen Heil- und Hilfsmittel, die ich im Rahmen meiner Brustkrebsbehandlung zusätzlich beantragen musste. In Abhängig Ihrer individuellen Situation können Sie weitere Behandlungen und Maßnahmen zur Unterstützung Ihres Genesungsprozesses erhalten.

3.3.1 Fahrtkostenübernahme und Transportschein

Sowohl für die Fahrten zur ambulanten Chemotherapie als auch zur täglichen Bestrahlung können Sie die Übernahme der Fahrtkosten beantragen (§ 60 Abs. 2 Nr. 4 SGB V). In meinem Fall stellte mir meine behandelnde Onkologin eine Verordnung für die Fahrten zur Chemotherapie mit dem Taxi inklusive einer Begleitperson aus. Gleichfalls erhielt ich von der mich behandelnden Ärztin während der Strahlentherapie das entsprechende Dokument.

Der Antrag auf Übernahme der Fahrtkosten ist von Ihnen direkt an Ihre Krankenkasse zu senden, bevor Sie die Fahrleistungen in Anspruch nehmen. Sofern Ihre Krankenkasse die Übernahme der Fahrtkosten genehmigt, müssen Sie sich auf dem Verordnungsformular Ihre Teilnahme an der jeweiligen Therapie an jedem Behandlungstag von der Arztpraxis bzw. dem Krankenhaus bestätigen lassen. Ebenfalls muss der Taxifahrer auf der Rückseite der Verordnung die erbrachte Leistung bestätigen. In der Regel empfiehlt Ihnen bspw. Ihre Onkologiepraxis geeignete Taxiunternehmen. Zudem wurde in meiner Onkologie vom Praxisteam das Taxi angerufen, sobald die Chemotherapie beendet war.

Meine Krankenkasse genehmigte mir zwar den Transport mit dem Taxi zur Chemotherapie. Allerdings war meine Erleichterung nur von kurzer Dauer. Nach Abschluss der Therapie trat ich bezüglich der Fahrtkostenerstattung an meine Krankenkasse heran und erfuhr eine Ablehnung der Kostenübernahme. Meine gesetzlich zu leistenden Zuzahlungen in Höhe von mindestens € 5,00 und maximal € 10,00 (§ 61 SGB V) würden die mir erstattbaren Fahrtkosten aufgrund der relativ kurzen Fahrtdistanz (einfache Fahrt 12 Kilometer) nicht übersteigen. Wenigstens wurden die mir entstandenen Kosten als geleistete Zuzahlungen angerechnet.

Glück im Unglück: Seit meiner Geburt plagt mich die Reisekrankheit, sodass ich von Beginn der Chemotherapie an auf »private« Taxifahrten auswich. Da meine Chemotherapie jeweils einen ganzen Tag in Anspruch nahm, fuhr mich mein Ehemann um 08:00 Uhr zur Onkologie und holte mich gegen 17:00 Uhr wieder ab. Diese Privatfahr-

---

12 Vgl. im Internet: GKV-Spitzenverband (o.J.), Hilfsmittelverzeichnis, Stand: 25.10.2014.

ten konnte ich als Fahrtkosten im Rahmen geleisteter Zuzahlungen geltend machen (§ 60 Abs. 3 Nr. 4 SGB V i. V. m. § 62 SGB V). Hätte ich mich auf die Zusage meiner Krankenkasse verlassen, hätte ich die ungleich höheren – aus Sicht meiner Krankenkasse nicht erstattbaren Taxikosten – vollständig selbst finanzieren müssen.

Folgende Optionen des Transports stehen Ihnen grundsätzlich gesetzlich in abgestufter Reihenfolge zu:

- Fahrten mit öffentlichen Verkehrsmitteln unter Berücksichtigung sämtlicher Ermäßigungen (§ 60 Abs. 3 Nr. 1 SGB V), falls nicht möglich
- Nutzung eines Taxis oder Mietwagens (§ 60 Abs. 3 Nr. 2 SGB V), falls nicht möglich
- Nutzung eines Krankenwagens oder Rettungsfahrzeuges (§ 60 Abs. 3 Nr. 3 SGB V).
- Alternative: Nutzung des Privat-PKW (§ 60 Abs. 3 Nr. 4 SGB V) und Erstattung von maximal € 0,20/Kilometer, maximal jedoch € 130,00 (§ 5 Abs. 1 Bundesreisekostengesetz (BRKG)[13].

Erwarten Sie jedoch keine zeitnahe Bearbeitung durch Ihre Krankenkasse. Ich reichte am 18. Oktober 2011 die Verordnung bei meiner Krankenkasse ein, begann am 26. Oktober 2011 mit meiner Chemotherapie und erhielt erst am 18. November 2011 die Nachricht meiner Krankenkasse. Zu diesem Zeitpunkt hatte ich die zweite Therapiesitzung bereits hinter mich gebracht.

3.3.2   Obligatorisch für Brustkrebspatienten: Die Lymphdrainage

Wurden Ihnen Lymphknoten entfernt und/oder (teilweise) die Brust amputiert, haben Sie einen Anspruch auf Lymphdrainagen bzw. Wärme- und Kältetherapien oder Kompressionsbehandlungen. Nach § 18 Abs. 2 Nr. 7 HeilM-RL[14] können Sie eine Lymphdrainage erhalten. Ihr behandelnder Arzt kann Ihnen bis zu zehn Einheiten je Rezept, insgesamt aber nur 50 Behandlungen verschreiben. Sofern diese 50 Einheiten bereits ausgeschöpft sind, wenden Sie sich an einen anderen Arzt. So können auch Gynäkologen oder ein Sie behandelndes Brustzentrum Lymphdrainagen verordnen. Allerdings muss der Arzt die Notwendigkeit in der Verordnung über die 50 Einheiten hinaus explizit separat begründen (§ 8 Abs. 1 HeilM-RL). Vor Beginn der neuen Behandlung müssen Sie die Verordnung Ihrer Krankenkasse zur Genehmigung vorlegen. Bis zur Entscheidung übernimmt Ihre Krankenkasse die Behandlungskosten, auch wenn die Therapie durch

---

13   BRKG (Bundesreisekostengesetz): Ausfertigungsdatum: 26.05.2005. Bundesreisekostengesetz vom 26.05.2005 (BGBl. I S. 1418), das zuletzt durch Artikel 3 des Gesetzes vom 20.02.2013 (BGBl. I S. 285) geändert worden ist.

14   Vgl. ebenfalls im Internet: Gemeinsamer Bundesausschuss (2011), Heilmittelkatalog (2011), S. 24.

Ihre Krankenversicherung im Verlauf abgelehnt wird (§ 8 Abs. 4 HeilM-RL).

Beginnend mit dem Datum der Verordnung müssen Sie innerhalb von 14 Tagen die erste Lymphdrainage erhalten, da das Rezept andernfalls sein Gültigkeit verliert (§ 15 Abs. 1 und 2 HeilM-RL). In der Realität werden Sie mit dem Problem konfrontiert, dass Ihnen Physiotherapeuten mitunter erst nach drei bis vier Wochen Termine geben können. Ich vereinbarte immer zuerst die Termine in der Physiotherapie und ließ mir anschließend das Rezept ausstellen. Müssen Sie die Behandlung länger als 14 Tage unterbrechen (bspw. aufgrund eines Krankenhausaufenthaltes oder einer Reha), benötigen Sie eine neue Verordnung (§ 16 Abs. 3 Satz 1 HeilM-RL).

Für jede Verordnung sind von Ihnen € 10,00 Rezeptgebühr und maximal 10 % Eigenanteil für die Behandlungen selbst direkt in der Physiotherapie zu zahlen (§ 61 SGB V). So müssen Sie mit ca. € 18,00 Kosten (Stand 2014) kalkulieren. Lassen Sie sich diese Zuzahlungen für die Steuererklärung und ggf. für die Beantragung der Zuzahlungsbefreiung durch Ihre Krankenkasse quittieren.

Hinweis: Ggf. können Sie auch eine Kombination zwischen Lymphdrainage, Übungen für zu Hause (Hilfe zur Selbsthilfe) und einer klassischen Massage mit Ihren Therapeuten vereinbaren.

3.3.3 Einzelfallprüfung am Beispiel Gentest

Spätestens mit dem Bekenntnis von Angelina Jolie in 2013 zur genetischen Veranlagung von Brustkrebs rückte diese Problematik in den Blickwinkel der breiten Öffentlichkeit. Als meine Diagnose Ende 2011 stand, wurde ich durch meinen Cousin in Tübingen auf den Gentest aufmerksam gemacht. Neben der Frage nach dem »Warum?« konnte das Ergebnis meine weitere Behandlung, bspw. im vorbeugenden Entfernen der zweiten Brust oder der Eierstöcke, maßgeblich beeinflussen. Darüber hinaus würde ich bei einem positiven Test mit 50 %iger Wahrscheinlichkeit den Gendefekt an meine Kinder weitergeben. Letztendlich wurde auch die Krebsfrüherkennung weiblicher Verwandter, bspw. Mutter und Geschwister, beeinflusst. Über das BRCA-Netzwerk finden Sie Einrichtungen in Deutschland, die diesen Gentest durchführen (Link: ▶ http://www.brca-netzwerk.de/interaktive-karte.html).[15]

Ich erhielt eine Überweisung von meiner behandelnden OÄ für den Gentest. Am 18. November 2011 setzte ich mich telefonisch mit dem Institut für Humangenetik des Universitätsklinikums Leipzig in Verbindung. Auf schriftliche Anfrage des Instituts lehnte meine Krankenkasse die Kostenübernahme zunächst ab und forderte eine medizinische Stellungnahme an. Für mich und alle medizinisch Be-

---

15 Vgl. im Internet: BRCA-Netzwerk e.V. (o.J.), Interaktive Karte BK-Zentren, Stand: 27.10.2014.

teiligten völlig unverständlich widersprach ich der Entscheidung. Gleichzeitig erkundigte ich mich telefonisch bei der Ärztekammer des Landes Sachsen[16] über die Kostenhöhe, falls ich den Test selbst finanzieren würde. Mir wurde mitgeteilt, dass die Honorierung als Privatleistung frei aushandelbar wäre »… wie auf einem Basar!«, die Uniklinik von der Krankenkasse im Falle einer Kostenübernahme lediglich € 1.800,00 erstattet bekommen würde. Gemäß Siedenburg bewegen sich die tatsächlichen Kosten für einen Gentest zwischen € 3.600,00 und € 5.000,00.[17] Nach mehrmaliger telefonischer Intervention bis zur Beschwerde beim zuständigen Teamleiter meiner Krankenkasse erhielt ich am 22. Dezember 2011 die Kostenzusage. Am 19. Januar 2012 erfolgte die Blutabnahme. Nach verschiedenen Terminen mit Psychologen und Gynäkologen wurde mir am 28. März 2012 das negative Testergebnis mitgeteilt.

Nach § 11 Abs. 1 Nr. 2 SGB V haben Sie als Versicherte einen Rechtsanspruch auf Leistungen zur Verhütung bzw. Verschlimmerung von Krankheiten. Allerdings muss Ihre Krankenkasse das Wirtschaftlichkeitsgebot nach § 12 SGB V beachten. § 12 Abs. 1 Satz 2 SGB V sagt hierzu:

»   Leistungen, die nicht notwendig oder unwirtschaftlich sind, können Versicherte nicht beanspruchen, dürfen die Leistungserbringer nicht bewirken und die Krankenkassen nicht bewilligen.

Hieraus entsteht Ihrer Krankenkasse immer ein Ermessensspielraum. Im Zweifelsfall – und sofern medizinisch und zeitlich unabdingbar – müssen Sie notwendige Behandlungskosten zunächst selbst tragen.

Ihre Krankenkasse kann Ihnen anstelle der Bewilligung des Gentests auch die Ihnen entstandenen Kosten erstatten. Innerhalb von drei Wochen, ggf. unter Hinzuziehung des MDK, innerhalb von fünf Wochen nach dem Antragseingang muss Ihre Krankenkasse über eine Kostenerstattung entscheiden (§ 13 Abs. 3a SGB V). Sofern Ihnen Ihre Krankenkasse eine notwendige Leistung zu Unrecht ablehnt bzw. nicht rechtzeitig entscheidet, muss Ihnen Ihre Krankenkasse die Ihnen entstandenen Kosten in voller Höhe erstatten (§ 13 Abs. 3 SGB V). Allerdings tragen Sie als Versicherungsnehmerin bis zur letztendlichen ggf. juristischen Klärung das Risiko, die von Ihnen verauslagten Kosten nicht erstattet zu bekommen.

Bei Ablehnung der Kostenübernahme stimmen Sie sich mit Ihren behandelnden Ärzten über die medizinische Notwendigkeit und den Zeitrahmen ab, bevor Sie in Widerspruch gehen bzw. die Kosten selbst übernehmen.

---

16   Sie erreichen die Sächsische Landesärztekammer unter Telefon: 0351 8267 0, Homepage: ▶ http://www.slaek.de/de/06/kontakt.php. – Vgl. im Internet: Sächsische Landesärztekammer (2014), Kontakt, Stand: 06.12.2014.

17   Vgl. Siedenburg (2014), S. 52.

Bei dringend notwendigen Untersuchungen leistet auch der Verein »mamazone – Frauen und Forschung gegen Brustkrebs e.V.« Hilfe.[18] Kontaktieren Sie den Verein unter Telefon: 0821 5213 144, Max-Hempel-Straße 3, 86153 Augsburg, E-Mail: info@mamazone.de.

Da mein Tumor eng an der Brustwand anlag, ist regelmäßig ein spezielles Mamma-MRT erforderlich, um die Thoraxwand zu untersuchen. Auch in diesem Fall muss ich immer wieder einen Antrag auf Einzelfallprüfung stellen, teilweise mit Widerspruch oder juristischen Schritten die Kostenübernahme durch meine Krankenkasse erkämpfen.

3.3.4 Perücke, Brustepithese, Spezial-BH, Schwimmanzug

§ 2 HilfsM-RL i. V. m. § 3 Abs. 1 HilfsM-RL eröffnet Ihnen einen grundsätzlichen Anspruch auf Hilfsmittel, bspw. Körperersatzstücke (§ 2 HilfsM-RL), um

» … eine Behinderung bei der Befriedigung von Grundbedürfnissen des täglichen Lebens auszugleichen … (§ 3 Abs. 1 HilfsM-RL)

Im Rahmen meines Krankheitsverlaufs erhielt ich bisher folgende Hilfsmittel:
- eine Perücke,
- eine Erstversorgung nach der Brust-OP,
- eine Brustepithese,
- zwei Spezial-BH,
- einen Prothesenbadeanzug,
- eine Schwimmepithese.

Je nach Behandlungsnotwendigkeit können Sie weitere Heil- und Hilfsmittel beantragen. Fragen Sie Ihren Arzt oder das Sanitätshaus Ihres Vertrauens.

In der Regel wird Ihnen für jedes der oben angeführten Hilfsmittel nur ein Festbetragszuschuss von Ihrer Krankenkasse bewilligt (§ 12 Abs. 2 i. V. m. §§ 35 und 36 SGB V). Den Differenzbetrag zu den tatsächlichen Kosten bzw. dem tatsächlichen Kaufpreis müssen Sie selbst finanzieren. Der Zuschuss Ihrer Krankenkasse ändert sich jährlich und variiert von Krankenkasse zu Krankenkasse. Bspw. erhielt ich für meine Perücke von meiner Krankenkasse einen Zuschuss von € 179,00. Die tatsächlichen Kosten beliefen sich auf € 349,00, sodass ich € 170,00 selbst finanzieren musste. Allerdings können die Kosten

---

18 Vgl. im Internet: mamazone – Frauen und Forschung gegen Brustkrebs e.V. (o.J.a), Aktuelles, Link: ▶ http://www.mamazone.de, Stand: 28.10.2014 oder vgl. Goldmann-Posch u. Martin (2012), S. 265.

für Zweithaar problemlos im vierstelligen Bereich liegen, falls Sie sich bspw. für eine Echthaarperücke entscheiden.

Weiterhin legt das Hilfsmittelverzeichnis auch fest, in welchem zeitlichen Intervall Sie einen erneuten Zuschuss bei Ihrer Krankenkasse beantragen können. Bspw. erhalten Sie den Zuschuss für einen Prothesenbadeanzug (Gruppennummer 24) nur aller drei Jahre.

Innerhalb von einem Jahr stehen Ihnen lediglich zwei spezielle BH zu. Praktisch ist dies ein Witz. Ich stellte deshalb den Antrag bei meiner Krankenkasse auf Verordnung außerhalb des Regelfalls, um mir aus hygienischen Gründen (§ 6 Abs. 8 Satz 1 HilfsM-RL) zwei weitere BH zu bewilligen. Mir wurde dies abgelehnt. Sowohl ein Widerspruch als auch eine erneute Stellungnahme meiner behandelnden Ärzte führten zu keiner anderen Entscheidung. Mir stand der Weg vor das Sozialgericht offen. Aufgrund des Streitwertes von insgesamt € 70,00 (Zuschuss je BH von € 35,00) sah ich von diesem Schritt nach Abwägung des Nervenkrieges ab.

3.3.5 Weitere Maßnahmen

Neben den Akutmaßnahmen der Erstversorgung können Sie Krankengymnastik erhalten, Selbsthilfegruppen aufsuchen, an psychoonkologischen Einzel- und Gruppentherapien teilnehmen. Die Krankenkassen fördern explizit die Selbsthilfe (§ 20c SGB V).

Über ► http://www.nakos.de[19] oder über ► http://www.krebshilfe.de/wir-helfen/linkliste0/linkliste-krebs-selbsthilfe0.html?L=0[20] können Sie einen Überblick über bundesweite Selbsthilfegruppen erhalten. Auch die Deutsche Arbeitsgemeinschaft für psychosoziale Onkologie e.V. (► http://www.dapo-ev.de) kann eine Auskunftsstelle für Sie sein.[21]

Voraussetzung ist wiederum eine Beantragung und Genehmigung durch Ihre Krankenkasse. Allerdings betragen die Wartezeiten bspw. bei psychoonkologischen Einzeltherapien bis zu sechs Monaten. Auch wenn Sie einen Rechtsanspruch auf eine medizinische Versorgung haben und Ihre Krankenkasse Sie bei der Suche nach geeigneten Therapeuten zu unterstützen hat, gelingt dies in der Praxis eher selten. So ist auch hier Ihre Eigeninitiative gefragt. Im Zweifelsfall berufen Sie sich wiederum auf § 13 SGB V, der eine Einzelfallentscheidung aufgrund der Unterversorgung mit Psycho-

---

19   Vgl. im Internet: NAKOS (Nationale Kontakt- und Informationsstelle zur Anregung und Unterstützung von Selbsthilfegruppen) (2014), Home, Stand: 29.08.2014.

20   Vgl. im Internet: Deutsche Krebshilfe e.V. (o.J.b), Krebs-Selbsthilfe, Stand: 29.08.2014.

21   Vgl. im Internet: Deutsche Arbeitsgemeinschaft für psychosoziale Onkologie e.V. (o.J.), Startseite, Stand: 28.10.2014.

onkologen am Markt rechtfertigen kann (vgl. auch BSG, Vergleich vom 21.05.1997, Az.: 5 RKa 15/97).[22]

3.4   Widerspruch einlegen

Grundsätzlich können Sie jedem Bescheid Ihrer Krankenkasse innerhalb einer Frist von einem Monat schriftlich oder persönlich widersprechen (§ 62 SGB X[23] i. V. m. § 84 Abs. 1 SGG (Sozialgerichtsgesetz)[24]). Allerdings muss Sie Ihre Krankenkasse nicht explizit auf Ihr Widerspruchsrecht verweisen.

Sie müssen Ihren Widerspruch zunächst nicht begründen, sondern können diese nachreichen. Die Anführung von Gründen erleichtert in der Praxis allerdings die Durchsetzung Ihres Widerspruchs. Lassen Sie sich ggf. von Sozialberatern oder Ihrem Arzt unterstützen. Bspw. können Sie auch auf einer persönlichen Begutachtung durch den MDK bestehen. Bei einer erneuten Ablehnung durch Ihre Krankenkasse steht Ihnen der Weg zum Sozialgericht offen. Sofern Sie eine lebensnotwendige Therapie benötigen, muss Ihre Krankenkasse bis zur endgültigen Gerichtsentscheidung die Kosten übernehmen (SG Stuttgart, Beschluss vom 05.02.2010, Az.: S 8 KR 7849/09 ER).[25]

Wichtig für Sie zu wissen: Das Hilfsmittelverzeichnis hat nach einem Urteil des BSG vom 03. August 2006 (Az.: B 3 KR 25/05 R)[26] keine rechtlich bindende Wirkung, sondern ist lediglich eine Verwaltungsvorschrift. Hilfsmittel können deshalb auch außerhalb dieses Katalogs bewilligt werden. Eine Ablehnung der Kostenübernahme kann nicht mit Verweis auf das Hilfsmittelverzeichnis begründet werden.

Gemäß § 24 SGB X haben Sie darüber hinaus das Recht, einen persönlichen Gesprächstermin zu vereinbaren. Verlangen Sie einen Termin mit der Geschäftsstellenleitung der Krankenkasse und nicht

---

22 Vgl. im Internet: BSG, Vergleich vom 21.05.1997, Az.: 5 RKa 15/97, Beckröge, R. (o.J.), Kostenerstattung der gesetzlichen Krankenkassen, Link: ► http://www. uni-bayreuth.de/studienberatung/Psychologische_Beratung/download/kostenerstattung_f__r_therapie_durch_gesetztliche_krankenkassen.pdf, Stand: 01.01.2015.

23 SGB X (Sozialgesetzbuch X – Sozialverwaltungsverfahren und Sozialdatenschutz): Ausfertigungsdatum: 18.08.1980. Das Zehnte Buch Sozialgesetzbuch – Sozialverwaltungsverfahren und Sozialdatenschutz – in der Fassung der Bekanntmachung vom 18.01.2001 (BGBl. I S. 130), das zuletzt durch Artikel 10 des Gesetzes vom 11.08.2014 (BGBl. I S. 1348) geändert worden ist.

24 SGG (Sozialgerichtsgesetz): Ausfertigungsdatum: 03.09.1953. Sozialgerichtsgesetz in der Fassung der Bekanntmachung vom 23.09.1975 (BGBl. I S. 2535), das zuletzt durch Artikel 2 des Gesetzes vom 10.12.2014 (BGBl. I S. 2187) geändert worden ist.

25 Vgl. im Internet: Justizministerium Baden-Württemberg (o.J.), Link: ► http://lrbw.juris.de/cgi-bin/laender_rechtsprechung/document.py?Gericht=bw&nr=12628, Stand: 01.01.2015.

26 Vgl. ausführlich BSG, Urteil vom 03.08.2006, Az.: B 3 KR 25/05 R, in: NZS, 16. Jg. (2007), Heft 7, S. 370 – 372.

nur mit Ihrem Sachbearbeiter sowie eine Einsichtnahme in Ihre Patientenakte.

3.5   Leistungsvergleich Ihrer Krankenkasse und Wechsel

Prüfen und vergleichen Sie die Leistungen Ihrer Krankenkasse mit denen anderer. Bspw. bieten einige Krankenversicherungen Ihren Brustkrebspatientinnen die Teilnahme an einem speziellen Disease-Management-Programm (DMP) an.[27] Hier sind bspw. bestimmte Untersuchungen bereits eingeplant, die Sie andernfalls erst beantragen müssen. Fragen Sie einfach bei Ihrer Krankenkasse an.

Sie können Ihre Krankenkasse nach Ablauf von 18 Monaten Mitgliedschaft (§ 175 SGB V) jederzeit wechseln. Gesetzliche Krankenkassen sind dazu verpflichtet, Sie als neue Versicherungsnehmerin aufzunehmen (§ 175 Abs. 1 SGB V). Die Kündigung muss in Schriftform erfolgen. Fordern Sie eine Kündigungsbestätigung nach § 175 Abs. 4 Satz 3 und 4 SGB V von Ihrer bisherigen Krankenversicherung an. Wie eine derartige Bestätigung aussehen kann, finden Sie beispielhaft unter: ▶ http://www.sv-lex.de/fileadmin/_temp_/SV_Portal/Formulare/kuenkk2.pdf.[28] Beachten Sie auch die Ausführungen in Kapitel »Was bedeutet die Aussteuerung für die Sozialversicherung?« (▶ Abschn. 11.10).

3.6   Einige Worte zu individuellen Gesundheitsleistungen (IGeL)

Ich bin Realist und akzeptiere die Entwicklungen erst, nachdem ich Sie in meinem Innersten verstanden habe und nachvollziehen kann. Allmählich begriff ich die Bedeutung der systemischen Erkrankung des Krebses. Anfangs nur ablehnend suchte ich im Verlaufe meiner Therapie nach komplementären Optionen zur Unterstützung meiner Heilung. Die Medien, das Internet, der Büchermarkt leben von der Krebsangst. Von Yoga, über PMR nach Jacobsen bis zur Meditation, von der Ernährungsumstellung, über einseitige Ernährungspläne bis zum dauerhaften Verzicht auf bestimmte Nahrungsmittel, vom Saunaverzicht bis zum Wiederentdecken angenehmer Wellnessbehandlungen probierte ich diverse Optionen aus, las mich ein, verwarf Anwendungen wieder.

Letztendlich müssen Sie für sich herausfinden, was Ihnen gut tut, in Ihren Alltag passt, finanziell für Sie vertretbar ist.

---

27   Vgl. Goldmann-Posch u. Martin (2012), S. 24–25.
28   Vgl. im Internet: MBO Verlag (2007). Kündigungsbestätigung, Link. ▶ http://www.sv-lex.de/fileadmin/_temp_/SV_Portal/Formulare/kuenkk2.pdf, Stand: 25.08.2014.

Nach intensivem Belesen, Empfehlungen von Krebspatienten im Freundes- und Bekanntenkreis, ließ ich mich erstmals am 16. August 2012 »nadeln«. Ausgehend von einer umfassenden Erstanamnese und Aufklärung gehe ich seitdem regelmäßig zur Akupunktur. Hierfür wählte ich eine meiner onkologischen Praxis angeschlossene Ärztin für integrative Medizin aus. Selbst während einer Herceptingabe oder einer Infusion mit chemotherapeutischen Medikamenten war eine Akupunktur parallel möglich, sodass mir kein weiterer Zeitaufwand entstand.

Einige gesetzliche Krankenkassen übernehmen die Akupunktur in bestimmten Fällen, häufig bei Migräne. Meist stellt die Akupunktur eine individuelle Gesundheitsleistung (IGeL) dar und muss in der Regel von Ihnen selbst getragen werden. Trotzdem stellte ich einen Antrag auf Kostenübernahme bei meiner Krankenkasse. Am 04. Dezember 2012 erhielt ich eine Ablehnung.

Aufgrund der generellen Begrenzung und Subsidiarität aller Ansprüche der gesetzlichen Krankenversicherung auf das Notwendigste (§§ 12, 27, 28 SGB V) sowie einer fehlenden Vertragsindikation gemäß Nr. 12 der Anlage I »Richtlinie zu Untersuchungs- und Behandlungsmethoden der vertragsärztlichen Versorgung«[29] übernahm meine Krankenkasse die Kosten nicht. Auch eine Ausnahme nach der Rechtsprechung war nicht möglich, da alternative Behandlungsmöglichkeiten (Reha-Sport, Mamma-Gymnastik, Entspannungsübungen) zur Verfügung standen.

Allerdings können Sie diese Kosten, bspw. für die Akupunktur, in Ihrer Steuererklärung als außergewöhnliche Belastungen anführen (§ 33 EStG). Hierfür müssen Sie die Belege im Original dem Finanzamt zur Verfügung stellen. Ebenfalls können Sie sich derartige Behandlungen in Ihrem Bonusheft gegenüber Ihrer Krankenkasse honorieren lassen. Ich muss hier lediglich die Rechnungskopien der Akupunktur beifügen.

Speziell für steuerpflichtige Krebspatienten mit einer nur noch begrenzten Lebenserwartung urteilte der BFH (BFH, Urteil vom 02.09.2010, Az.: VI R 11/09),[30] dass sämtliche – auch alternative Behandlungen – nach § 33 EStG abgesetzt werden können. Einzige Voraussetzung: Die Behandlung muss mindestens von einem Heilpraktiker durchgeführt werden.

Sofern Sie eine private Krankenzusatzversicherung abgeschlossen haben, übernimmt diese ggf. die Kosten einer individuellen Behandlung. Prüfen Sie hier Ihre Versicherungsbedingungen, fragen Sie bei Ihrem Versicherungsmakler oder der Versicherung direkt an. In mei-

---

29 Vgl. im Internet: Gemeinsamer Bundesausschuss (2014c), Richtlinie: Methoden vertragsärztliche Versorgung des Gemeinsamen Bundesausschusses zu Untersuchungs-und Behandlungsmethoden der vertragsärztlichen Versorgung, Link: ▶ https://www.g-ba.de/informationen/richtlinien/7/, Stand: 01.01.2015.

30 Vgl. BFH, Urteil vom 02.09.2010, Az.: VI R 11/09, in: NJW, 64. Jg. (2011), Heft 10, S. 702.

nem Fall hätte meine private Krankenzusatzversicherung nur dann die Kosten der Akupunktur übernommen, sofern ich einen Heilpraktiker konsultiert hätte. Bei einem niedergelassenen Arzt war eine Kostenbeteiligung ausgeschlossen.

3.7 Zuzahlungsbefreiung – auch vor Erreichen der Belastungsgrenze

Nach § 61 SGB V müssen Sie grundsätzlich 10 % der Kosten je Gesundheitsleistung zuzahlen, mindestens € 5,00 und maximal € 10,00. Für Hilfsmittel sind weiterhin zusätzlich € 10,00 Rezeptgebühren zu leisten. Diese zusätzlichen Belastungen sind aber auf 2 % bzw. auf 1 % des jährlichen Bruttoeinkommens bei chronisch[31] Kranken beschränkt (§ 62 Abs. 1 SGB V). Als Brustkrebspatientin sind sie chronisch krank. Gleiches gilt, falls Sie an einem DMP für Brustkrebspatientinnen Ihrer Krankenkasse teilnehmen. Auch hier beträgt die Belastungsgrenze 1 % der Bruttoeinnahmen Ihres Haushaltes. D. h., auch Ihr Ehepartner/Lebenspartner[32] fällt unter diese 1 %-Regelung, selbst wenn dieser nicht chronisch erkrankt ist (§ 62 Abs. 2 SGB V). Stellen Sie mit Diagnose bereits den Antrag auf Zuzahlungsbefreiung bei Ihrer Krankenkasse. Bei einer Bewilligung gilt diese für das restliche Kalenderjahr. In Abhängigkeit von der Krankenkasse muss der Antrag im Folgejahr neu gestellt werden bzw. die Krankenkasse prüft erneut die Belastungsgrenzen.

Für die Beantragung rufen Sie bspw. bei Ihrer Krankenkasse an oder senden dieser eine E-Mail zwecks Übersendung des Antragsformulars. Neben dem Antrag müssen Sie sämtliche bereits geleisteten Zuzahlungen belegen, gleichfalls Einkommensnachweise und den letzten Einkommensteuerbescheid von sich selbst und Ihrem Ehepartner beifügen. Je nach Situation ist der Antrag um Kindergeldnachweise, ALG-I-Bescheid, ALG-II-Bescheide etc. zu ergänzen.

Auf Basis dieses Antrages berechnet Ihre Krankenkasse Ihre individuelle Belastungsgrenze. Sofern Sie von der Zuzahlung befreit werden, erhalten Sie eine entsprechende Bescheinigung (§ 62 Abs. 3

---

31 Als chronisch krank gelten Sie, sofern Ihnen die Pflegestufe II oder III bzw. ein Schwerbehindertengrad von mindestens 60 % zuerkannt wurde und Sie länger als ein Jahr mindestens quartalsweise behandelt wurden. – Vgl. im Internet: Gemeinsamer Bundesausschuss (2008), § 2 Abs. 2 Chroniker-Richtlinie, Link: ▶ https://www.g-ba.de/downloads/62-492-278/Chr-RL_2008-06-19.pdf, Stand: 07.12.2014.

32 Kinder unter 18 Jahren sind grundsätzlich von der Zuzahlung befreit. Sie müssen lediglich für notwendige Fahrtkosten Zuzahlungen leisten. – Vgl. bspw. im Internet: Bundesministerium für Gesundheit (2013), Informationsblatt zu den Zuzahlungsregelungen der Gesetzlichen Krankenversicherung, Link: ▶ http://www.bmg.bund.de/fileadmin/dateien/Downloads/A/Arzneimittelversorgung/Zuzahlungen/Infoblatt_Zuzahlungen_Arzneimittel.pdf, S. 9, Stand: 22.10.2014.

SGB V), die Sie bei Ihren Ärzten, im Krankenhaus, in der Apotheke etc. vorlegen können.

Selbst wenn Ihnen die Zuzahlungsbefreiung abgelehnt wird, bewahren Sie die Zuzahlungsnachweise für die Steuererklärung auf. Eventuell verändert sich auch Ihre Einkommenssituation, sodass Sie erneut einen Antrag auf Zuzahlungsbefreiung bei Ihrer Krankenkasse stellen können.

Erhalten Sie ALG II nach SGB II, wird Ihre Belastungsgrenze auf Basis des Regelbedarfs nach § 20 Abs. 2 SGB II ermittelt. Der Regelbedarf beträgt (Stand: 2015) bspw. für eine Alleinstehende € 399,00 und bildet die Basis für die Ermittlung der Belastungsgrenze.

Für Bezieher von Sozialhilfe nach SGB XII[33] wurde die Zuzahlung (Stand: 2015)[34] auf € 95,76 bzw. € 47,88 für chronisch kranke Sozialhilfeempfänger je Kalenderjahr begrenzt (§ 62 Abs. 2 Satz 4 Nr. 1 und 2 SGB V).

Berücksichtigen Sie, dass neben Ihrem Bruttoeinkommen aus Ihrem Arbeitsentgelt, Ihren Renten oder Einkünften aus selbständiger Tätigkeit auch

- Einkünfte aus Kapitalvermögen (bspw. Zinsen und Dividenden),
- Einkünfte aus Vermietung und Verpachtung sowie
- Hilfen zum Lebensunterhalt nach dem Bundessozialhilfegesetz

bei der Ermittlung Ihrer individuellen Belastungsgrenze durch die Krankenkassen hinzugerechnet werden (§ 62 SGB V i. V. m. § 18 SGB IV).[35] Nicht berücksichtigt werden bspw. das Kindergeld oder Grundrenten nach dem Bundesversorgungsgesetz.

Für Familien und Lebensgemeinschaften sowie ggf. zugehörige Kinder gelten zudem bestimmte Freibeträge (§ 62 Abs. 2 SGB V). Viele Krankenkassen bieten mittlerweile auf Ihren Internetseiten Rechenprogramme an, mit deren Hilfe Sie Ihre individuelle Belastungsgrenze ermitteln können. Häufig können Sie Ihre eingegebenen Daten auch online speichern und müssen Ihrer Krankenkasse nur noch die Zuzahlungsbelege übersenden, um eine Befreiung zu prüfen.

Alternativ können Sie bereits vor dem Erreichen der Belastungsgrenze einen Antrag bei Ihrer Krankenkasse auf Befreiung stellen, bspw. falls Sie bereits in den ersten beiden Monaten des Kalenderjahres Zuzahlungen leisteten, die fast Ihre Belastungsgrenze erreichen. In diesem Fall können Sie die insgesamt von Ihnen zu leistende Zuzah-

---

33 SGB XII (Sozialgesetzbuch XII – Sozialhilfe): Ausfertigungsdatum: 27.12.2003. Das Zwölfte Buch Sozialgesetzbuch – Sozialhilfe – (Artikel 1 des Gesetzes vom 27.12.2003, BGBl. I S. 3022, 3023), das zuletzt durch Artikel 9 des Gesetzes vom 21.07.2014 (BGBl. I S. 1133) geändert worden ist.

34 Vgl. im Internet: beta Institut gemeinnützige GmbH (2015), Zuzahlungsbefreiung Krankenversicherung. Link: ▸ http://www.betanet.de/betanet/soziales_recht/Zuzahlungsbefreiung-Krankenversicherung-675.html, Stand: 16.01.2015.

35 Basis bildet das Durchschnittsentgelt der gesetzlichen Rentenversicherung des letzten Kalenderjahres (§ 18 SGB IV).

lung bei Ihrer Krankenkasse im Voraus einzahlen und erhalten eine Zuzahlungsbefreiung für das gesamte Kalenderjahr. Sofern Ihnen eine vollständige Zahlung des Eigenanteils im Voraus nicht möglich ist, können Sie mit Ihrer Krankenversicherung auch eine Ratenzahlung vereinbaren.[36] Nehmen Sie Kontakt mit Ihrer Krankenkasse auf. Sie wird Ihnen die notwendigen Anträge zur Verfügung stellen.

Von den Zuzahlungen zu unterscheiden ist der zu leistende Eigenbeitrag, der den Zuschuss der Krankenkassen, bspw. bei der Anschaffung eines Epithesen-BH, übersteigt. Der Gesetzgeber geht davon aus, dass Sie sich bspw. einen BH auch als gesunde Versicherungsnehmerin im Rahmen des normalen Bedarfs kaufen müssen. Ihr Eigenbeitrag entspricht dem vom Gesetzgeber unterstellten Kaufpreis für einen BH. Der Zuschuss Ihrer Krankenkasse soll lediglich den Mehraufwand für die BH-Taschen zum Einlegen Ihrer Brustepithesen abdecken. Diesen Mehraufwand hätten Sie als gesunde Versicherungsnehmerin nicht. Allerdings deckelt der Gesetzgeber den Zuschuss der Krankenkasse auf einen Festbetrag, im gewählten Beispiel € 35,00 (Stand: 2014). Der Kaufpreis des Spezial-BH betrug € 89,00. Mein Eigenanteil betrug € 54,00. Ob ich freiwillig privat in dieser Höhe einen BH gekauft hätte, lasse ich offen. Allerdings gab es in meinem Fall mit Größe 70A lediglich zwei Modelle zur Auswahl. Die andere Variante hätte einen noch höheren Eigenanteil von mir erfordert. Schmale Personen gehören noch nicht in die Zielgruppe einschlägiger Produzenten.

3.8   Steuerliche Berücksichtigung geleisteter Zahlungen

IGeL-Ausgaben können Sie als außergewöhnliche Belastungen nach § 33 EStG geltend machen. Geleistete Zuzahlungen für Medikamente, Heil- und Hilfsmittel etc. können Sie ebenfalls von der Steuer absetzen (§ 33 EStG). Gleiches gilt für Eigenanteile für Hilfs-und Heilmittel, Medikamente etc. (§ 33 EStG), sobald Ihre zumutbare Eigenbelastung überschritten ist (§ 33 Abs. 3 EStG). Allerdings ist von Ihnen die »Zwangsläufigkeit von Aufwendungen im Krankheitsfall« durch entsprechende Nachweise zu belegen, bspw. durch Verordnungen durch Ihren Arzt oder Heilpraktiker, Quittungen von Zuzahlungsbelegen oder ärztliche Atteste für eine Kur (§ 64 Abs. 1 EStDV (Einkommensteuer – Durchführungsverordnung)[37]). Die jeweiligen Institutionen müssen Ihnen für steuerliche Zwecke entsprechende Nachweise ausstellen (§ 64 Abs. 2 EStDV).

---

36 Vgl. Delbrück (2009), S. 201.
37 EStDV (Einkommensteuer-Durchführungsverordnung 1955): Ausfertigungsdatum: 21.12.1955. Einkommensteuer-Durchführungsverordnung in der Fassung der Bekanntmachung vom 10.05.2000 (BGBl. I S. 717), die durch Artikel 3 der Verordnung vom 22.12.2014 (BGBl. I S. 2392) geändert worden ist.

3.9 Bonusheft

Gemäß § 65a SGB V i. V. m. § 53 SGB V können Krankenkassen Ihnen als Versicherungsnehmerin bestimmte Bonusleistungen für Ihr gesundheitsbewusstes Verhalten gewähren. Auch als Krebspatientin können Sie an den Bonusprogrammen Ihrer Krankenkasse weiterhin teilnehmen und sich Ihre »Bemühungen« honorieren lassen. Dies gilt bspw. für den Hautkrebscheck, Zahnreinigung, Kontrolluntersuchungen beim Zahnarzt, Mitgliedschaften im Sportverein.

Egal ob krank oder gesund müssen Sie einen erhaltenen Bonus in Ihrer Steuererklärung angeben. Aus Sicht des Finanzamtes handelt es sich bei Bonuszahlungen um Beitragsrückerstattungen Ihrer Krankenkasse. Sobald Sie als Versicherungsnehmerin Ihre Beiträge in Kranken-, Pflege- und Rentenversicherung als Sonderausgaben geltend machen, mindern Sie Ihr zu versteuerndes Einkommen (§ 10 EStG). Demzufolge müssen Sie Beitragsrückerstattungen Ihrer Krankenkasse in Form bspw. von Bonuszahlungen in der Steuererklärung wiederum angeben. Diese Beitragsrückerstattungen werden Ihrem zu versteuernden Einkommen wieder hinzugerechnet und versteuert. Ihre Krankenkasse sendet Ihnen hierzu in der Regel im ersten Quartal des Folgejahres eine Bescheinigung für die Steuererklärung zu, meldet diese Erstattung aber auch dem Finanzamt (gemäß Bürgerentlastungsgesetz, Artikel 1)[38].

3.10 Fazit: Basisabsicherung mit Eigenbeteiligung

Ausgangspunkt jedes Heil- und Hilfsmittels ist die Verordnung durch Ihren behandelnden Arzt basierend auf dem SGB V sowie der Heil- und Hilfsmittelrichtlinien. Auf Ihren Antrag hin trifft Ihre Krankenkasse Einzelfallentscheidungen meist unter Einbeziehung des MDK. Der Entscheidung Ihrer Krankenversicherung können Sie innerhalb eines Monats widersprechen. Sie leisten maximal € 10,00 Zuzahlung für jedes Heil- und Hilfsmittel, die Fahrtkosten sowie eine Rezeptgebühr von € 10,00 für ein Hilfsmittel. Ihre Krankenkasse trägt nur einen bestimmten Festbetrag. Weitere Kosten sind von Ihnen als Eigenbeitrag zu leisten. Auf Antrag können Sie sich von der Zuzahlung bei Ihrer Krankenkasse befreien lassen. Sowohl die von Ihnen geleisteten Zuzahlungen als auch aus eigenen Mitteln finanzierte erforderliche Behandlungen sind als außergewöhnliche Belastungen von der Steuer absetzbar. Demgegenüber erhaltene Bonuszahlungen erhöhen Ihr zu versteuerndes Einkommen.

---

38 Vgl. Bürgerentlastungsgesetz (2009) (Gesetz zur verbesserten steuerlichen Berücksichtigung von Vorsorgeaufwendungen – Bürgerentlastungsgesetz Krankenversicherung 2009): Ausfertigungsdatum: 16.07.2009, BGBl. 2009 Teil I, Nr. 43, S. 1959–1973.

Weitere Möglichkeiten sozialer und finanzieller Unterstützung

Sandra Otto

S. Otto, *Brustkrebs – Hilfe im Bürokratie-Dschungel*,
DOI 10.1007/978-3-662-47072-5_4, © Springer-Verlag Berlin Heidelberg 2015

»Von diesen Themen habe ich nur wenig Ahnung.« So reagierte meine OÄ am Brustzentrum als ich am 04. Oktober 2011 völlig kopflos Fragen über Fragen hervorsprudelte. Irgendwann ließ ich auch mein Problemchen »befristetes Arbeitsverhältnis« verklingen.

Folgende Fragen sollen in diesem Kapitel beantwortet werden:
- Wer kann Ihnen als erste Anlaufstelle für soziale und finanzielle Fragen dienen?
- Wer hilft Ihnen in finanziellen Ausnahmesituationen weiter?
- Wie erfolgt die Antragstellung?
- Erhalten Sie schnell und unbürokratisch Hilfe?

4.1   Erste Anlaufstellen nach der Diagnose

Bereits mit Aufnahme in der Universitätsklinik wurde ich an die zuständige Sozialmitarbeiterin des Brustzentrums durch meine behandelnde OÄ vermittelt. Am 05. Oktober 2011 führten wir das erste Gespräch. Hier können Sie alle sozialen und finanziellen Probleme erstmals ansprechen bzw. werden durch die Sozialmitarbeiter für diese Themen sensibilisiert. Sollte keine automatische Überleitung erfolgen, sprechen Sie Ihren behandelnden Arzt darauf an.[1] Folgende Themen können bspw. relevant sein:
- Arbeitsverhältnis: Befristung, Kündigungsfristen,
- Schwerbehinderung,
- steuerliche Fragen,
- Patientenverfügungen,
- Vollmachten für den Todesfall,
- laufende Kreditzahlungen,
- Krankengeld, ALG I, ALG II, Wohngeld,
- Versorgung der Kinder während des Krankenhausaufenthaltes,
- psychologische Betreuung.

Wenngleich Ihnen nicht alle Fragen beantwortet werden können, erhalten Sie in der Regel weiterführende Kontaktdaten und Ansprechpartner.

Auch der Krebsinformationsdienst bietet als Anlaufstelle für soziale Fragen unter ▶ http://www.krebsinformationsdienst.de/wegweiser/adressen/adressen-index.php[2] einen ersten Überblick, umfassendes Informationsmaterial, Links und Telefonnummern.

Zudem kann das Sozialamt im Rahmen der Grundsicherung Hilfe leisten (§ 10 Abs. 2 SGB XII) und muss Sie entsprechend beraten (§§ 8 und 11 SGB XII). Weisen Sie bei Ihrer ersten Kontaktaufnahme auf

---

1   Vgl. Camara u. Sehouli 2006, S. 49.
2   Vgl. im Internet: dkfz Krebsinformationsdienst (2013), Wegweiser, Stand: 29.08.2014.

Ihren Mehrbedarf aufgrund Ihrer Krebserkrankung hin.[3] Das für Sie zuständige Sozialamt finden Sie bspw. durch einen Anruf auf Ihrem Gemeinde- oder Bürgeramt, durch Internetrecherche oder unter ▶ http://www.sozialaemter.com/.[4]

Auch die Broschüre der Frauenselbsthilfe nach Krebs »Soziale Informationen 2015« kann Ihre Aufmerksamkeit auf von Ihnen noch nicht berücksichtigte Aspekte lenken. Sie können diese Unterlage unter folgendem Link kostenlos erhalten: ▶ http://www.frauenselbst-hilfe.de/upload/publikationen/broschueren/2015-Soziale_Informationen.pdf.[5]

Auf Landesebene organisieren sich ebenfalls diverse Krebshilfeorganisationen. Einen ersten Überblick vermittelt Ihnen bspw.

- ▶ http://www.krebsgesellschaft.de/deutsche-krebsgesellschaft/ue-ber-uns/organisation/sektion-a-landeskrebsgesellschaften.html,[6]
- ▶ http://www.inkanet.de/hilfe/krebsgesellschaften/fachgesellschaf-ten; einen ersten telefonischen Ansprechpartner erhalten Sie unter 030 322932900.[7]

Darüber hinaus bieten bspw. Gemeinde und Städte kostenlose Rechtsberatungen an. Fragen Sie hier in Ihrer Gemeinde- oder Stadtverwaltung nach. In meinem Wohnort erscheint einmal monatlich ein kostenloses Stadtjournal, das auf derartige Ansprechpartner mit den Kontaktdaten und Sprechzeiten verweist.

Meist entstehen die größten Sorgen bei Ihnen in den Fragen der finanziellen Absicherung, insbesondere, falls Sie schnell und mit vergleichsweise geringem bürokratischen Aufwand Unterstützung benötigen.

4.2   Härtefonds

Da ich selbst diese Leistungen nicht beantragte, verweise ich an dieser Stelle auf Kontaktmöglichkeiten.

In Notfallsituationen speziell für Krebspatienten leisten bspw. Härtefonds der Deutschen Krebshilfe erste Unterstützungen. Die Hilfen können sich im Rahmen zwischen € 300,00 und € 750,00 bewegen. Unter dem Link ▶ http://www.krebshilfe.de/wir-helfen/haerte-fonds.html finden Sie die entsprechenden Kontaktdaten bzw. unter:

---

3   Vgl. Berg (2007), S. 451.
4   Vgl. im Internet: Advertiso GmbH (o.J.), Sozialaemter.com, Link: ▶ http://www.sozialaemter.com/, Stand: 29.10.2014.
5   Vgl. im Internet: Frauenselbsthilfe nach Krebs Bundesverband e.V. (2015), Soziale Informationen 2015, Stand: 08.04.2015.
6   Vgl. im Internet: DKG (o.J.b), Landeskrebsgesellschaften, Stand: 29.10.2014.
7   Vgl. im Internet: INKA (Informationsnetz für Krebspatienten und Angehörige e.V.) (2014), Krebsgesellschaften. Stand: 29.10.2014.

Deutsche Krebshilfe e.V.
Härtefonds
Buschstraße 32
53113 Bonn
Telefon: 0228 72990 94
E-Mail: haertefonds@krebshilfe.de.[8]

Das Antragsformular können Sie unter folgendem Link erhalten: ▶ https://www.krebshilfe.de/fileadmin/Inhalte/Downloads/PDFs/haertefonds_antrag.pdf.[9]

Der Antrag entspricht im Wesentlichen einer Selbstauskunft bei einer Kreditantragstellung. Sie müssen Ihre gesamten Vermögensverhältnisse, die Einkommenssituation, die regelmäßigen und unregelmäßigen Ausgaben erfassen und alle Angaben mit entsprechenden Nachweisen (bspw. Kontoauszug, Versicherungsvertrag, Darlehensvertrag) belegen.

Insbesondere folgende Unterlagen sind dem Antrag beizufügen:

- eine aktuelle, vom zuständigen Arzt unterzeichnete ärztliche Bescheinigung über die Krebserkrankung, auf der das Datum der Diagnose vermerkt ist,
- Angaben zum Sparguthaben aller im Haushalt lebenden Personen,
- vollständige Angaben zu den monatlichen Einnahmen und Ausgaben aller im Haushalt lebenden Personen,
- sofern Sie staatliche Leistungen beziehen eine vollständige Kopie des aktuellen Bewilligungsbescheides inklusive
- des Berechnungsbogens.[10]

Der Fonds leistet Ihnen in der Regel einmalige Unterstützungen, sodass es erst einmal »für Sie weitergeht«. Beachten Sie bitte, dass Sie den Fonds nur beanspruchen können, falls es keine anderen finanziell schnell verfügbaren Reserven für Sie gibt. Die Anträge werden nach dem Eingangsdatum bearbeitet. Vergessen Sie nicht, den Antrag zu unterschreiben.

Weiterhin hilft auch das Bundespräsidialamt Menschen weiter, die unverschuldet in Not gekommen sind. Die Kontaktdaten:

---

8   Vgl. im Internet: Deutsche Krebshilfe e.V. (o.J.c), Der Härtefonds hilft in finanzieller Not, Link: ▶ http://www.krebshilfe.de/wir-helfen/haertefonds.html, Stand: 29.10.2014.

9   Vgl. im Internet: Deutsche Krebshilfe e.V. (2012), Antrag auf einmalige Unterstützung aus dem Härtefonds der Deutschen Krebshilfe e.V., Stand: 28.08.2014.

10 Vgl. im Internet: Deutsche Krebshilfe e.V. (2012), Antrag auf einmalige Unterstützung aus dem Härtefonds der Deutschen Krebshilfe e.V., Link: ▶ https://www.krebshilfe.de/fileadmin/Inhalte/Downloads/PDFs/haertefonds_antrag.pdf, S. 2, Stand: 28.08.2014.

Bundespräsidialamt
Spreeweg
110557
BerlinTelefon: 030 20000.[11]

Gleichfalls gibt es einschlägige berufsständische Einrichtungen, bspw. den Fonds zur sozialen Sicherung für Arbeitnehmer der Mobilitäts- und Verkehrsdienstleister e.V.

Unter dem Link ▶ http://www.fonds-soziale-sicherung.de/data/user/Downloaddateien/Risikoabsicherung/Foerderantrag_Haertefonds_und_Merkblatt.pdf erhalten Sie das entsprechende Antragsformular.[12]

Neben einmaligen – meist durch Spenden finanzierten – Unterstützungen haben Sie ebenfalls einen Rechtsanspruch auf staatliche Unterstützung.

4.3 Soziale Grundsicherung – im Notfall unabhängig von der Einkommenssituation

Vorangestellt sei: In Notfällen hat Ihnen das Sozialamt unabhängig von Ihrer Einkommenssituation zu helfen (§ 68 Abs. 2 SGB XII). Sofern Sie mit dem Mitarbeiter des Sozialamtes nicht sofort klären können, in welche interne Prozesskette innerhalb des Sozialamtes Ihr Fall einzuordnen ist, berufen Sie sich auch auf den § 73 SGB XII für Hilfe in sonstigen Lebenslagen.

Die Beantragung erfolgt formlos, bspw. durch Ihren Anruf, eine Benachrichtigung durch Ihren Nachbarn, Familie, Freunde beim Sozialamt, um Ihnen möglichst unbürokratisch Hilfe gemäß dem Amtsermittlungsgrundsatz (§ 20 SGB X) zuteilwerden zu lassen. Das Sozialamt darf Ihren (formlosen) Antrag nicht einfach zurückweisen, weil es sich nicht für zuständig hält (§ 20 Abs. 3 SGB X). Aus Beweisgründen versuchen Sie zumindest, eine E-Mail (nach-) zu senden.

Da ich bisher nicht in dieser Lage war, verweise ich auf die allgemeinen Regelungen. So erhalten Sie erste Anlaufstellen für Ihre individuelle Situation.

Die soziale Grundsicherung unterteilt sich in:

- SGB XII: Grundsicherungsleistungen der Sozialhilfe (Sozialhilfe) zur Absicherung im Alter, bei Erwerbsminderung und Hilfe zum Lebensunterhalt,
- SGB II: Sozialgeld (§ 19 Abs. 1 Satz 2 SGB II), sofern Sie mit einem Ehepartner/Lebenspartner in einer Bedarfsgemeinschaft

---

11 Vgl. im Internet: Bundespräsidialamt (2014), Kontakt, Link: ▶ https://www.bundespraesident.de/DE/Service/Buergerkontakt/buergerbuero-node.html, Stand: 07.12.2014.

12 Vgl. im Internet: Fonds zur sozialen Sicherung für Arbeitnehmer der Mobilitäts- und Verkehrsdienstleister e.V. (2014), Antrag auf einmalige Gewährung einer Unterstützung aus dem Härtefonds für ungewöhnliche, persönliche Notlagen nach § 2 Abs. 2 Nr. 3 Sozialsicherungs-TV, Stand: 28.08.2014.

leben und dieser grundsätzlich Arbeitslosengeld II beanspruchen kann,

▬ SGB II: Grundsicherung für Arbeitssuchende: Arbeitslosengeld II.

Relevant für den Fall Ihrer Akuterkrankung ist die Grundsicherung nach SGB XII. Voraussetzung ist Ihre Hilfsbedürftigkeit (§ 2 Abs. 2 SGB XII). Folgende Leistungen eröffnet Ihnen das Sozialamt gemäß § 10 Abs. 1 SGB XII:

▬ Dienstleistungen,
▬ Geldleistungen,
▬ Sachleistungen.

Insbesondere die Dienstleistungen hat das für Sie zuständige Sozialamt in Form von Beratungen in Fragen der Sozialhilfe und der Beratung und Unterstützung in sonstigen sozialen Angelegenheiten zu erbringen (§ 10 Abs. 2 SGB XII). Häufig wird dieser Aspekt von den Mitarbeitern des Sozialamtes vergessen. Weisen Sie Ihren Ansprechpartner ruhig darauf hin.

Als Krebspatientin leitet sich Ihr bevorzugter Anspruch aus § 19 Abs. 3 Satz 1 SGB XII ab. Im Kontext Ihrer Krebserkrankung eröffnet Ihnen das SGB XII einen Rechtsanspruch auf Sozialhilfe aufgrund Ihrer Notsituation (§ 8 Nr. 6 i. V. m. §§ 67 und 68 bzw. § 73 sowie § 19 Abs. 3 Satz 1 SGB XII). Beachten Sie bitte, dass die Hilfe in besonderen Lebenslagen (§ 67 SGB XII) unabhängig von Ihrer Einkommenssituation zu gewähren ist.

Es ist zwischen der laufenden Sozialhilfe und einmaligen Unterstützungen bei außergewöhnlichen Belastungen zu unterscheiden.[13] Bestimmte Leistungen können Ihnen auch als Darlehen gewährt werden (§§ 37 und 38 SGB XII).

Folgende Leistungen können Sie bspw. erhalten:

▬ Beratung, Unterstützung, Aktivierung bspw. im gesundheitlichen Kontext (§ 11 SGB XII),
▬ angemessene Aufwendungen für Wohnen und Heizen (§§ 35 und 36 SGB XII),
▬ Mehrbedarfe aufgrund einer Behinderung, bspw. für Pflegemittel (§ 30 SGB XII),
▬ Bezahlung von Kranken- und Pflegeversicherungsbeiträgen, Versorgungsbeiträgen, Zusatzbeiträgen (§§ 32 und 33 SGB XII),
▬ Darlehensgewährung für Sonderanschaffungen (§§ 37 und 38 SGB XII).

Auch wenn Sie sich zunächst formlos bedürftig meldeten, müssen Sie einen schriftlichen Antrag, bspw. bei Ihrer zuständigen Gemeinde, der Deutschen Rentenversicherung oder Ihrem Sozialamt nachreichen. Neben diesen Institutionen erhalten Sie den Antrag auch online. Allerdings verfügt jeder Sozialträger über ein eigenes Formu-

---

13   Vgl. Delbrück (2009), S. 204.

lar. Beispielhaft verweise ich auf den Antrag auf Sozialhilfe der Stadt Berlin,[14] den Sie auf folgender Seite einsehen können: ▶ https://www.berlin.de/formularserver/formular.php?51699.

Ihr Leistungsanspruch beginnt grundsätzlich dann, wenn Sie selbst oder eine durch Sie beauftragte Person oder Institution dem Sozialamt Ihre Notlage melden (§ 18 Abs. 1 SGB XII). Setzen Sie sich – sofern notwendig – taggleich mit Ihrer Diagnose mit dem Sozialamt in Verbindung, um keinen Antragszeitpunkt zu verpassen. Unterlagen etc. können Sie immer noch nachreichen.

4.4 Fazit: Im Extremfall gibt es Hilfe

Erste Anlaufstellen können die Sozialmitarbeiter in den Sie behandelnden Kliniken, Brustkrebszentren, Integrationsämtern etc. sein. Sprechen Sie direkt Ihren Arzt an. Erste und relativ unbürokratische Hilfe leisten die Härtefonds. Darüber hinaus muss Ihnen das Sozialamt aufgrund Ihrer Krebsdiagnose und zunächst unabhängig von Ihrer Einkommenssituation Unterstützung leisten. Trotzdem bewegt sich ohne Ihre Eigeninitiative nichts, obwohl Ihnen diese im Angesicht der Brustkrebsdiagnose schwer fällt. Sie müssen aber auch nicht alles selbst erledigen. Versuchen Sie, Beistand aus der Familie, dem Freundes- und Bekanntenkreis zu erhalten. Viele Kliniken unterstützten ebenfalls durch kirchliche Seelsorger, die Ihnen Kontaktdaten vermitteln und mit Ihnen Behördengänge erledigen können.

---

14 Vgl. im Internet: BerlinOnline Stadtportal GmbH & Co. KG (o.J.), Antrag Sozialhilfe, Stand: 08.04.2015.

Behandlungsfehler: Geltendmachung von Schadenersatzansprüchen

Sandra Otto

S. Otto, *Brustkrebs – Hilfe im Bürokratie-Dschungel*,
DOI 10.1007/978-3-662-47072-5_5, © Springer-Verlag Berlin Heidelberg 2015

»Das hat doch sowieso keinen Sinn und Du machst Dich unnötig fertig«, argumentierte mein Ehemann. Ich dagegen hätte mir zumindest eine Erklärung und Entschuldigung meiner damals behandelnden Ärztin für die Fehldiagnose gewünscht. Doch es kam nichts. Nach unzähligen schlaflosen Nächten voller Tränen, Selbstvorwürfen und panischer Todesangst sollte meine ehemalige Gynäkologin wenigstens zwei, drei schlaflose Nächte erfahren. Mitte Januar 2012 ging ich es an. Meine letzte Chemotherapie am 07. Februar 2012 wurde für mich greifbar, und ich sah einen ersten Zukunftsstreifen am Horizont.

Folgende Fragen sollen in diesem Kapitel beantwortet werden:
- Wie können Sie vorgehen, um Schadenersatzansprüche geltend zu machen?
- Welche Probleme können Ihnen dabei entstehen?
- Wann sollten Sie die Landesärztekammer einschalten?
- Welche Erleichterungen eröffnet Ihnen das neue Patientengesetz?

5.1   Anzeige Behandlungsfehler: Die ersten Schritte

Die rechtlichen Grundlagen für Schmerzensgeldansprüche leiten sich u. a. bei Verletzung des Körpers und der Gesundheit aus § 253 Abs. 2 Satz 2 BGB sowie aus § 823 Abs. 1 BGB ab. Ich hatte allerdings keine Ahnung, wie ich eventuelle Schadenersatzansprüche geltend machen sollte. In meinem Bekanntenkreis gab es eine studierte Juristin und Medizinerin, die sich auf ärztliche Behandlungsfehler spezialisiert hatte. Mit ihr trat ich telefonisch in Kontakt. Sie riet mir,
- schriftlich meine Schadenersatzansprüche gegenüber meiner Gynäkologin zu formulieren und
- um Weiterleitung der Schadenmeldung an deren zuständige Haftpflichtversicherung sowie
- um Übersendung der Behandlungsunterlagen inklusive Ultraschallbilder an meine Person zu bitten.

Selbstverständlich konnte meine Bekannte auf Basis der von mir gemachten Angaben keine konkreten Aussagen über die Rechtmäßigkeit meiner Ansprüche treffen.

Meine Schadenmeldung sandte ich per Einschreiben mit Rückschein am 29. Januar 2012 an die betreffende Ärztin. Mit Schreiben vom 07. Februar 2012 erhielt ich die Behandlungsunterlagen sowie die Kontaktdaten der zuständigen Haftpflichtversicherung, die sich einen Monat später schriftlich bei mir meldete. Für die weitere Korrespondenz wurde mir die Schadennummer sowie die zuständige Juristin mit Kontaktdaten der Haftpflichtversicherung mitgeteilt. Weiterhin wurde ich um Übersendung meiner sämtlichen Befunde, die Schilderung und Darlegung des Behandlungsablaufs ersucht. Insbesondere ging es um die Problematik des Nachweises des Behandlungsfehlers durch meine Person als Patientin.

» … legen Sie bitte konkret dar, worin ein Behandlungsfehler liegen soll … Wir weisen in diesem Zusammenhang vorsorglich darauf hin, dass Sie hinsichtlich des Behandlungsfehlervorwurfes beweisbelastet sind« (aus dem Schreiben der Versicherungsgesellschaft).[1]

Darüber hinaus wurde ich um das Ausfüllen eines Patientenfragebogens gebeten, der neben den persönlichen Anmerkungen folgende Frageschwerpunkte umfasste:
- Angaben über die Krankengeschichte:
  - Datum der ersten Konsultation des versicherten Arztes und dabei geklagte Beschwerden oder Probleme
  - Vor- und nachbehandelnde Ärzte zu diesem Gesundheitsproblemen (bitte mit Anschriften)
  - Behandlungsmaßnahmen in Worten der Patientin/des Patienten und Behandlungszeiträume
  - Derzeitige Situation der Erkrankung/des Beschwerdebildes
  - Welche weiteren ärztlichen Behandlungen/operativen Eingriffe sind erforderlich?
- Anspruchsbegründung
  - Worin sehen Sie eine Verantwortlichkeit (= Verschulden) des hier versicherten Arztes/der hier versicherten Ärztin?
  - Sind nach Ihrer Auffassung auch sonstige Ärzte mitbeteiligt oder aus sonstigen Gründen in den Kreis eventueller Haftpflichtiger einzubeziehen, ggf. wer?
  - Stehen zu vorstehenden Angaben bereits ärztliche Unterlagen zur Verfügung, ggf. welche? (Beigefügt sind eventuelle Fotokopien)
  - Welche Ärzte sollten nach Ihrer Meinung zur Bestätigung Ihres Vortrages gehört werden?
- Angaben zur Anspruchshöhe
  - Haben Sie Leistungen von dritter Seite (Krankenkasse, Unfallversicherungsträger, Rentenversicherungsträger und Arbeitgeber) erhalten? Wenn ja, in welcher Höhe und über welchen Zeitraum?
- Zusätzliche Anmerkungen der Patientin/des Patienten
- Unterschriften zur Entbindung von der ärztlichen Schweigepflicht sowie zu den Angaben der Fragen

---

1 Hinweis: Veraltete gesetzliche Regelung. Überarbeitung durch das Patientenrechtegesetz aus 2013.

Mit der Geltendmachung der Ansprüche stehen Sie am Anfang, leiteten aber den entscheidenden Schritt für das weitere Vorgehen ein. Parallel verfolgte ich die folgenden Schritte:

- Prüfung von außergerichtlichen Einigungen,
- Einholung einer unabhängigen Zweitmeinung,
- regelmäßige telefonische Rückfragen sowie E-Mail-Korrespondenz zum Bearbeitungsstand bei der zuständigen Haftpflichtversicherung.

5.2   Außergerichtliche Einigungen über Landesärztekammern

Die Bundesärztekammer sowie ihre 17 Landesvertretungen sind auch für Sie als Patientin eine Anlaufstelle. Unter anderem sind die Kammern für die Erstellung von Gutachten und außergerichtlichen Schlichtungen zwischen Patientin und Arzt zuständig. Einen ersten umfassenden Überblick erhalten Sie über folgenden Link: ▶ http://www.bundesaerztekammer.de/page.asp?his=2.59.5301.[2]

Kontaktdaten der Landesärztekammern finden Sie unter: ▶ http://www.bundesaerztekammer.de/page.asp?his=2.59.5301.5361.[3]

Ich wandte mich in 2012 an die Landesärztekammer in Dresden: ▶ http://www.slaek.de/de/03/ansprechpartner.php.[4] Telefonisch schilderte ich zunächst mein Anliegen. Die Mitarbeiterin nahm meine Daten auf, erläuterte mir den Verfahrensablauf und stellte den Kontakt zwischen den zuständigen Ansprechpartnern und meiner Person her. Sie erläuterte mir ebenfalls das Vorgehen im Rahmen einer außergerichtlichen Schlichtung durch meine Person als Betroffene:

1. Schriftlicher formloser Antrag durch Sie als Patientin mit ausführlicher Darlegung der Gründe und Übersendung der Ihnen vorliegenden Behandlungsunterlagen.
2. Sie als Patientin, Ihre betroffenen Ärzte sowie die Haftpflichtversicherung müssen dem Verfahren zustimmen. Es darf noch kein Gerichtsverfahren laufen.
3. Sie müssen die Gutachterkommission von der ärztlichen Schweigepflicht entbinden. Die Kommission wird sich ggf. noch mit anderen Sie behandelnden Ärzten in Verbindung setzen und Unterlagen anfordern.
4. Die Gutachterkommission gibt ein Gutachten in Auftrag.
5. Alle Beteiligten erhalten einen gutachterlichen Bescheid.
6. Die Schlichtungsstelle unterbreitet einen Vorschlag für die Haftpflichtversicherung.

---

2   Vgl. im Internet: Bundesärztekammer (2010), Gutachterkommissionen und Schlichtungsstellen bei den Ärztekammern, Stand: 09.09.2014.

3   Vgl. im Internet: Bundesärztekammer (2013a) Adressen bei den Bundesärztekammern, Stand: 09.09.2014.

4   Vgl. im Internet: Sächsische Landesärztekammer (o.J.), Gutachterstelle für Haftungsfragen, Stand: 09.09.2014.

Grundsätzlich ist dieses außergerichtliche Verfahren für Sie kostenlos (§ 6 Abs. 1 und 2 Verfahrensordnung der Gutachterstelle für Arzthaftungsfragen der Sächsischen Landesärztekammer[5]), sofern die Haftpflichtversicherung des von Ihnen beschuldigten Arztes dem Verfahren zugestimmt hat. Diese übernimmt dann die Gutachterkosten (§ 6 Abs. 2 Verfahrensordnung der Gutachterstelle für Arzthaftungsfragen der Sächsischen Landesärztekammer). Ist allerdings keine Haftpflichtversicherung beteiligt, müssen sowohl Sie als Patientin als auch der von Ihnen beschuldigte Arzt eine Kostenübernahmeerklärung abgeben (§ 3 Abs. 2 Verfahrensordnung der Gutachterstelle für Arzthaftungsfragen der Sächsischen Landesärztekammer). Aus diesem letztgenannten Aspekt sowie um Ihren Ansprüchen ernsthaften Nachdruck zu verleihen, empfiehlt sich für Sie die Einschaltung der Haftpflichtversicherung des beschuldigten Arztes von Beginn an.

Sollten Sie sich in diesem Verfahren durch einen Rechtsanwalt vertreten lassen, müssen Sie dessen Honorar übernehmen. Allerdings ist eine juristische Vertretung in diesem außergerichtlichen Schlichtungsverfahren nicht notwendig.

Die Empfehlungen des außergerichtlichen Verfahrens sind für Sie als Patientin und alle Verfahrensbeteiligten nicht bindend. Sollte das Ergebnis nicht mit Ihren Erwartungen übereinstimmen, steht Ihnen der ordentliche Rechtsweg weiterhin offen. Das Gutachten der Ärztekammer kann jedoch als gute Tendenzaussage für einen gerichtlichen Entscheid angesehen werden.

Für eine außergerichtliche Einigung über die Gutachterstelle sprechen außerdem:

- Einbeziehung fachärztlicher unabhängiger Zweitmeinungen im außergerichtlichen Prozess,
- ein in der Regel schnellerer Entscheid im Vergleich zu einem häufig mehrjährigen Gerichtsprozess,
- unter Akzeptanz aller Beteiligten eine schnelle Überweisung der Vergleichssumme,
- in der Regel entstehen keine Kosten für Sie als Patientin,
- weniger psychischer und physischer Krafteinsatz durch Sie als Patientin,
- jederzeitiges Recht auf Einsicht in die Verfahrensunterlagen,
- mündliche Anhörungen sind möglich,
- Sie können das Verfahren jederzeit abbrechen und den ordentlichen Rechtsweg einschlagen.

Einen ersten Überblick zum Verfahren eröffnet Ihnen die kostenlose Broschüre »Wegweiser Gutachterkommissionen und Schlichtungsstellen bei Ärztekammern.« Dieses Dokument können Sie kostenlos

---

5   Vgl. Sächsische Landesärztekammer (2004): Verfahrensordnung der Gutachterstelle für Arzthaftungsfragen der Sächsischen Landesärztekammer vom 19.06.2002. Letzte Änderung vom 16.11.2004, Link: ▶ http://www.slaek.de/media/dokumente/05slaek/organisation/35kommiss/40schlist/verfaord.pdf; Stand: 11.09.2014.

unter ► http://www.bundesaerztekammer.de/downloads/Brosch_Gutachterkommissionen_14062013.pdf[6] erhalten.

5.3   Unabhängige ärztliche Zweitmeinung

Natürlich fiel es mir schwer, mit Abstand auf meine Situation zu sehen. Ich bat meine behandelnde OÄ an der Universitätsklinik um einen Rat. Sie wollte sich zu dem Thema Fehlbehandlung verständlicherweise nicht äußern. Sollte es zu einem Prozess kommen, würde sie herangezogen werden. Für eine objektive unabhängige Beurteilung vermittelt sie mich an den Klinikdirektor für Gynäkologie an der Universitätsklinik Halle.

Am 06. März 2012 schilderte ich telefonisch mein Anliegen im Sekretariat der Universitätsklinik Halle/Saale, erhielt für den 26. März 2012 einen Termin und übersandte vorab per E-Mail sämtliche Befunde.

Es war ein sonniger und sehr warmer Frühjahrstag, als ich in meine Geburtsstadt Halle/Saale zurückkehrte. Nach Abgabe meines Überweisungsscheins am Empfang und kurzer Wartezeit wurde ich in das Behandlungszimmer geführt. Zunächst untersuchte mich eine Assistenzärztin. Sie sah sich ebenfalls die Befunde an. Aus ihrer Sicht hätte spätestens im Frühjahr 2011 die korrekte Diagnose aufgrund zusätzlicher Tests gestellt werden müssen. Sie hätte zumindest im November 2010 weitere Untersuchungen veranlasst.

Demgegenüber stellte der Klinikdirektor in der anschließenden Konsultation klar, dass ich meine ganze Kraft für meinen Genesungsprozess bündeln sollte. Die Heilungschancen wären sehr gut. Aus seiner Sicht gestaltete sich der Nachweis einer möglichen Fehlbehandlung sehr schwierig. Eine Zyste, wie im November 2010 diagnostiziert, konnte einen Tumor durchaus verdecken. Grundsätzlich lieferte ein Ultraschallbild nur eine 60 %ige Sicherheit. Das typische Durchschnittsalter für ein Mammakarzinom lag bei 65 Jahren. Der Befund einer Zyste aus dem November 2010 in Kombination mit den Schmerzen sowie der bläulichen Verfärbung im April 2011, mein Alter und die unbelastete familiäre Vorgeschichte konnten einen Arzt auf »eine falsche Fährte« lenken. Zusätzlich erschwerte das extrem schnelle Wachstum meines Tumors mit einer Teilungsrate von 50 % eine Früherkennung. Die Wachstumsspanne wird auf einer Skala zwischen 30 und 300 Tagen gemessen. Der Klinikdirektor vermutete in meinem Fall eine individuelle Spanne von 30 bis 90 Tagen. Seiner Meinung nach war zumindest eine korrekte Diagnose im November 2010 sehr schwierig.

Auch aus pragmatischer Sicht kosteten zusätzliche Untersuchungen, bspw. ein MRT oder eine Stanzbiopsie, sehr viel Geld und be-

---

6   Vgl. im Internet: Bundesärztekammer (2013b), Wegweiser Gutachterkommissionen und Schlichtungsstellen bei Ärztekammern, Stand: 11.09.2014.

lasteten die Patientinnen psychisch in außerordentlichem Umfang. Die Relation zwischen der Verunsicherung von 100 Patientinnen, von denen nur eine wirklich betroffen wäre, stand in keinem Verhältnis. In gewisser Weise war für mich dieses Argument nachvollziehbar, das ich in abgewandelter Form bereits in anderen Quellen nachlesen konnte.

Der Klinikdirektor informierte mich zudem über weitere aktuell laufende Studien und empfahl mir, bei einem positiven Befund des Gentests keine Entfernung der rechten Brust, sondern ggf. die Entfernung der Eierstöcke.

Gegen 15:30 Uhr verließ ich die Universitätsklinik und musste erst einmal meine Gedanken in der Cafeteria sortieren. Vorsichtig balancierte ich meinen Milchkaffee auf die Terrasse. Nun saß ich in der warmen Märzsonne wiederum mit zwei Meinungen, fertigte meine Gesprächsnotizen an. Die Chancen standen wohl in jeder (Lebens-) Situation 50:50, die »richtige« Entscheidung zu treffen. Ich ließ mich von meinem Bauchgefühl leiten und verfolgte den von mir eingeschlagenen Weg weiter.

5.4 Laufende Korrespondenz mit der Haftpflichtversicherung

Ich kontaktierte regelmäßig die Juristin der Haftpflichtversicherung. Natürlich sind die Versicherungen daran interessiert, das Verfahren möglichst lange hinauszuzögern. Vielleicht geben Sie als Patientin auch entnervt auf oder sterben. Am 02. Mai 2012 erhielt ich das folgende Schreiben der Haftpflichtversicherung:

» Wir haben mit gleicher Post die nachbehandelnden Ärzte angeschrieben und um Übersendung von Befund- und Behandlungsberichten gebeten. Die Sachverhaltsaufklärung wird sich also leider noch etwas hinziehen. Wir bitten insofern weiterhin um Geduld.

Da ich bereits im Januar meine Ansprüche geltend gemacht hatte, hielt ich drei Monate Bearbeitungszeit mit diesem Ergebnis für nicht effizient. Folglich meldete ich mich nun zweiwöchentlich bei der Haftpflichtversicherung, fragte nach den noch fehlenden Unterlagen und setzte mich selbst mit den Ärzten in Verbindung. Im Juni 2012 stand noch immer die Zuarbeit der Versicherungsnehmerin – der Gynäkologin, die mir fast ein Jahr lang die falsche Diagnose stellte – aus. Ich war fassungslos, entschied mich aber kurzentschlossen zu dem schweren Gang in diese Praxis. An der Anmeldung trug ich mein Anliegen äußerlich ruhig vor, setzte eine Deadline zur Übersendung der Unterlagen an die Haftpflichtversicherung, notierte mir den Namen der Arzthelferin und lehnte explizit ein persönliches Gespräch mit der Frauenärztin ab.

5.5   Außergerichtliches Vergleichsangebot

Da ich ab dem 09. Juli 2012 zu einer AHB nach Plau am See fahren würde, setzte ich mir zur Klärung der Schadenersatzansprüche eine Deadline. Während meiner gesamten Korrespondenz mit Versicherungen und Behörden stellte ich zur Eigenmotivation fest, mir selbst klare Termine zu setzen, wann ein Anliegen für mich geklärt sein sollte bzw. zu welchem Zeitpunkt ich ein neues Thema angehen musste.

Per 06. Juli 2012 erhielt ich das Vergleichsangebot der Haftpflichtversicherung vorab per E-Mail zugesandt. Ich bestätigte auf gleichem Korrespondenzweg den Erhalt und beantragte die Verlängerung der Annahmefrist bis Ende August 2012. Zunächst stand ein erfolgreicher Abschluss meiner AHB an, erst dann wollte ich die Prüfung des Vergleichsangebots angehen.

Das Schreiben umfasste die ausführliche Darlegung des gesamten Behandlungsverlaufs durch meine ehemalige Frauenärztin sowie die Therapieschritte nach korrekter Diagnose bis zum aktuellen Zeitpunkt Januar 2012. Mit der Akzeptanz der angebotenen Abfindung verbindet die Haftpflichtversicherung explizit kein Schuldeingeständnis. Gleichzeitig werden zukünftige Schadenersatzansprüche sowie der ordentliche Rechtsweg ausgeschlossen. Zitat aus dem Scheiben der Haftpflichtversicherung:

> » Um die Angelegenheit zu einem einvernehmlichen Abschluss zu bringen, wären wir bereit, vergleichsweise und ohne Anerkennung einer Rechtspflicht gegen unterschriebene Abfindungserklärung einen Gesamtbetrag in Höhe von € […] zur Verfügung zu stellen. Dies setzt jedoch voraus, dass mit Zahlung dieses Betrages ihre sämtlichen Forderungen aus dem streitgegenständlichen Behandlungsgeschehen für Vergangenheit und Zukunft als endgültig erledigt betrachtet werden können. Eine entsprechende Abfindungserklärung fügen wir diesem Schreiben bei. Sobald uns diese von Ihnen unterzeichnet zugesandt wird, werden wir den Abfindungsbetrag auszahlen.

Weiterhin verwies die Versicherung auf ein Gerichtsurteil des LG Hamburg (Urteil vom 06.01.2005, Az.: 323 O 230/02),[7] das im weitesten Sinne mit meiner Situation vergleichbar war. Die Abfindungserklärung selbst umfasste eine DIN-A4-Seite, enthielt die persönlichen Angaben, ein Feld für die Bankverbindung sowie die in obigen Zitat angeführten rechtlichen Verweise. Plötzlich war es sehr schnell gegangen und ich muss ehrlich gestehen, damit hätte ich nicht gerechnet. In den folgenden Wochen hatte ich Zeit zum Nachdenken.

---

7   Vgl. im Internet: openJur (o.J.), LG Hamburg, Urteil vom 06.01.2005, Az.: 323 O 230/02, Link: ► https://openjur.de/u/86347.html, Stand: 08.12.2014.

5.6 Beurteilung Vergleichsangebot durch Fachanwalt

Mich bewegten folgende Überlegungen: Das Gerichtsurteil bezog sich auf eine 64-jährige Frau. Ich war 30 Jahre jünger. Zudem entstammte das Urteil aus 2005. In den vergangenen sieben Jahren war eine Inflation eingetreten. Letztendlich schloss ich mit der Abfindungserklärung eine Wette auf meine Zukunft ab. Hier ging es nicht um die Prognose der Aktienkursentwicklung meines Wertpapierdepots. Ich wettete darauf, dass ich kein Rezidiv bekommen und an dem Brustkrebs sterben würde. Bei allem Optimismus des Ansprechens meiner Behandlungstherapie war mir bewusst, dass ich aufgrund meiner Erkrankung in jungen Jahren, der sehr aggressiven Ausprägung durch TNBC (»Triple Negative Breast Cancer«) und insbesondere der Tatsache, dem Mammakarzinom ein Jahr mehr Zeit zum Streuen gegeben hatte, ein sehr hohes Rückfallrisiko mit mir trug. Durch die Erkrankung verkürzte sich meine Gesamtlebenserwartung und das Thema Kinder war faktisch abgehackt. Kam mir meine ehemalige Ärztin damit nicht zu »billig« weg?

Im Rahmen meiner nächsten Herceptingabe sprach ich die mich betreuende Schwester in der Onkologie an. Sie verwies mich direkt an meine behandelnde Onkologin. Knapp schilderte ich mein Anliegen und sie versprach, sich umzuhören. Wenige Tage später erhielt ich von ihr eine Empfehlung für einen Fachanwalt.

Telefonisch vereinbarte ich einen Beratungstermin, sandte vorab das Vergleichsangebot der Haftpflichtversicherung per E-Mail und ließ mir den ungefähren Kostenaufwand für die Beratung mitteilen, da ich in diesem Zeitpunkt keine Rechtschutzversicherung hatte. Je nach Region müssen Sie einen Betrag von ca. € 100,00 bis € 150,00 je Beratungsstunde einplanen. Hinsichtlich des Honorars sind die Grenzen nach oben offen.

Am 06. August 2012 saß ich dem Anwalt gegenüber, der meine Bedenken bestätigte, aber auch auf die praktischen Probleme verwies.

Für eine höhere Schmerzensgeldforderung sprachen
- mein Alter,
- das schnelle Vergleichsangebot der Versicherung ohne juristische Beteiligung auf meiner Seite und
- die sehr hohe Vergleichssumme.

Gegen ein weiteres Vorgehen standen:
- Der Nachweis von Folgeschäden. Hier würde sich der Prozess mehrere Jahre hinziehen, Gutachten und Gegengutachten abgewogen werden, die wiederum Kosten verursachen würden.
- Zum damaligen Zeitpunkt lag die Beweislast des Behandlungsfehlers bei mir als Patientin. Insbesondere der Nachweis eines groben Behandlungsfehlers würde sich in die juristische »Grauzone« verlagern.

— Ich verfügte über keine Rechtsschutzversicherung. Im »Worst Case« würde ich kein Schmerzensgeld vor Gericht erhalten. Demgegenüber würden Anwalts- und Gutachterkosten im fünfstelligen Bereich stehen.

Da es für meinen Fall noch kein Vergleichsurteil gab, würde ich in meiner Situation einen Präzedenzfall schaffen. Der Anwalt empfahl mir, mich noch einmal mit der Haftpflichtversicherung in Verbindung zu setzen, meine Argumente vorzubringen und um ein »Überdenken« des Angebots zu bitten. Die Versicherung stand dem offen gegenüber, gab allerdings zu bedenken, bei einer erneuten Überprüfung eventuelle Gutachterkosten von der Vergleichssumme abzuziehen. Ich bat mir eine Woche Bedenkzeit aus und entschied mich für die Annahme des Angebotes. Letztendlich wollte ich das Kapitel einfach nur abschließen und meine Kraft für das Leben nutzen.

5.7 Steuerliche Hinweise für Rechtsanwaltskosten und Abfindungszahlungen sowie Berücksichtigung bei Sozialleistungen

Sie können die Beratungskosten für einen Anwalt sowie etwaige Prozesskosten, Gutachterkosten etc. unter Umständen in Ihrer Steuererklärung geltend machen, sofern Ihre Einkommensexistenz bedroht ist:

— als Werbungskosten nach § 9 Abs. 1 Satz 1 EStG oder
— teilweise als außergewöhnliche Belastungen nach § 33 Abs. 2 Satz 4 EStG (BFH, Urteil vom 12.05.2011, Az.: VI R 42/10[8] in Verbindung mit der Verwaltungsanweisung für Finanzbehörden des BMF (Bundesministerium für Finanzen) vom 20.12.2011, IV C 4 – S 2282/07/0031:002[9]). Aus dem angeführten Urteil kann keine Allgemeingültigkeit abgeleitet werden.

Die Abfindungszahlung aus dem in meinem Fall geschilderten außergerichtlichen Vergleich ist keiner Einkunftsart im Sinne des Einkommensteuergesetzes zuzuordnen und damit steuerfrei. Folglich fällt sie nicht unter § 24 Abs. 1 i. V. m. § 2 Abs. 1 EStG.

Beim ALG I erfolgt keine Berücksichtigung der Abfindungszahlung. Gleichfalls erfolgt keine Berücksichtigung beim ALG II (§ 11a Abs. 2 SGB II). Schmerzensgeld wird auch nicht auf die Sozialhilfe (§ 83 Abs. 2 SGB XII) und das Wohngeld (Beschluss des OVG Niedersachsen vom 07.02.2011, Az.: 4 LC 151/09) angerechnet.[10]

---

8   Vgl. BFH, Urteil vom 12.05.2011, Az.: VI R 42/10, in: DStR, 49. Jg. (2011), Heft 28, S. 1308–1310.
9   Vgl. BMF (2011), IV C 4 – S 2282/07/0031:002, BStBl., Teil I, Nr. 21 (2011), S. 1286.
10 Vgl. OVG Niedersachsen, Urteil vom 07.02.2011, Az.: 4 LC 151/09, in: NJW, 64. Jg. (2011), Heft 19, S. 1385.

5.8 Das neue Patientenrecht: Umkehrung der Beweislast

Durch das neue Patientenrechtegesetz wurde in § 630h Absatz 5 BGB die Umkehrung der Beweislast bei groben Behandlungsfehlern aufgenommen. D. h., zuerst muss der Arzt alle Nachweise führen, dass er ordnungsgemäß behandelte und der nachgewiesene Fehler nicht den Schaden verursachte (§ 630h Absatz 1–4 BGB).

Nach § 66 SGB V sollen die Krankenkassen die geschädigte Patientin bei ggf. juristischen Vorgehen gegen Behandlungsfehler unterstützen. Hierzu konnten Sie als betroffene Patientin die Krankenkasse auch bisher einbeziehen, da lediglich der Wortlaut des § 66 SGB V von einer Kannbestimmung in eine Sollbestimmung verstärkend konkretisiert wurde.

In § 630g Abs. 1 und 2 BGB wurden noch einmal Ihre Rechte auf Einsichtnahme in Ihre Behandlungsunterlagen sowie daraus zur Verfügung zu stellende Duplikate konkretisiert. Für Abschriften müssen Sie unter Umständen eine Gebühr bezahlen.

5.9 Fazit: Den Berg aus verschiedenen Perspektiven betrachten

Ich rate Ihnen nicht, Ihre Ärzte pauschal zu verklagen. Verlangen Sie zunächst Abschriften Ihrer Patientenakte. Holen Sie sich dann weitere fachliche Meinungen ein, und machen Sie ggf. Ihre Schadenersatzansprüche gegenüber den entsprechenden Ärzten schriftlich geltend. Kommunizieren Sie offen mit Ihren Sie behandelnden Ärzten, da diese im (außer-)gerichtlichen Verfahren eine Stellungnahme abgeben müssen. Liegt Ihnen ein Vergleichsangebot vor, lassen Sie dieses durch unabhängige Fachanwälte prüfen, und wägen Sie weitere rechtliche Schritte sorgsam ab. Erste Anhaltspunkte über die Höhe einer möglichen Entschädigungssumme geben:

- Hacks, S., Wellner, W. u. Häcker, F.: Schmerzensgeld-Beträge 2014 (»Hacks-Schmerzensgeld-Tabelle«),[11]
- Slizyk, A. (2014): Beck'sche Schmerzensgeldtabelle.[12]

---

11 Vgl. Hacks et al. (2014): Schmerzensgeld-Beträge 2014 (»Hacks-Schmerzensgeld-Tabelle«), Deutscher Anwaltverlag, 32. Auflage (regelmäßige Aktualisierung).

12 Vgl. im Internet: Slizyk (2014): Beck'sche Schmerzensgeldtabelle: ▶ https://beck-online.beck.de/default.aspx?vpath=bibdata%2Fkomm%2FIMM-DAT%2Fcont%2FIMMDAT.htm#A, Stand: 08.12.2014.

Betriebliche Wiedereingliederung – Das Hamburger Modell

Sandra Otto

S. Otto, *Brustkrebs – Hilfe im Bürokratie-Dschungel*,
DOI 10.1007/978-3-662-47072-5_6, © Springer-Verlag Berlin Heidelberg 2015

»Sind die Blumen für mich?«, fragte ich zögerlich lächelnd den Fleurop-Lieferanten, zupfte verlegen an meiner Mützenperücken-pracht. Es war der 08. Dezember 2011 und ich kam gerade von meiner Neulastaspritze nach Hause.

Folgende Fragen sollen in diesem Kapitel beantwortet werden:
- Wann sollten Sie an einen Wiedereinstieg in den Beruf nachden-ken?
- Was sollten Sie bei einem Wiedereinstieg berücksichtigen?
- Wie funktioniert das Hamburger Modell?
- Wie sind Sie finanziell abgesichert?
- Sind Sie sozialversichert?
- Welche Rechte und Pflichten hat Ihr Arbeitgeber?
- Welche Rechte und Pflichten ergeben sich für Sie als Versiche-rungsnehmerin?
- Können Sie während der Wiedereingliederung Urlaub nehmen?
- Welche Auswirkungen haben Betriebsferien auf Ihre Wiederein-gliederung?
- Welche Interventionsmöglichkeiten können Ihre Krankenversi-cherung und die Deutsche Rentenversicherung ausüben?
- Welche Unterstützungen erhalten Sie für den Aufbau einer neu-en beruflichen Perspektive?

6.1   Planen Sie Ihren Wiedereinstieg

Ja, ich hatte Angst um meinen Job aufgrund meines befristeten Arbeitsvertrages. Und ja, ich wollte es mir und allen anderen bewei-sen, dass ich belastungsfähig war. Der Krebs – nur ein Ausrutscher, eine körperliche Narbe als mahnende Erinnerung.

Ich bin ein Mensch, der in die Offensive geht. Zugegebenerma-ßen ist dies nicht immer eine vorteilhafte Eigenschaft. Bereits am 06. Oktober 2011 setzte ich mich mit meinem Team im Büro zusammen und sprach offen über die Situation. Taggleich telefonierte ich mit meinem Vorgesetzten, der leider nicht am Institut verfügbar war. Zur »Beschleunigung« der Prozesse bat ich unsere BEM-Beauftragte um ein sofortiges Gespräch. Die BEM-Beauftragte unterliegt der Ver-schwiegenheitspflicht, sodass ich auch bestimmte medizinische und persönliche Details ungefiltert erläutern konnte.

Im Verlauf der ersten Chemotherapiezyklen sprach ich ehrlich mit meiner behandelnden OÄ über meine Arbeitssituation. Parallel dazu suchte ich das persönliche Gespräch mit meinem Vorgesetz-ten. Nach Entbindung von der Verschwiegenheitspflicht telefonierten meine OÄ und mein Chef miteinander. Im Folgenden erstellte mir die Uniklinik am 12. Dezember 2011 eine individuelle Einschätzung zu meinem Gesundheitszustand und einer möglichen Arbeitsbelastung für meinen Arbeitgeber. Diese Unterlage reichte ich sowohl an unsere BEM-Beauftragte als auch meinen Vorgesetzten weiter.

Während meiner Akutbehandlung versuchte ich immer wieder, von zu Hause aus ein paar Aufgaben zu übernehmen. Der Jahresabschluss stand an. Ich wollte meinen Kollegen präsent bleiben. Überraschend erhielt ich unabhängig voneinander zwei Blumengrüße in der Weihnachtszeit: von meinem Vorgesetzten und den Kollegen. Dies spornte mich einerseits noch mehr an. Andererseits führte dies zu einem für mich negativen Teufelskreis. Geschwächt insbesondere während der letzten drei Zyklen der Chemotherapie arbeitete ich Excel-Tabellen aus, die teilweise gravierende Fehler enthielten, schrieb lückenhafte E-Mails. Langsam spürte ich innerlich meine ernste gesundheitliche Lage. Ich war nicht leistungsfähig. Punkt!

Suchen Sie frühzeitig das Gespräch mit Ihrem Arbeitgeber über einen möglichen Wiedereinstieg. Lassen Sie sich von einer Person Ihres Vertrauens begleiten. Dies dient auch der Beweissicherung im Rahmen getroffener Absprachen.

6.2 Spezielle Regelungen für kleine Unternehmen

So hart es klingt, auch für Ihren Arbeitgeber muss es weitergehen. Ihre bisherigen Aufgaben gilt es zu verteilen, ggf. neues Personal einzustellen und einzuarbeiten. Vornehmlich Kleinst- und Kleinunternehmen mit weniger als zehn bzw. weniger als 20 Beschäftigten trifft es hart, sobald ein Mitarbeiter plötzlich ausfällt. Und die meisten Arbeitnehmer werden in Deutschland in kleinen Unternehmen beschäftigt.[1]

Insbesondere bei kleinen Unternehmen besteht für Sie häufig in der Praxis nicht die Möglichkeit eines strukturierten Wiedereinstiegs in den Beruf, obwohl Ihr Arbeitgeber Ihnen dies anbieten muss (§ 84 Abs. 2 SGB IX[2]). Auch genießen Sie nicht den Kündigungsschutz (§ 622 BGB sowie § 89 Abs. 1 SGB IX bei Schwerbehinderten) im Vergleich zu größeren Unternehmen oder einer Anstellung im öffentlichen Bereich. Es gibt keinen Sie unterstützenden Betriebsrat. Die gesetzliche Kündigungsfrist beträgt mindestens vier Wochen (§ 622 Abs. 1 und Abs. 5 Nr. 2 BGB für Unternehmen mit weniger als 20 Beschäftigten), innerhalb der Probezeit mindestens zwei Wochen (§ 622 Abs. 3 BGB).

Seit dem 01. Januar 2006 nehmen kleine Unternehmen mit bis zu 30 Arbeitnehmern an einem gesetzlichen Umlageverfahren U1 (Lohnfortzahlung im Krankheitsfall) teil (§ 1 Aufwandsausgleichsge-

---

1 Vgl. im Internet: IfM Bonn (2015), Unternehmensbestand, Link: ▶ http://www. ifm-bonn.org/statistiken/unternehmensbestand/#, Stand: 06.02.2015.

2 SGB IX (Sozialgesetzbuch IX – Rehabilitation und Teilhabe behinderter Menschen): Ausfertigungsdatum: 19.06.2001. Das Neunte Buch Sozialgesetzbuch – Rehabilitation und Teilhabe behinderter Menschen – (Artikel 1 des Gesetzes vom 19.06.2001, BGBl. I S. 1046, 1047), das zuletzt durch Artikel 3 des Gesetzes vom 14.12.2012 (BGBl. I S. 2598) geändert worden ist.

setz – AAG).[3] Im Krankheitsfall eines Arbeitnehmers erhalten diese Unternehmen einen bestimmten Prozentsatz der Lohnfortzahlung von der Krankenkasse auf Antrag erstattet (§ 2 AAG). Diesen Prozentsatz können kleine Unternehmen durch einen Wahltarif erhöhen. Allerdings ist keine volle Erstattung durch die Krankenkassen möglich. Auch legen die Krankenkassen in ihren Satzungen ggf. individuelle prozentuale Erstattungen fest (§ 9 AAG).

Ja, Ihre Erkrankung kann Ihre berufliche, damit finanzielle, private und soziale Existenz bedrohen. Neben Ihrer Erkrankung kann es auch andere Gründe geben, warum es ggf. für Sie bei Ihrem bisherigen Arbeitgeber keine Perspektive gibt. Aber auch hier kann ein offenes beiderseitiges Gespräch Ihnen frühzeitig die Möglichkeit einer beruflichen Neuorientierung geben. Sehen Sie den Kampf um eine neue berufliche Orientierung auch als Investition in Ihr Leben nach der Erkrankung. Geben Sie sich nicht auf!

Vielleicht werden Sie auch positiv von Ihrem Arbeitgeber überrascht. Ich selbst arbeitete bis Ende 2010 in einem kleinen Familienbetrieb, wobei die Betonung zwischenmenschlicher Beziehungen auf der ersten Silbe »Familie« lag. Hierzu gehörten alle Höhen und Tiefen, auch in Krisenzeiten füreinander einzustehen.

Grundsätzlich muss Ihnen Ihr Arbeitgeber einen Eingliederungsprozess anbieten, wenn Sie länger als sechs Wochen innerhalb eines Jahres krankgeschrieben waren (§ 84 Abs. 2 SGB IX). Allerdings kann er in begründeten Ausnahmefällen, falls ihm bspw. unzumutbare Aufwendungen entstehen, hiervon abweichen (§ 81 Abs. 4 letzter Satz SGB IX). Inwieweit darüber hinaus eine praktische Umsetzung Ihnen in Ihrem vertrauten Arbeitsumfeld möglich ist, können in erster Linie Sie selbst am besten beurteilen.

Im Folgenden erläutere ich das in der Praxis häufig angewandte Modell der Wiedereingliederung, dass ich selbst ebenfalls in Anspruch nahm.

6.3   Das Hamburger Modell

Die stufenweise Wiedereingliederung ist eine Maßnahme, arbeitsunfähige Beschäftigte nach länger andauernder Krankheit schrittweise an die volle Arbeitsleistung heranzuführen (Raa zu SGB IX § 28 R2).

Sind sie Versicherungsnehmerin einer gesetzlichen Krankenversicherung, leitet sich Ihr Rechtsanspruch aus den § 74 SGB V bzw. § 28 SGB IX – dem sogenannten Hamburger Modell – für eine stufenweisen Wiedereingliederung ab. Aber auch die in einer privaten

---

3   AAG (Gesetz über den Ausgleich der Arbeitgeberaufwendungen für Entgeltfortzahlung): Aufwendungsausgleichsgesetz vom 22.12.2005 (BGBl. I S. 3686), das zuletzt durch Artikel 13 Absatz 6 des Gesetzes vom 12.04.2012 (BGBl. I S. 579, 599) geändert worden ist.

Krankenkasse versicherten Patientinnen können eine Wiedereingliederung im Rahmen des Hamburger Modells in Anspruch nehmen.

6.3.1 Die Beantragung

Es sind zwei Wege zu unterscheiden: Ich beschritt den Weg der Wiedereingliederung noch während meiner Akutbehandlung und vor der AHB. Aus diesem Grund führte die erste Station zu meinem Hausarzt. Mit diesem erstellte ich den Wiedereingliederungsplan.

Der zweite Weg eröffnet sich Ihnen während Ihrer AHB. Hier wird bereits geprüft, ob und ggf. wie sich Ihr Wiedereinstieg in den beruflichen Alltag gestalten kann. In Ihrer Reha-Klinik wird gemeinsam mit Ihnen ein Wiedereingliederungsplan erstellt. Daneben muss Ihre Reha-Einrichtung die Einschätzung über eine potenzielle Wiedereingliederung ausführlich gegenüber Ihrer Krankenkasse und der Deutschen Rentenversicherung dokumentieren.

Im Folgenden erläutere ich die möglichen Antragsszenarien.

6.3.2 Der Wiedereingliederungsplan vor bzw. ohne AHB

Gemeinsam mit Ihrem Arzt erarbeiten Sie einen Vorschlag für die zeitliche Abfolge und die gesamte Dauer der Wiedereingliederung: den Wiedereingliederungsplan. Das entsprechende dreiteilige Antragsformular erhalten Sie von Ihrem Hausarzt. Für Interessierte ein Link zum Muster: ▶ http://www.wende-verlag.de/dateien/2252.pdf.[4]

Meine AHB lag noch in der Bezugsdauer des Krankengeldes, sodass ich meinen Wiedereingliederungsplan direkt meiner Krankenkasse zusandte. Diese musste die Maßnahme genehmigen. Die Krankenkasse ist daran interessiert, dass Sie wieder in die Berufstätigkeit einsteigen und wird die Maßnahme in der Regel bewilligen. Ich telefonierte vorab mit dem Sachbearbeiter meiner Krankenkasse, erfragte die grundsätzliche Einstellung sowie die entsprechenden Kontaktdaten für eine zeitnahe Prüfung und Genehmigung. In aller Regel stimmt sich Ihre Krankenversicherung außerdem mit dem MDK ab (§ 275 SGB V).[5]

Weiterhin muss Ihr Arbeitgeber zustimmen. Hierfür ist der zweite Formularteil bestimmt. Er kann die Zustimmung verweigern. Eine Begründung Ihres Arbeitgebers ist nur dann erforderlich, falls Sie schwerbehindert oder von Schwerbehinderung bedroht sind

---

4   Vgl. im Internet: Wende Verlag Moderne Medien e.K. (2004), Maßnahmen zur stufenweisen Wiedereingliederung in das Erwerbsleben (Wiedereingliederungsplan), Link: ▶ http://www.wende-verlag.de/dateien/2252.pdf, Stand: 10.10.2014.
5   Vgl. auch Curtze u. Reinhold (2010), S. 17.

(§ 81 Abs. 1 SGB IX). Aufgrund Ihrer Krebserkrankung sind Sie jedoch mindestens von Schwerbehinderung im Verständnis des SGB IX bedroht. Weiterhin können Sie das Integrationsamt, den Betriebsrat, den BEM-Beauftragten hinzuziehen oder sich juristische Unterstützung von einem Fachanwalt suchen. Als Schwerbehinderte haben Sie jedoch einen Rechtsanspruch auf die Maßnahme (§ 81 Abs. 4 Satz 1 Nr. 1 SGB IX), sofern Ihr Hausarzt Ihnen eine gute Prognose für eine vollständige Arbeitsfähigkeit attestiert (§ 74 SGB V). Für die Deutsche Rentenversicherung bzw. die Bundesagentur für Arbeit sind die attestierte Arbeitsunfähigkeit und die Prognose des attestierenden Arztes entscheidend, der Sie zumindest für teilweise arbeitsfähig in absehbarer Zeit einschätzt.[6]

Die dritte Ausfertigung ist für Ihre Unterlagen bestimmt. So können Sie den geplanten Ablauf verfolgen. Das Dokument dient Ihnen auch als Orientierung, falls Sie von diesem Plan abweichen wollen, können oder müssen.

6.3.3   Einleitung der Wiedereingliederung durch Ihre Reha-Klinik

Um einen zeitnahen Anschluss Ihrer Wiedereingliederung an die AHB zu ermöglichen, leitet Ihre Reha-Klinik während Ihres Aufenthaltes das Prozedere ein. Dieser Service umfasst die Einholung der Zustimmung durch Ihren Arbeitgeber ebenso wie die Abstimmung mit Ihrem Hausarzt oder Betriebsarzt. Selbstverständlich müssen auch Sie als Versicherungsnehmerin zustimmen.

Die Beantragung der Wiedereingliederung umfasst das folgende Formularpaket (Link: ▶ http://www.deutsche-rentenversicherung.de/ BadenWuerttemberg/de/Inhalt/5_Services/04_formulare_antraege/03_ reha_einrichtungen/_DRVBW_Paket_Reha-Einrichtungen-Wiedereingliederung.html):[7]

-   G830: Informationen zur stufenweisen Wiedereingliederung für Ärzte und Sozialarbeiter der Rehabilitationseinrichtungen. Dieses Blatt ist für Ihre Reha-Klinik relevant.
-   G831: Stufenweise Wiedereingliederung. Kriterien zur Einleitung einer stufenweisen Wiedereingliederung für die Rehabilitationseinrichtung. Relevant ist die Checkliste für Ihre Reha-Klinik, aber auch Sie als Rehabilitandin sollten den Inhalt des Informationsblattes kennen.
-   G832: Informationsblatt zur stufenweisen Wiedereingliederung für die Versicherten. Lesen Sie sich als Patientin diese Unterlage

---

6   Vgl. Elsner, M. (2011), S. 128 sowie im Internet: Deutsche Rentenversicherung Regional (o.J.b), Vereinbarung zur Zuständigkeitsabgrenzung bei stufenweiser Wiedereingliederung
nach § 28 i. V. m. § 51 Abs. 5 SGB IX, Link: ▶ http://www.deutsche-rentenversicherung-regional.de/Raa/Raa.do?f=SGB9_28ANL1, Stand: 10.10.2014.

7   Vgl. im Internet: Deutsche Rentenversicherung Baden-Württemberg (2012-2015): Formularpaket Stufenweise Wiedereingliederung, Stand: 06.02.2015.

genau durch. Sie gibt Ihnen gut zusammengefasst Ihre Rechte und Pflichten während der Wiedereingliederungsmaßnahme wieder. Zudem erläutert sie Ihnen auf der dritten Seite noch einmal schematisch, wann welches Formular an wen weiterzuleiten ist.

- G833: Checkliste bei Arbeitsunfähigkeit im Zeitpunkt der Entlassung. Ihre Reha-Einrichtung unterzeichnet dieses Dokument. Gleichfalls ist es von Ihnen gegenzuzeichnen, sofern Sie der Unterrichtung Ihrer Krankenkasse zustimmen.
- G834: Stufenweise Wiedereingliederung in das Erwerbsleben (Stufenplan). Diese Unterlage ist von der Reha-Einrichtung, Ihnen als Versicherungsnehmerin und Ihrem Arbeitgeber auszufüllen und zu unterzeichnen.
- G838: Informationsblatt zur stufenweisen Wiedereingliederung für Arbeitgeber. Aus diesem Schreiben kann Ihr Arbeitgeber seine Rechte und Pflichten während der Wiedereingliederung entnehmen.
- G840: Beginnmitteilung zur Vorlage bei der Deutschen Rentenversicherung zur Weiterzahlung von Übergangsgeld nach § 51 Absatz 5 des Neunten Buches Sozialgesetzbuch (SGB IX). Ihr Hausarzt, Sie als Patientin und Ihr Arbeitgeber müssen Formularteile ausfüllen.
- G842: Folgebescheinigung oder Abschlussbescheinigung zur Vorlage bei der Deutschen Rentenversicherung zur Weiterzahlung von Übergangsgeld nach § 51 Absatz 5 des Neunten Buches Sozialgesetzbuch (SGB IX). Neben Ihrem behandelnden Hausarzt unterzeichnen Sie und Ihr Arbeitgeber Formularteile.

Die einzelnen Formularteile werden im Folgenden erläutert.

Zentrale Voraussetzungen für eine Wiedereingliederung sind, dass Sie von der Reha-Einrichtung arbeitsunfähig entlassen werden, aber eine stufenweise Wiedereingliederung in das Arbeitsleben als realistisch eingeschätzt wird. Ziel ist Ihre volle Arbeitsfähigkeit in absehbarer Zeit. Das Informationsblatt G831 (Link: ► http://www.deutsche-rentenversicherung.de/Allgemein/de/Inhalt/5_Services/04_formulare_und_antraege/_pdf/G0831.pdf)[8] enthält die für die Reha-Klinik zentralen Kriterien, anhand derer sie eine Wiedereingliederung einleiten soll.

Zentrales Dokument für Ihre Krankenkasse und die Deutsche Rentenversicherung stellt die Unterlage G833 – Checkliste bei Arbeitsunfähigkeit im Zeitpunkt der Entlassung (Link: ► http://www.deutsche-rentenversicherung.de/Allgemein/de/Inhalt/5_Services/04_formulare_und_antraege/_pdf/G0833.pdf)[9] – dar. Werden Sie arbeitsunfähig entlassen, befinden sich aber in einem Arbeitsverhält-

---

8   Vgl. im Internet: Deutsche Rentenversicherung (2014a): Stufenweise Wiedereingliederung. G831, Stand: 12.10.2014.

9   Vgl. im Internet: Deutsche Rentenversicherung (2013a): Checkliste bei Arbeitsunfähigkeit im Zeitpunkt der Entlassung. G833, Stand: 13.10.2014.

nis bzw. sind selbständig, muss die Reha-Einrichtung das Formular ausfüllen. Auf dieser Checkliste dokumentiert die Reha-Klinik ihre Einschätzung zur Wiedereingliederung. Insbesondere mögliche Ablehnungsgründe sind für Ihre Krankenversicherung und den Rentenversicherungsträger relevant. Das Formular G833 wird zusammen mit Ihrem Wiedereingliederungsplan Formular G834 (Link: ▶ http://www.deutsche-rentenversicherung.de/cae/servlet/contentblob/217658/publicationFile/42945/G0834.pdf)[10] spätestens am Tag der Entlassung von der AHB-Einrichtung an Ihre Krankenkasse und die Deutsche Rentenversicherung gefaxt. Sie als Versicherungsnehmerin erhalten eine Kopie der Unterlage G833 für Ihren Hausarzt und müssen der Weiterleitung an Ihre Krankenkasse schriftlich zustimmen. Sind Sie als Versicherungsnehmerin mit der Weiterleitung an Ihre Krankenkasse nicht einverstanden, füllt die Reha-Klinik auf dem Formular nur Namen, Versicherungsnummer und Entlassungstag aus und leitet die Unterlage G833 weiter (Raa zu SGB IX § 28 R.4.1.5).

Sofern eine Wiedereingliederung erfolgen soll, erhalten Sie als Versicherungsnehmerin, Ihr Hausarzt bzw. Betriebsarzt, Ihr Arbeitgeber und die Reha-Einrichtung eine Kopie des Wiedereingliederungsplans (Raa zu SGB IX § 28 R4.1.5). Sowohl Ihre Krankenkasse, Ihr Arbeitgeber als auch Sie als Versicherungsnehmerin müssen der Wiedereingliederung zustimmen. Hierfür ist eine Unterzeichnung der Vereinbarung zwischen Ihnen und Ihrem Arbeitgeber auf der Unterlage G834 »Wiedereingliederungsplan« notwendig. Das Dokument wird anschließend von Ihnen an Ihre Krankenkasse weitergeleitet, die ebenfalls zustimmen muss.

Von Ihrer Reha-Klinik sind Ihnen weiterhin die Informationsblätter G832 und G838 auszuhändigen. Das Formular G832 – Informationen zur stufenweisen Wiedereingliederung – (Link: ▶ http://www.deutsche-rentenversicherung.de/Allgemein/de/Inhalt/5_Services/04_formulare_und_antraege/_pdf/G0832.pdf?__blob=publicationFile&v=14)[11] ist für Sie als Versicherungsnehmerin bestimmt. Sehr gut aufbereitet enthält das Dokument G832 alle relevanten Informationen, Rechte und Pflichten für Sie als Versicherungsnehmerin während der Phase der Wiedereingliederung. Die zentralen Punkte erläutere ich im Folgenden noch einmal.

Mit dem Informationsblatt G838 wird Ihr Arbeitgeber über den Ablauf, seine Rechte und Pflichten betreffend die Wiedereingliederung informiert (Link: ▶ http://www.deutsche-rentenversicherung.de/Allgemein/de/Inhalt/5_Services/04_formulare_und_antraege/_pdf/G0838.pdf?__blob=publicationFile&v=11).[12] Leiten Sie dieses Informa-

---

10   Vgl. im Internet: Deutsche Rentenversicherung (2012a): Stufenweise Wiedereingliederung in das Erwerbsleben (Stufenplan). G834, Stand: 13.10.2014.

11   Vgl. im Internet: Deutsche Rentenversicherung (2014b): Informationen zur stufenweisen Wiedereingliederung. G832, Stand: 13.10.2014.

12   Vgl. im Internet: Deutsche Rentenversicherung (2014c): Informationen zur stufenweisen Wiedereingliederung. G838, Stand: 13.10.2014.

tionsblatt zusammen mit dem Formular G840 an Ihren Arbeitgeber weiter.

Um eine rechtzeitige Zahlung Ihres Übergangsgeldes zu gewährleisten, ist der Deutschen Rentenversicherung der Beginn Ihrer Wiedereingliederung mittels Formular G840 zu beweisen (§ 51 Abs. 5 SGB IX). Hierfür bestätigt zunächst Ihr Hausarzt vor Beginn der Wiedereingliederung, dass Sie weiterhin arbeitsunfähig sind. Im zweiten Schritt zeichnet Ihr Arbeitgeber nach Beginn der Wiedereingliederung deren rechtzeitigen Beginn gegen und informiert über die Höhe eines eventuell zu zahlenden Arbeitsentgeltes. Mit Ihrer Unterschrift bestätigen Sie im dritten Schritt die Höhe Ihrer Einkünfte. Anschließend leiten Sie das Formular G840 an die Deutschen Rentenversicherung zurück.

Auch wenn es nicht zu glauben ist, erhalten Sie von der Deutschen Rentenversicherung keinen Bewilligungsbescheid Ihrer Wiedereingliederung. Die Versicherung sieht diese Maßnahme als zentralen Bestandteil Ihrer medizinischen Rehabilitation und damit automatisch als Leistungsbestandteil (Raa zu SGB IX § 28 R4.1.5).

6.4 Der Ablauf

Ich versuchte den schnellen Weg: Innerhalb von zwei Monaten und noch während der Bestrahlung erhöhte ich in zweiwöchigen Etappen meine Arbeitszeit um jeweils zwei Stunden von ursprünglich zwei Stunden auf 7,8 Stunden pro Tag. Sie können Ihre Wiedereingliederung folglich auch beginnen, wenn Sie noch in der Akutbehandlungsphase sind.

Ging Ihrer Wiedereingliederung eine AHB voraus, ist die Wiedereingliederung spätestens vier Wochen (28 Tage) nach Entlassung aus der Reha-Klinik zu beginnen.[13] Medizinische oder andere Ausnahmen gibt es nicht mehr (Raa zu SGB IX § 28 R4.1.3.1). Fällt das Fristende auf einen Feiertag oder ein Wochenende, wird der nächste Werktag als Fristende angesetzt (§ 26 Abs. 3 SGB X). Regte Ihre Krankenkasse die Wiedereingliederung an und verzögerte sich die Bearbeitung respektive Prüfung bei der Deutschen Rentenversicherung über diese Vier-Wochen-Frist hinaus, geht dies zu Lasten der Deutschen Rentenversicherung (Raa zu SGB IX § 28 R4.2).

Solange die Zuständigkeitsprüfungen zwischen Ihrer Krankenkasse und der Deutschen Rentenversicherung laufen, erhalten Sie als Versicherungsnehmerin weiterhin Ihr Übergangsgeld durch die Deutsche Rentenversicherung gezahlt (Raa zu SGB IX § 28 R4.2).

---

13 Vgl. im Internet: § 2 Abs. 1 der Vereinbarung zur Zuständigkeitsabgrenzung bei stufenweiser Wiedereingliederung nach § 28 i. V. m. § 51 Abs. 5 SGB IX: Deutsche Rentenversicherung Regional (o.J.b), Vereinbarung zur Zuständigkeitsabgrenzung bei stufenweiser Wiedereingliederung nach § 28 i. V. m. § 51 Abs. 5 SGB IX, Link: ▶_http://www.deutsche-rentenversicherung-regional.de/Raa/Raa.do?f=SGB9_28ANL1, Stand: 10.10.2014.

Die Phase der Wiedereingliederung dauert vier bis acht Wochen, sollte maximal sechs Monate nicht überschreiten (Raa zu SGB IX § 28 R4.1.5). Eine Verlängerung kann auf Ihren Antrag bei Ihrer Krankenkasse und ggf. mit Zustimmung des MDK erfolgen.[14] Gemeinsam mit Ihrem Hausarzt legen Sie fest, wie lange die Maßnahme dauern soll und wie viele Stunden Sie täglich arbeiten. Sie sollten mindestens zwei Stunden pro Tag arbeiten können.[15]

Während der Wiedereingliederungsphase sind Sie noch arbeitsunfähig krankgeschrieben, d. h., sie können die Maßnahme jederzeit aus gesundheitlichen Gründen wieder abbrechen (Raa zu SGB IX § 28 R4.1.5.3). Ihr Arbeitgeber hat zudem keinen Anspruch auf Ihre Arbeitsleistung (Raa zu SGB IX § 28 R5). Allerdings besteht für Sie auch kein Urlaubsanspruch (Raa zu SGB IX § 28 R5.3.2 und R4.1.5.4). Bei einer Unterbrechung von mehr als sieben Tagen gilt die Wiedereingliederung als gescheitert (Raa zu SGB IX § 28 R4.1.5.4).[16] Allerdings kann es Ausnahmen von dieser Regelung geben, bspw. bei Betriebsferien über den Jahreswechsel. Insofern ist eine Einzelfallprüfung möglich (Raa zu SGB IX § 28 R4.1.5.4).

Auch Ihr Arbeitgeber, Ihr behandelnder Arzt, die Deutsche Rentenversicherung oder Ihre Krankenkasse können die Maßnahme jederzeit abbrechen (Raa zu SGB IX § 28 R4.1.5.3). Im Falle des Abbruchs sind sowohl Sie als Versicherungsnehmerin als auch Ihr Arbeitgeber verpflichtet, Ihre Krankenkasse und die Deutsche Rentenversicherung zu benachrichtigen (Raa zu SGB IX § 28 R4.1.5.3).

Die Wiedereingliederung endet insbesondere dann vorzeitig, wenn

- das Rehabilitationsziel erreicht ist und Sie als Versicherte Ihre Arbeit wieder vollzeitig (Vollbeschäftigte) bzw. eine Teilzeitbeschäftigung im bisherigen Umfang ausüben,
- Sie für die Maßnahme nicht (mehr) belastbar sind,
- ein Erfolg der Maßnahme nicht (mehr) zu erwarten ist oder
- am Ende der stufenweisen Wiedereingliederung Arbeitsausfall wegen Kurzarbeit eintritt oder
- die Maßnahme aus sonstigen Gründen beendet bzw. abgebrochen wird.

Wichtig ist für Sie insbesondere, dass Sie regelmäßig mindestens monatlich eine Verlängerung Ihrer Arbeitsunfähigkeit über das Formu-

---

14 Vgl. Curtze u. Reinhold (2010), S. 18 sowie § 275 SGB V.
15 Vgl. im Internet: § 2 Abs. 1 der Vereinbarung zur Zuständigkeitsabgrenzung bei stufenweiser Wiedereingliederung nach § 28 i. V. m. § 51 Abs. 5 SGB IX. Deutsche Rentenversicherung Regional (o.J.b), Vereinbarung zur Zuständigkeitsabgrenzung bei stufenweiser Wiedereingliederung nach § 28 i. V. m. § 51 Abs. 5 SGB IX, Link: ▶ http://www.deutsche-rentenversicherung-regional.de/Raa/Raa.do?f=SGB9_28ANL1, Stand: 10.10.2014.
16 Vgl. ebenfalls Curtze u. Reinhold 2010, S. 18.

lar G842[17] durch Ihren behandelnden Arzt bestätigen lassen müssen. Zudem haben Sie mit einer Ausfertigung der Unterlagen sowohl Ihren Arbeitgeber als auch die Deutsche Rentenversicherung hiervon zu unterrichten.

Sowohl das planmäßige Ende als auch ein möglicher Abbruch der Wiedereingliederung ist der Deutschen Rentenversicherung über das Formular G842 anzuzeigen. Bei einem vorzeitigen Abbruch müssen sowohl Ihr Hausarzt als auch Ihr Arbeitgeber diesen bestätigen und Ihr Arbeitgeber hierfür die Gründe anführen. Ein positives Beispiel kann sein, dass Sie Ihre Wiedereingliederung vorzeitig abbrechen, weil Sie bereits Ihre Reha-Ziele erreichen und wieder voll erwerbsfähig sind.

Weiterhin müssen Sie Ihre Krankenkasse über den Beginn, das (vorzeitige) Ende und ggf. den Abbruch der Wiedereingliederung informieren (Raa zu SGB IX § 28 R4.1.5). Die Deutsche Rentenversicherung überwacht nicht den Ablauf und ggf. eine Anpassung Ihrer Wiedereingliederung. Hier müssen Sie Ihren Arzt ansprechen. Lediglich eine Verlängerung der Maßnahme ist bei der Deutschen Rentenversicherung durch Ihren Hausarzt zu beantragen. Ggf. zieht die Deutsche Rentenversicherung weitere Gutachter zur Prüfung heran. Sie können nicht zwangsläufig davon ausgehen, dass die Maßnahme verlängert und Ihnen automatisch weiterhin Übergangsgeld gezahlt wird. Aus diesem Grund müssen Sie parallel Ihre Krankenkasse immer auf dem aktuellen Stand zu Ihrer Situation halten, sodass diese im konkreten Fall eventuell mit Krankengeld Ihre finanzielle Absicherung gewährleistet (Raa zu SGB IX § 28 R4.1.5).

6.4.1 Intervention durch Ihre Krankenkasse

Sofern eine Wiedereingliederung während der AHB nicht eingeleitet wurde, kann Ihre Krankenversicherung diese Maßnahme trotzdem bei der Deutschen Rentenversicherung »anregen« (Raa zu SGB XI § 28 R4.2). Voraussetzungen sind

- fortbestehende Arbeitsunfähigkeit von Ihnen als Versicherungsnehmerin und
- Anregung per Fax durch Ihre Krankenkasse innerhalb von 14 Tagen nach Ihrer Entlassung aus der Reha-Klinik bzw. nach Eingang der Checkliste (Formular G833) und
- Veränderungen in Ihren individuellen Verhältnissen.

In diesem Kontext muss Ihre Krankenversicherung neben einem Wiedereingliederungsplan sämtliche medizinischen Unterlagen für

---

17 Vgl. im Internet: Deutsche Rentenversicherung (2014d), Folgebescheinigung oder Abschlussbescheinigung zur Vorlage bei der Deutschen Rentenversicherung zur Weiterzahlung von Übergangsgeld nach § 51 Absatz 5 des Neunten Buches Sozialgesetzgebung (SGB IX). G842. Link: ▶ http://www.deutsche-rentenversicherung.de/Allgemein/de/Inhalt/5_Services/04_formulare_und_antraege/_pdf/G0842.pdf, Stand: 13.10.2014.

eine Prüfung einer Wiedereingliederung der Deutschen Rentenversicherung beibringen (Raa zu SGB IX § 28 R4.2). Der Rentenversicherungsträger prüft unverzüglich, ob sich die individuellen Verhältnisse änderten, die Wiedereingliederung innerhalb der Vier-Wochen-Frist erfolgen kann und durch die Wiedereingliederung die Rehabilitationsziele erreicht werden können. Mittels Formular G845 (nicht frei zugänglich) teilt die Rentenversicherung per Fax die Entscheidung Ihrer Krankenkasse mit. Während dieser Prüfungszeit erhalten Sie von Ihrer Krankenkasse das Übergangsgeld in gleicher Höhe bezahlt (Raa zu SGB IX § 28 R4.2).

Sie als Versicherungsnehmerin können der Anregung der Wiedereingliederung durch Ihre Krankenkasse zustimmen, diese aber auch ablehnen. Grundsätzlich ist Ihre Zustimmung schriftlich zu dokumentieren (§ 67 SGB X). Zu diesem Zweck erhalten Sie von Ihrer Krankenversicherung ein entsprechendes Formular zugesandt. Ein etwaiges Muster finden Sie bspw. unter ▶ http://www.bar-frankfurt.de/fileadmin/dateiliste/publikationen/arbeitshilfen/downloads/Arbeitshilfe_Wiedereingliederung.pdf.[18] Sollten Sie die Maßnahme ablehnen, entsteht Ihnen kein (finanzieller) Nachteil.[19]

6.4.2 Finanzielle Absicherung

Vom Ende der AHB bis zum Beginn Ihrer Wiedereingliederung erhalten Sie grundsätzlich weiterhin Übergangsgeld gezahlt (Raa zu SGB IX § 28 Anl1 § 5). Dieses wird jedoch erst rückwirkend überwiesen, sobald Sie der Rentenversicherung über das Formular G840 (Link: ▶ http://www.deutsche-rentenversicherung.de/Allgemein/de/Inhalt/5_Services/04_formulare_und_antraege/_pdf/G0840.pdf?__blob=publicationFile&v=10)[20] den planmäßigen Beginn Ihrer Wiedereingliederung bestätigten.

Während der Wiedereingliederung erhalten Sie (§ 74 SGB V, §§ 28, 51 Abs. 5 SGB IX)[21]:

— Krankengeld, falls der Anspruch noch nicht ausgeschöpft ist (§§ 74 und 44 ff. SGB V sowie § 51 Abs. 5 SGB IX),

— Übergangsgeld im Anschluss an eine AHB (§ 31 Abs. 1 Nr. 1 SGB VI), aus der Sie arbeitsunfähig mit mehr als drei Stunden täglich entlassen wurden oder auf eigenen Wunsch wieder arbeiten wollen,

---

18   Vgl. im Internet: Bundesarbeitsgemeinschaft für Rehabilitation (o.J.), S. 97, Stand: 14.10.2014.

19   Vgl. im Internet: Bundesarbeitsgemeinschaft für Rehabilitation (o.J.), S. 28, Stand: 14.10.2014.

20   Vgl. im Internet: Deutsche Rentenversicherung (2012b), Beginnmitteilung zur Vorlage bei der Deutschen Rentenversicherung zur Weiterzahlung von Übergangsgeld nach § 51 Absatz 5 des Neunten Buches Sozialgesetzbuch (SGB IX). G840, Stand: 08.12.2014.

21   Vgl. ebenfalls Delbrück, H. (2009), S. 212-213.

= Arbeitslosengeld I, falls Sie bereits durch die Krankenkasse ausgesteuert waren, weiterhin arbeitsunfähig waren und die Bundesagentur für Arbeit im Rahmen der Nahtlosigkeitsregelung gemäß § 145 Abs. 1 SGB III bereits ALG I zahlte. Hierzu verweise ich auf ein vielbeachtetes Urteil des BSG vom 21.03.2007 (Az.: B 11a AL 31/06 R)[22] sowie einen Diskussionsbeitrag des iqpr.[23]

= Übergangsgeld in Höhe des Krankengeldes, falls Sie bereits vor Beginn der Maßnahme Arbeitslosengeld I bezogen (§ 21 Abs. 4 SGB VI),

= Übergangsgeld in Höhe des ALG II, falls Sie bereits zuvor ALG II bezogen(§ 21 Abs. 4 SGB VI i. V. m. Raa zu SGB VI § 21 Abs.4 R4).

Wer letztendlich für die Zahlung des Übergangsgeldes während Ihrer Wiedereingliederung zuständig ist, regeln die Kostenträger untereinander (§§ 4 und 6 der Vereinbarung zur Zuständigkeitsabgrenzung bei stufenweiser Wiedereingliederung nach § 28 SGB IX i. V. m. § 51 Abs. 5 SGB IX).[24] Dies gilt insbesondere dann, wenn Sie von der Krankenkasse bereits ausgesteuert sind, über Ihren Rentenantrag noch nicht entschieden wurde und Sie im Rahmen der »Nahtlosigkeitsregelung« Arbeitslosengeld I beziehen. Während der Klärungsphase erhalten Sie von Ihrer Krankenkasse das Übergangsgeld in der Regel in gleicher Höhe wie während der AHB weiterhin gezahlt (§ 5 Vgl. § 2 Abs. 1 der Vereinbarung zur Zuständigkeitsabgrenzung bei stufenweiser Wiedereingliederung nach § 28 i. V. m. § 51 Abs. 5 SGB IX).[25]

Während Ihrer Wiedereingliederung bleiben Sie grundsätzlich sozialversichert (siehe hierzu ausführlich Kapitel »Sind Sie weiterhin sozialversichert?« (► Abschn. 9.4.2).

6.5   Noch ein paar praktische Tipps

Aus Sicht Ihres Arbeitgebers stellen Sie ihm Ihre Arbeitskraft während der Wiedereingliederung kostenlos zur Verfügung. Er muss Ihnen hierfür grundsätzlich kein Entgelt zahlen. Sofern Sie aber von Ihrem Arbeitgeber eine Aufstockung oder Teilzahlung erhalten, wird

22 Vgl. BSG, Urteil vom 21.03.2007, Az.: B 11a AL 31/06 R, in: NZS, 17. Jg. (2008), Heft 3, S. 160 -164.

23 Vgl. im Internet: iqpr (2007): Diskussionsbeitrag Nr. 24/2007. Link: ► http://www.reha-recht.de/fileadmin/download/foren/b/B_2007-24.pdf, Stand: 14.10.2014.

24 Vgl. im Internet: Deutsche Rentenversicherung Regional (o.J.b), Vereinbarung zur Zuständigkeitsabgrenzung bei stufenweiser Wiedereingliederung nach § 28 i. V. m. § 51 Abs. 5 SGB IX, Link: ► http://www.deutsche-rentenversicherung-regional.de/Raa/Raa.do?f=SGB9_28ANL1, Stand: 10.10.2014.

25 Vgl. im Internet: Deutsche Rentenversicherung Regional (o.J.b), Vereinbarung zur Zuständigkeitsabgrenzung bei stufenweiser Wiedereingliederung nach § 28 i. V. m. § 51 Abs. 5 SGB IX, Link: ► http://www.deutsche-rentenversicherung-regional.de/Raa/Raa.do?f=SGB9_28ANL1, Stand: 10.10.2014.

Ihnen dies auf Ihr Übergangsgeld angerechnet (Raa zu SGB VI § 21 Abs. 1 Nr. 1 und 2 R7).

Alternativ zu einem offiziellen Wiedereingliederungsverfahren können Sie Ihren stufenweisen Wiedereinstieg durch eine flexible befristete Gestaltung Ihrer vertraglichen Arbeitszeit umsetzen. Prüfen Sie ggf. mit Ihrem Arbeitgeber, Fallmanager, BEM-Beauftragten, ob Sie Alturlaub und/oder aufgebaute Überstunden verrechnen können. Bspw. könnten Sie befristet halbtags arbeiten und je einen halben Tag (Alt-)Urlaub nehmen. So entstehen Ihnen geringere finanzielle Einbußen, Sie zahlen wiederum vollständig Sozialversicherungsbeiträge.[26] Allerdings kann die psychische Belastung bei einem Scheitern und/oder Rezidiv entsprechend höher sein. Auch sind sämtliche bürokratischen Wege erneut zu gehen. Sie müssen dies letztendlich für sich entscheiden.

Bei Auszahlung eines Urlaubsanspruches während des Bezugs von Übergangsgeld verweise ich auf das Kapitel »Auswirkungen einer Auszahlung Ihres Urlaubsanspruchs beim Bezug von Übergangsgeld« (▶ Abschn. 10.2.2).

Ihrem Arbeitgeber können Sie Ihre Weiterbeschäftigung auch durch finanzielle Unterstützungen anpreisen, die im folgenden Kapitel erläutert werden.

6.6 Berufsfördernde Leistungen zur Teilnahme am Arbeitsleben

Ihr Anspruch auf berufsfördernde Leistungen aufgrund Ihrer Erkrankung leitet sich insbesondere aus § 33 SGB IX ab. Nach § 33 Abs. 2 SGB IX werden Sie als Frau besonders unterstützt. Wie für jede andere Leistung ebenfalls ist auch diese Maßnahme zu beantragen. Das Antragspaket erhalten Sie bspw. unter ▶ http://www.deutsche-rentenversicherung.de/Allgemein/de/Inhalt/5_Services/04_formulare_und_antraege/01_versicherte/03_reha/_DRV_Paket_Rehabilitation_Leistungen_zur_Teilhabe.html.[27] Aber auch Ihre Krankenversicherung oder die Bundesagentur für Arbeit kann Ihnen Antragsunterlagen zusenden. Unter ▶ http://www.arbeitsagentur.de/web/wcm/idc?IdcService=GET_FILE&dDocName=L6019022DSTBAI378491&RevisionSelectionMethod=Latest erhalten Sie verständlich seitens der Bundesagentur für Arbeit derartige Maßnahmen und das Procedere noch einmal erläutert.[28]

Unabhängig davon, bei welcher Institution Sie die Leistung beantragen, sind wiederum umfangreiche Nachweise (medizinische

---

26 Vgl. Delbrück (2009), S. 213.
27 Vgl. im Internet: Deutsche Rentenversicherung (2012–2015a), Antragspaket Leistungen zur Teilhabe am Arbeitsleben, Stand: 06.02.2015.
28 Vgl. im Internet: Bundesagentur für Arbeit (2012a), Merkblatt 12. Förderung der Teilhabe am Arbeitsleben für Arbeitnehmerinnen und Arbeitnehmer, Stand: 15.10.2014.

Unterlagen, Einkommensnachweise) sowie Informationen (bspw. Kontaktdaten Ihrer behandelnde Ärzte, Versicherungsnummern, Zeugnisse) von Ihnen beizufügen.

Sie können den Antrag bei jedem Leistungsträger einreichen (bspw. Deutsche Rentenversicherung, Bundesagentur für Arbeit, Ihre Krankenversicherung). Diese Institutionen klären selbständig untereinander, wer zuständig ist (§ 14 SGB IX).

Vorab sollten Sie sich jedoch mit Ihrem Arbeitgeber unter Hinzuziehung des Fallmanagers, BEM-Beauftragten, Integrationsamtes und ggf. Gleichstellungsbeauftragten beraten, welche Maßnahmen sinnvoll sind. Ziehen Sie auch Ihre behandelnden Ärzte hinzu. So können Sie einen fundierten Antrag einreichen mit entsprechend höheren Erfolgsaussichten.

Beispielsweise umfasst meine Tätigkeit fast ausschließlich Büroarbeiten. Ich könnte bspw. die Einrichtung eines Homeoffice-Arbeitsplatzes, eine spezielle Tastatur, einen Stehpult beantragen oder mir Unterstützung mittels Beratung durch einen Coach angedeihen lassen. Selbstverständlich müssen Sie zuerst die Leistung beantragen und können diese erst nach Bewilligung in Anspruch nehmen.

In Abhängigkeit der Zuständigkeit der jeweiligen Leistungsträger kann die Finanzierung bspw. durch die Deutsche Rentenversicherung (§ 9 Abs. 1 SGB VI i. V. m. § 6 Abs. 1 Nr. 4 SGB IX) oder die Bundesagentur für Arbeit (§§ 5 Nr. 2 und 3 SGB IX i. V. m. § 6 Abs. 1 Nr. 2 SGB IX) bzw. ggf. die gesetzliche Krankenversicherung (§ 5 Nr. 1 und 3 SGB IX i. V. m. § 6 Abs. 1 Nr. 1 SGB IX) erfolgen. Aber auch hier gilt: Die Leistungsträger stimmen sich untereinander selbständig ab.

Ziel aller dieser Maßnahmen ist die Aufnahme der Wiederbeschäftigung oder beruflichen Neuorientierung, falls Sie aufgrund Ihrer Erkrankung nicht mehr in Ihren alten Beruf zurückkehren können (§ 33 Abs. 1 SGB IX).

Grundsätzlich haben alle diese Leistungen Vorrang vor einer Erwerbsminderungsrente (§ 9 Abs. 1 Satz 2 SGB VI). Den ausführlichen Leistungsumfang können Sie §§ 33–38a SGB IX entnehmen. Beispielhaft seien hier angeführt:

- Ausbildungsmaßnahmen bzw. Weiterqualifizierungsmaßnahmen (§ 33 Abs. 3 Nr. 2, 2a, 3 SGB IX),
- Lehrgangs- und Prüfungskosten für die Weiterbildungsmaßnahme (§ 33 Abs. 7 Nr. 2 SGB IX),
- Kostenzuschuss an Ihren Arbeitgeber beim Umbau Ihres Arbeitsplatzes (§ 34 Abs. 1 Nr. 3 SGB IX),
- Einrichtung eines Homeoffice-Arbeitsplatzes (§ 33 Abs. 3 Nr. 1 SGB IX),
- Unterstützung von Coaching und Mentoring (§ 33 Abs. 6 Nr. 5, 6 und 7 SGB IX),
- Arbeitsassistenz durch andere Personen (§ 33 Abs. 8 Nr. 3 SGB IX),
- Gründungszuschüsse (§ 33 Abs. 3 Nr. 5 SGB IX),

- Zuschüsse für die Anschaffung eines PKW (§ 33 Abs. 8 Nr. 1 SGB IX),
- Eingliederungszuschüsse direkt an den Arbeitgeber (§ 34 Abs. 1 Nr. 2 SGB IX),
- Zuschüsse für die Anschaffung von Arbeitshilfen an den Arbeitgeber (§ 34 Abs. 1 Nr. 3 SGB IX),
- Kostenbeteiligung für den Erwerb des Führerscheins (§ 33 Abs. 8 Nr. 1 SGB IX).

Zum Leistungsumfang für die Beschäftigung in Behindertenwerkstätten oder ähnlichen Einrichtungen verweise ich Sie auf die §§ 39–43 SGB IX, da ich hier keine eigenen Erfahrungen sammeln konnte. Bspw. können geeignete Ausbildungsmaßnahmen finanziert werden oder dem entsprechenden Arbeitgeber ein Verlustausgleich gezahlt werden, falls die Vergütung für die Arbeitskraft höher liegt als der Verkaufspreis der Arbeitsergebnisse (Leistungen, Produkte etc.).

Während berufsbegleitender Maßnahmen erhalten Sie Übergangsgeld, sofern Sie kein Arbeitseinkommen oder nur ein geringeres Arbeitseinkommen erzielen (§§ 44 sowie 45 SGB IX). Das Übergangsgeld wird Ihnen je nach Zuständigkeit von der gesetzlichen Krankenversicherung, der Deutschen Rentenversicherung oder der Bundesagentur für Arbeit gezahlt. In der Regel ist der Leistungsträger für Sie verantwortlich, von dem Sie zuletzt Leistungen zum Lebensunterhalt bezogen.[29]

Die Dauer der Leistungen orientiert sich gemäß § 37 Abs. 1 und 2 SGB IX entsprechend am Zeitraum vergleichbarer Aus- und Weiterbildungsmaßnahmen. Individualentscheidungen sind möglich. Für Sie ist es empfehlenswert, in Ihrem Antrag bereits eine voraussichtliche Dauer anzugeben.

Auf einen wichtigen Punkt speziell für Brustkrebspatientinnen bzw. Frauen verweise ich: § 33 Abs. 2 SGB IX besagt:

> » Behinderten Frauen werden gleiche Chancen im Erwerbsleben gesichert, insbesondere durch in der beruflichen Zielsetzung geeignete, wohnortnahe und auch in Teilzeit nutzbare Angebote.

D. h., Sie erhalten zusätzliche gesetzlich fundierte Argumentationshilfen für Ihren Antrag gegenüber den jeweiligen Leistungsträgern (Krankenkasse, Rentenversicherung, Bundesagentur für Arbeit, Sozialkassen etc.) und ggf. auch gegenüber Ihrem Arbeitgeber. Stimmen Sie sich auch hier mit Ihrem Fallmanager, BEM-Beauftragten, dem Integrationsamt etc. vorab für eine gute Argumentation in Ihrem individuellen Fall ab. Bspw. kann dies eine verstärkende Begründung für Homeoffice oder die innerbetriebliche Versetzung sein.

Beschäftigt Ihr Arbeitgeber mindestens 20 festangestellte Mitarbeiter, ist er grundsätzlich gesetzlich zur Anstellung eines behin-

---

29   Vgl. Delbrück, H. 2009, S. 214.

derten Menschen verpflichtet (§ 71 Abs. 1 i. V. m. § 73 SGB IX). Sofern Sie sich für eine Teilzeitarbeit entscheiden, erfolgt auch hier die anteilige Anrechnung (§ 75 Abs. 2 SGB IX). Kommt der Arbeitgeber seiner Pflicht der Beschäftigung von Schwerbehinderten nicht nach, muss er gemäß § 77 SGB IX eine Ausgleichsabgabe an das zuständige Integrationsamt zahlen. Die Höhe dieser Abgabe ist allerdings verschwindend gering, stellt eher eine moralische Strafe dar. Bspw. muss Ihr Arbeitgeber lediglich € 105,00 zahlen, sofern er nur eine schwerbeschädigte Person zu beschäftigen hat (§ 77 Abs. 2 Nr. 1 SGB IX).

6.7   Exkurs: Befristete Reduzierung der Arbeitszeit

Nach Beendigung des betrieblichen Wiedereingliederungsmanagements reduzierte ich meine Arbeitszeit für ein halbes Jahr auf 80 %. Ich befristete die Reduzierung, um jederzeit wieder aufstocken zu können. Auch behielt ich die Fünf-Tage-Arbeitswoche bei, sodass ich den vollen Urlaubsanspruch aufrechterhielt.

Die Arbeit gab meinem Alltag wieder Struktur, Selbstbestätigung und soziale Kontakte. Ich wurde gebraucht! Hierfür gab ich alles. Langsam schmolzen die guten Vorsätze, die selbst auferlegten Reglementierungen dahin. Jedes Steinchen meines Lebens hatte ich umgedreht. Aber ich konnte mich nicht von ganz links nach ganz rechts bewegen. Meine innere Einstellung hierzu war nicht stimmig. Ich war noch immer ich, mit ein paar mehr Lebenserfahrungen.

Selbst die Grundlagenforschung fand keinen nachweisbaren Zusammenhang zwischen Stress und einer Krebserkrankung. Allerdings schwächt Stress Ihr Immunsystem und damit die Abwehrmechanismen Ihres Körpers. Wissenschaftlich fundiert sind diese Erkenntnisse, falls Ihre Krebserkrankung durch ein Virus verursacht wurde. Nach heutigem Forschungsstand gibt es die Krebspersönlichkeit jedoch nicht.[30] Trotzdem spielt die Psyche eine Rolle bei Ihrer Krebserkrankung. Auch Delbrück merkt hierzu an, dass ein Job nicht automatisch Brustkrebs erzeugt. Hingegen die Unterforderung von Geist und Seele, bspw. durch eine frühe Verrentung, könnte leiden und die Lebensqualität beeinflussen.[31]

6.8   Fazit: Testen Sie mit Chancen und Risiken

Basis der Wiedereingliederung bildet der Wiedereingliederungsplan, ggf. durch das Hamburger Modell. Die Wiedereingliederung kann jederzeit von Ihnen, während einer AHB, durch die Deutsche Rentenversicherung, Ihre Krankenkasse, durch Ihren Arbeitgeber oder Ihren

---

30   Vgl. bspw. Rensing u. Rippe (2009), S. 784-791; Lemogne et al. (2013), S. 1712-1720.
31   Vgl. Delbrück (2009), S. 207.

Hausarzt angestoßen werden. Während der Wiedereingliederung erhalten Sie in der Regel Krankengeld oder Übergangsgeld gezahlt. Ihnen eröffnet sich ein breites Spektrum von Möglichkeiten vom Wiedereinstieg in die alte Arbeitsaufgabe bis zur völligen beruflichen Neuorientierung. Alle Optionen sind mit einem umfangreichen Antragsprocedere verbunden. Da jeder Fall anders liegt, kann auch der einzelne Sachbearbeiter Ihrer Krankenversicherung, der Bundesagentur für Arbeit oder der Deutschen Rentenversicherung nicht immer alle Fakten berücksichtigen. Seien Sie hartnäckig, und holen Sie sich die Meinungen verschiedener Ansprechpartner ein. Erste Anregungen eröffnete Ihnen dieses Kapitel.

Schwerbehindertenausweis

Sandra Otto

S. Otto, *Brustkrebs – Hilfe im Bürokratie-Dschungel*,
DOI 10.1007/978-3-662-47072-5_7, © Springer-Verlag Berlin Heidelberg 2015

»Sie bekommen fünf Tage mehr Urlaub, sind vor Kündigungen besser geschützt!« 05. Oktober 2011: Mein Ehemann und ich saßen vor der Sozialarbeiterin des Brustzentrums der Universitätsklinik. Sie überreichte mir einen Antrag auf Schwerbehinderung, verwies auf die Vorteile. Schwerbehindert? Ich doch nicht! Verdammt, ich konnte noch selbst gehen. Diesen Stempel wollte ich mir nicht aufdrücken lassen. Ich zerriss den Antrag zu Hause.

Folgende Fragen sollen in diesem Kapitel beantwortet werden:
- Was bedeutet Schwerbehinderung?
- Wie erhalte ich den Antrag?
- Wer ist zuständig?
- Wie lange dauert die Bearbeitung?
- Welche Vorteile resultieren aus einem Schwerbehindertenstatus?
- Mit welchen Nachteilen können Sie als Betroffene konfrontiert werden?
- Welche Besonderheiten gelten für Brustkrebspatientinnen?
- Was muss Ihr Arbeitgeber wissen?
- Wie lange wird der Schwerbehindertenstatus aufrechterhalten?
- Welchen Einfluss hat die Verschlechterung Ihres Gesundheitszustandes?

7.1   Persönliche Voraussetzungen: Bin ich schwerbehindert?

Dieses Stigma setzte ich mit einem Todesurteil gleich. Ich werde nie wieder gesund. Im Therapieverlauf änderte ich langsam meine Einstellung: Ich wollte ehrlich verdiente Vorteile aus meiner verkürzten Lebenszeit ziehen. Zudem stellten sich finanzielle Belastungen durch Zuzahlungen für Medikamente, Perücke, Tücher, Hautpflegeprodukte, spezielle Nahrungsmittel, Tees, Fahrtkosten, freiwillige Behandlungen etc. ein. Parallel dazu hatte sich mein Einkommen auf das Krankengeldniveau reduziert. Auslöser für den Antrag bildete letztendlich die gesetzliche Definition der Schwerbehinderung nach § 2 Abs. 1 und 2 SGB IX:

 » Menschen sind behindert, wenn ihre körperliche Funktion, geistige Fähigkeit oder seelische Gesundheit mit hoher Wahrscheinlichkeit länger als sechs Monate von dem für das Lebensalter typischen Zustand abweichen und daher ihre Teilhabe am Leben in der Gesellschaft beeinträchtigt ist. Sie sind von Behinderung bedroht, wenn die Beeinträchtigung zu erwarten ist [...] Menschen sind [...] schwerbehindert, wenn bei ihnen ein Grad der Behinderung von wenigstens 50 vorliegt.

Meine Einschränkung – das Mammakarzinom – war nicht mit Gleichaltrigen vergleichbar. Dieser Fakt bewegte mich zum Umdenken!

Sie gelten dann als schwerbehindert, wenn Ihnen ein Grad der Behinderung (GdB) von wenigstens 50 % zuerkannt wird (§ 2 Abs. 2 SGB IX). Als Brustkrebspatientin können Sie von einem GdB von mindestens 50 % ausgehen,[1] verbunden mit der Berücksichtigung einer Heilungsbewährungsfrist (Anlage zu § 2 Versorgungsmedizin-verordnung (VersMedV)[2] Teil B Punkt 1 d) von fünf Jahren (Anlage zu § 2 VersMedV Teil b Punkt 14.1). Darüber hinaus wird Ihre Position als Frau explizit als besonders schutzwürdig vom Gesetzgeber ein-gestuft (§ 1 SGB IX).

Am 30. April 2012 stellte ich meinen Antrag auf Schwerbehinde-rung. Zuständig in meinem Wohnbereich war das Sozialamt/Sachge-biet Schwerbehindertenausweise.

7.2   Die Beantragung

Die Zuständigkeiten sind uneinheitlich über die Bundesländer hin-weg geregelt.[3] Die leichteste »Beschaffung« des Antrages erfolgt über das Internet. Beachten Sie bitte, dass jedes Bundesland eigene An-tragsformulare entwickelte. Beispielhaft für die Stadt Leipzig können Sie den Erstantrag unter folgendem Link erhalten:

▶ http://www.leipzig.de/buergerservice-und-verwaltung/aemter-und-behoerdengaenge/formulare/?tx_ewerkformsmanager_pi%5Bu-id%5D=11&tx_ewerkformsmanager_pi%5Baction%5D=download&tx_ewerkformsmanager_pi%5Bcontroller%5D=Form.[4]

Weiterhin können Sie den Antrag u. a. beziehen über:
- Sozialberater der Uniklinik, Reha-Einrichtung etc.
- Integrationsamt,
- Landratsamt,
- Versorgungsamt,
- Stadtverwaltung/Gemeindeverwaltung.

Neben Ihren persönlichen Angaben sind insbesondere Ihre Kranken-haus- und Reha-Aufenthalte sowie die behandelnden Ärzte der letz-ten fünf Jahre relevant. Im Kontext Ihrer Beschwerden sind von Ihnen die jeweiligen Institutionen und Ärzte anzuführen, die Sie aufsuchten bzw. aktuell noch konsultieren. Zudem entbinden Sie Ihre behandeln-den Ärzte von der Schweigepflicht.

1   Vgl. bspw. Delbrück, H. (2009), S. 193; Goldmann-Posch, U./Martin, R. R. (2012), S. 261, Stamatiadis-Smidt, H. (2006), S. 180-181.
2   Versorgungsmedizinverordnung (VersMedV): Verordnung zur Durchführung des § 1 Abs. 1 und 3, des § 30 Abs. 1 und des § 35 Abs. 1 des Bundesver-sorgungsgesetzes. Ausfertigungsdatum: 10.12.2008. Versorgungsmedizin-Verordnung vom 10.12.2008 (BGBl. I S. 2412), die zuletzt durch Artikel 1 der Verordnung vom 11.10.2012 (BGBl. I S. 2122) geändert worden ist.
3   Vgl. Curtze u. Reinhold (2010), S. 86.
4   Vgl. im Internet: Stadt Leipzig (2014), Antrag auf Feststellung der Schwerbe-hinderteneigenschaft und Gewährung von Leistungen nach dem Landesblin-dengeldgesetz (Erstantrag), Stand: 28.11.2014.

Fügen Sie dem Antrag folgende Unterlagen bei:
- sämtliche Ihnen vorliegende ärztliche Befunde, Epikrisen und Reha-Entlassungsberichte; dies verkürzt die Bearbeitungsdauer,
- aktuelles Passfoto für Ihren Schwerbehindertenausweis,
- ausführliche Beschreibung sämtlicher gesundheitlicher Einschränkungen, auch die nicht durch Ihre Brustkrebserkrankung verursacht wurden.

Insbesondere der letztgenannte Punkt ist relevant. Die Einschätzung Ihrer Behinderung basiert auf Basis der Versorgungsmedizinverordnung (VersMedV). Es erfolgt keine Aufaddierung der GdB, sondern die Begutachtung Ihrer Gesundheit in der Gesamtheit (Anlage zu § 2 Teil A Punkt 3a) VersMedV). So können Sie zu 100 % behindert sein, trotzdem aber voll berufs- oder erwerbsfähig sein.[5]

Der GdB richtet sich nach dem Zusammenwirken Ihrer sämtlichen Beschwerden. Ich erinnere an die Definition der Schwerbehinderung. Setzen Sie sich am besten mit Block und Stift in Ruhe mit Ihrem Ehepartner/Lebenspartner, Ihrer besten Freundin oder einer anderen Person Ihres Vertrauens zusammen, die Sie regelmäßig im Alltag erlebt. Überlegen Sie gemeinsam, wann Sie im Alltag Beeinträchtigungen verspüren, sei es im Job, im Sport, bei der Freizeitgestaltung im Haushalt, am Schreibtisch, beim Einkaufen. Dabei müssen diese Erschwernisse nicht nur aus Ihrem Krebsleiden verursacht sein. Unabhängig davon können Sie aufgrund früherer Erkrankungen, Unfälle, Operationen Beeinträchtigungen verspüren.

In meinem Fall verursachte mir bereits ein angeborener Wirbelsäulenschaden seit jeher Probleme, sowohl bei meiner Bürotätigkeit überwiegend im Sitzen als auch beim Studium, beim schweren Heben während des Einkaufens, beim langen Stehen bspw. in Museen oder in Warteschlangen, in Bus und Bahn, beim Tragen eines Rucksacks, beim längeren Brustschwimmen (Stichwort: »Einschränkung der Aktivitäten«) etc. Durch meine Chemotherapien verstärkten sich die Knochenschmerzen noch.

Durch die Erkrankung neu kamen bei mir bspw. extreme Konzentrationsprobleme (Stichwort: »Störungen … die für das Lebensalter untypisch sind«) beim Lesen, Schreiben, Gesprächen, Diskussionen verbunden mit schmerzhafter Lichtempfindlichkeit der Augen hinzu sowie ein Kribbeln in Finger- und Zehenspitzen (Polyneuropathie), Müdigkeit (Fatigue), Kopfschmerzen, die leider noch nicht wesentlich gelindert werden konnten. Insbesondere bei meiner Bürotätigkeit behindert mich die Taubheit in den Fingerspitzen beim Schreiben auf der Tastatur, dem Bedienen des Telefons oder eines Touchpads. So benötige ich wesentlich länger, kann nicht mehr »blind« schreiben, muss häufiger korrigieren. Dieses Taubheitsgefühl in den Fingerspitzen erschwert mir bspw. auch den Kauf einer Fahrkarte am Automaten mit Touchscreen (Stichwort: »Teilhabe am Leben in der Gesell-

---

5   Vgl. Delbrück (2009), S. 197.

schaft«). Aber auch die immer wieder auftretende Müdigkeit und die Kopfschmerzen schränken meine Leistungsfähigkeit im Beruf und Alltag wesentlich ein.

Panikattacken im Hinblick auf Todesangst und das Kreisen der Gedanken um das Thema Sterben liegen bei jeder von uns in unterschiedlicher Ausprägung vor.

Über die Anlage zur VersMedV wird festgelegt, welche Faktoren bei der Einschätzung Ihres GdB durch die begutachtenden Ärzte zu beurteilen sind. Bspw. sind explizit seelische Leiden (Anlage zu § 2 VersMedV Teil A Punkt 2 i), aber auch körperliche Schmerzen (Anlage zu § 2 VersMedV Teil A Punkt 2 j) neben der eigentlichen Erkrankung zu berücksichtigen. Jede Einschätzung unterliegt letztendlich Ihrer individuellen Situation und einem Ermessen der jeweiligen Gutachter (Anlage zu § 2 VersMedV Teil A Punkt 2 d).

Die Anlage zur Versorgungsmedizinverordnung weist Ihnen unter Teil B Punkt 14.1 Anhaltspunkte für die Ermittlung des GdB bei Brustkrebs aus. Beispielhaft an meinem Fall wurde zunächst eine brusterhaltende Operation ohne Wiederaufbau linksseitig vorgenommen (GdB 0–20 %), die Tumorklassifikation ergab Typ 1 pN0 M0 (GdB 50 %). Weiterhin wurden mir Lymphknoten entnommen, die meine Armbeweglichkeit einschränkten. Derartige Funktionsbeeinträchtigungen werden gesondert berücksichtigt. Hinzu kam noch mein Wirbelsäulenleiden. So erhielt ich bei meiner Ersterkrankung einen GdB von 80 % zugewiesen. In Ihrem Feststellungsbescheid wird Ihnen mitgeteilt, welche Faktoren bei der Einstufung Ihres GdB berücksichtigt wurden bzw. welche Einschränkungen nicht als Funktionseinschränkungen anerkannt wurden.

Planen Sie mit einer Bearbeitungsdauer von bis zu sechs Monaten. Ihr Schwerbehindertenstatus wird Ihnen rückwirkend mit dem Datum des Antragseingangs bei der zuständigen Behörde bewilligt. Ich empfehle Ihnen, circa eine Woche nach Absendung telefonisch oder per E-Mail den Eingang anzufragen und ggf. eine Telefonnotiz anzufertigen.

Den Feststellungsbescheid erhielt ich am 28. Juni 2012 zugesandt. In meinem Fall betrug die Bearbeitung knapp zwei Monate. Der 07. Mai 2012 galt als Beginn der Gültigkeit meiner Schwerbehinderung.

Seit dem 01. Januar 2013 gibt es den Schwerbehindertenausweis im Bankkartenformat. Bis zum 31. Dezember 2014 können die Bundesländer auf das neue Format umstellen. Ab dem 01. Januar 2015 wird der Schwerbehindertenausweis nur noch als Scheckkarte ausgestellt. Alle bis zu diesem Stichtag ausgestellten grünen Papierausweise behalten bis zu ihrem Ablauf ihre Gültigkeit. Ein Faltblatt hierzu ist für Sie kostenlos beim Bundesministerium für Arbeit und Soziales (BMAS) unter ▶ http://www.bmas.de/DE/Service/Publikationen/a747-schwerbehindertenausweis.html erhältlich.[6]

---

6   Vgl. im Internet: BMAS Öffentlichkeitsarbeit und Internet (2013a), Faltblatt Schwerbehindertenausweis, Stand: 04.09.2014.

7.3   Klassifizierung und Dauer des Schwerbehindertenstatus

Zunächst wird Ihnen der Status nur befristet – in der Regel für fünf Jahre in Abhängigkeit des Tumorstadiums und Organverlustes – zuerkannt (Anlage zu § 2 VersMedV Teil B Punkt 14.1). Nach Ablauf der Fünfjahresfrist findet nur noch Ihr Brustverlust Anerkennung: ein GdB von 30 % bei Verlust einer Brust bzw. von 40 % bei beidseitiger Mastektomie. Sofern Sie sich für einen Wiederaufbau der Brust entschieden, kann Ihnen ein GdB zwischen 10 % und 40 % weiterhin zuerkannt werden (Anlage 2 zu § 2 VersMedV Teil B Punkt 14.1). Bei einem Rezidiv oder vorhandenen Metastasen während oder nach dieser Fünf-Jahres-Frist tritt eine neue Heilbewährungsperiode in Kraft (Anlage zu § 2 VersMedV Teil A Punkt 7 b). Im Rahmen der Heilungsbewährung wird von Amts wegen geprüft, wie sich Ihre Situation nach Ihrer akuten Krebsbehandlung entwickelte (Anlage zu § 2 VersMedV Teil B Punkt 1 b). Beachten Sie bitte den Hinweis auf die Überprüfung der Heilungsbewährung in Ihrem Feststellungsbescheid. Ungefähr ein Jahr vor Ablauf Ihres Schwerbehindertenausweises wird das Versorgungsamt auf Sie zukommen und Ihren Gesundheitszustand erneut prüfen. Halten Sie Ihre medizinischen Unterlagen auf dem aktuellsten Stand, sodass Sie diese vorlegen und die Bearbeitung beschleunigen können. Ggf. wird Sie das Versorgungsamt auch zu einem medizinischen Gutachter senden. In Ausnahmefällen kann Ihnen der Schwerbehindertenausweis auch unbefristet ausgestellt werden, wenn sich Ihr Gesundheitszustand voraussichtlich nicht mehr verbessern wird (§ 6 Abs. 2 (Schwerbehinderten-Ausweisverordnung – SchwbAwV[7]).

Neben dem GdB und der Befristung Ihres Status können der Feststellungsbescheid und Ihr Schwerbehindertenausweis spezielle Merkzeichen enthalten (§ 1 Abs. 4 i. V. m. § 3 SchwbAwV), falls Sie bspw. neben Ihrer Brustkrebserkrankung mit weiteren Einschränkungen leben. Gemäß § 3 SchwAwV können folgende Merkzeichen auf der Rückseite Ihres Ausweises angeführt sein:

- aG, wenn der schwerbehinderte Mensch außergewöhnlich gehbehindert im Sinne des § 6 Abs. 1 Nr. 14 des Straßenverkehrsgesetzes (StVG)[8] oder entsprechender straßenverkehrsrechtlicher Vorschriften ist (Status für den »blauen« Parkschein),
- H, wenn der schwerbehinderte Mensch hilflos im Sinne des § 33b EStG oder entsprechender Vorschriften ist,

---

7   SchwbAwV (Schwerbehindertenausweisverordnung): Ausfertigungsdatum: 15.05.1981. Schwerbehindertenausweisverordnung in der Fassung der Bekanntmachung vom 25.07.1991 (BGBl. I S. 1739), die zuletzt durch Artikel 1 der Verordnung vom 07.06.2012 (BGBl. I S. 1275) geändert worden ist.

8   StVG (Straßenverkehrsgesetz): Ausfertigungsdatum: 03.05.1909. Straßenverkehrsgesetz in der Fassung der Bekanntmachung vom 05.03.2003 (BGBl. I S. 310, 919), das zuletzt durch Artikel 1 des Gesetzes vom 28.11.2014 (BGBl. I S. 1802) geändert worden ist.

- BI, wenn der schwerbehinderte Mensch blind im Sinne des § 72 Abs. 5 des SGB XII oder entsprechender Vorschriften ist,
- GI, wenn der schwerbehinderte Mensch gehörlos im Sinne des § 145 SGB IX ist,
- RF, wenn der schwerbehinderte Mensch die landesrechtlich festgelegten gesundheitlichen Voraussetzungen für die Befreiung von der Rundfunkgebührenpflicht erfüllt,
- Kl., wenn der schwerbehinderte Mensch die im Verkehr mit Eisenbahnen tariflich festgelegten gesundheitlichen Voraussetzungen für die Benutzung der 1. Wagenklasse mit Fahrausweis der 2. Wagenklasse erfüllt,
- G, wenn der schwerbehinderte Mensch in seiner Bewegungsfähigkeit im Straßenverkehr erheblich beeinträchtigt im Sinne des § 146 Absatz 1 Satz 1 SGB IX oder entsprechender Vorschriften ist,
- B berechtigt Sie zur Mitnahme einer Begleitperson im Sinne des § 146 Abs. 2 SGB IX.

In Ihrem Feststellungsbescheid sind die Merkzeichen ausführlich erläutert.

7.4 Mögliche Vorteile eines Schwerbehindertenstatus

»Sonderbehandlungen« durften Sie bereits vor Ihrer Krebserkrankung im Alltag erleben, bspw. spezielle Sitzplätze in öffentlichen Verkehrsmitteln, Sonderparkrechte, Eintrittsermäßigungen. Jetzt sind Sie selbst mit der Situation konfrontiert. Viele Sonderstellungen sind Ihnen bisher nicht bekannt gewesen, einige entpuppen sich bei genauerer Analyse nicht unbedingt als Vorteil.

7.4.1 Kfz-Finanzierungshilfe

Sofern Sie berufstätig sind, können Sie eine Kfz-Finanzierungshilfe nach § 20 Schwerbehinderten-Ausgleichsabgabeverordnung (SchwbAV)[9] i. V. m. Kraftfahrzeug-Hilfeverordnung (KfzHV)[10] beantragen.

---

9 SchwbAV (Schwerbehinderten-Ausgleichsabgabeverordnung): Ausfertigungsdatum: 28.03.1988. Schwerbehinderten-Ausgleichsabgabeverordnung vom 28.03.1988 (BGBl. I S. 484), die zuletzt durch Artikel 7 des Gesetzes vom 22.12.2008 (BGBl. I S. 2959) geändert worden ist.
10 KfzHV (Kraftfahrzeughilfe-Verordnung – Verordnung über Kraftfahrzeughilfe zur beruflichen Rehabilitation): Ausfertigungsdatum: 28.09.1987. Kraftfahrzeughilfe-Verordnung vom 28.09.1987 (BGBl. I S. 2251), die zuletzt durch Artikel 117 des Gesetzes vom 23.12.2003 (BGBl. I S. 2848) geändert worden ist.

Vor dem Erwerb eines Fahrzeugs stellen Sie bei Ihrer zuständigen Agentur für Arbeit oder Ihrem Rentenversicherungsträger (§ 1 KfzHV) einen Antrag (§ 10 KfzHV). Das Formularpaket finden Sie bspw. unter dem Link ▶ http://www.deutsche-rentenversicherung.de/Allgemein/de/Inhalt/5_Services/04_formulare_und_antraege/01_versicherte/03_reha/_DRV_Paket_Rehabilitation_Kraftfahrzeughilfe.html:[11]

- G100 »Antrag auf Leistungen zur Teilhabe für Versicherte – Rehabilitationsantrag« ist von Ihnen auszufüllen. Hierbei setzen Sie auf der ersten Seite ein Kreuz beim Punkt 1 Kraftfahrzeughilfe (§ 33 Absatz 8 Nummer 1 SGB IX).

- G103 »Informationen zum Antrag auf Leistungen zur Teilhabe – Rehabilitationsantrag« dient Ihrer Information. Unter 3.6 finden Sie die zentralen Hinweise zur Beantragung der Kfz-Hilfe.

- G105 »Anlage zum Antrag auf Leistungen zur Teilhabe bei grenzüberschreitenden Fällen« ist von Ihnen als Versicherungsnehmerin auszufüllen, sofern Sie Leistungen aus dem Ausland beziehen oder im Ausland Sozialversicherungsbeiträge zahl(t)en.

- G140 »Anlage zum Antrag auf Kraftfahrzeughilfe« ist von Ihnen auszufüllen.

- G141 »Bescheinigung der örtlichen Behörde und des Arbeitgebers zum Antrag auf Kraftfahrzeughilfe« ist von Ihrem Arbeitgeber und der örtlichen Behörde, bspw. Gemeinde- oder Stadtverwaltung, auszustellen. Letztgenannte bescheinigt Ihnen die Entfernung zwischen Wohnung und Arbeitsstätte sowie die Verfügbarkeit öffentlicher Verkehrsmittel.

- R870 »Ermittlungsfragebogen gemäß §§ 116–119 SGB X, §§ 1542, 640 RVO[12], § 110 SGB VII[13]« ist von Ihnen auszufüllen, sofern Ihre Behinderung durch einen Unfall verursacht wurde.

- Die Formulare zur Erstellung von ärztlichen Befundberichten erhalten Sie bei dem jeweils zuständigen Rentenversicherungsträger, da diese Formulare noch nicht einheitlich abgestimmt sind (Stand: 26.11.2014).

Die Kfz-Finanzierungshilfe kann Ihnen als Zuschuss oder Darlehen gewährt werden (§ 2 KfzHV). Hierdurch werden Sie bei der Beschaffung eines Neuwagens unterstützt, können aber ebenfalls ein gebrauchtes Fahrzeug erwerben, sofern dessen Wert mindestens 50 %

---

11   Vgl. im Internet: Deutsche Rentenversicherung (2012–2015b), Antragspaket Kraftfahrzeughilfe (Kfz), Stand: 06.02.2015.

12   RVO (Reichsversicherungsordnung): Ausfertigungsdatum: 19.07.1911. Reichsversicherungsordnung in der im Bundesgesetzblatt Teil III, Gliederungsnummer 820-1, veröffentlichten bereinigten Fassung, die zuletzt durch Artikel 7 des Gesetzes vom 23.10.2012 (BGBl. I S. 2246) geändert worden ist.

13   SGB VII (Sozialgesetzbuch VII – Gesetzliche Unfallversicherung): Ausfertigungsdatum: 07.08.1996. Das Siebente Buch Sozialgesetzbuch Gesetzliche Unfallversicherung – (Artikel 1 des Gesetzes vom 07.08.1996, BGBl. I S. 1254), das durch Artikel 7 des Gesetzes vom 23.12.2014 (BGBl. I S. 2462) geändert worden ist.

des Neuwagenpreises entspricht (§ 4 Abs. 3 KfzHV). Der maximale Zuschuss ist auf € 9.500,00 ohne ggf. notwendigen Umbau begrenzt (§ 5 Abs. 1 i. V. m. § 7 KfzHV). Unter Umständen kann Ihnen auch ein höherer Betrag gefördert werden (§ 5 Abs. 2 KfzHV). Die Zuschusshöhe wird ebenfalls von Ihrem Einkommen abhängig gemacht (§ 6 KfzHV). Sofern Ihr monatliches Einkommen € 2.130,00 übersteigt, erhalten Sie keinen Zuschuss (Stand: 2015). Je Familienangehörigen, den Sie unterhalten, bspw. Kinder, werden € 345,00 pro Monat von der Einkommensgrenze abgezogen (Stand: 2015).

7.4.2 Steuerliche Vergünstigungen

Für eine Haushaltshilfe ist ein Steuerabzug nach § 35a Abs. 2 EStG möglich. Es können 20 % – maximal € 4.000,00 pro Jahr – steuerermäßigend geltend gemacht werden, sofern Ihr GdB mindestens 50 % beträgt, d. h. die Schwerbehinderteneigenschaft festgestellt wurde.

Sofern Ihr GdB mindestens 25 % beträgt, sieht § 33b Abs. 3 EStG bestimmte Pauschbeträge für den Abzug vor (§ 33b Abs. 2 Nr. 1 und 2 EStG), die ◘ Tab. 7.1 zeigt.

Für hilflose und blinde Menschen erhöht sich der Pauschbetrag auf € 3.700,00 pro Jahr (§ 33b Abs. 3 Satz 3 EStG).

Sofern Sie von einer Person gepflegt werden (bspw. Ehepartner, Lebenspartner, Kinder, Freunde, Bekannte, Verwandte) und diese Person dadurch keine Einnahmen erzielt, kann die pflegende Person einen Pflegepauschbetrag von € 924,00 anstelle der Steuerermäßigung nach § 33 EStG in ihrer Steuererklärung als Abzug geltend machen (§ 33b Abs. 6 EStG). Berücksichtigen sollte die pflegende Person hier die Belastungsgrenzen nach § 33 EStG. Ggf. kann die tatsächliche Zusatzbelastung durch die Pflege höher sein als der Pauschalbetrag von € 924,00. Im Zweifelsfall geben Sie alle Belastungen in der Steuererklärung detailliert an. Diese Ausgaben müssen durch Quittungen

◘ Tab. 7.1 Pauschbeträge für den Steuerabzug nach § 33b Abs. 2 Nr. 1 und 2 EStG

GdB (%)	Pauschbetrag
25 und 30	€ 310,00
35 und 40	€ 430,00
45 und 50	€ 570,00
55 und 60	€ 720,00
65 und 70	€ 890,00
75 und 80	€ 1060,00
85 und 90	€ 1230,00
95 und 100	€ 1420,00

etc. nachgewiesen werden. Dies ist unter Umständen für die pflegende Person sehr zeitaufwendig.

Sind Sie weiterhin berufstätig, können Sie die Kosten für Heimfahrten und für Fahrten zwischen Wohnung und Arbeitsstätte in Höhe der tatsächlichen Aufwendungen absetzen, sofern Ihr GdB mindestens 70 % beträgt oder zwischen 50 % und 70 % liegt und Ihre Bewegungsfähigkeit im Straßenverkehr (Merkzeichen G) erheblich eingeschränkt ist (§ 9 Abs. 2 i. V. m. § 9 Abs. 1 Nr. 4 EStG).

Bei einem GdB von 100 % eröffnet Ihnen der Gesetzgeber einen Freibetrag in Höhe von € 41.000,00 bei der Erbschafts- und Schenkungssteuer nach § 13 Abs. 1 Nr. 6 Erbschaftsteuer- und Schenkungsteuergesetz (ErbStG).[14] Hierbei muss es sich für Sie um ein Erbe Ihrer Eltern, Adoptiveltern, Stiefeltern, Großeltern handeln. Bei größerem Vermögen gilt eine Steuerermäßigung.

7.4.3   Arbeitsrechtliche Vergünstigungen

Sind Sie als Schwerbehinderte anerkannt, beträgt Ihr GdB mindestens 50 %. Dann profitieren Sie im beruflichen Kontext von folgenden wesentlichen Aspekten:

- besonderer Kündigungsschutz: Voraussetzung ist, dass Sie mindestens sechs Monate im Unternehmen beschäftigt waren (§ 90 Abs. 1 Nr. 1 SGB IX). Aber bedenken Sie auch mögliche Nachteile (Ausführlicher hierzu Kapitel »ABER: Wie reagiert der Arbeitsmarkt? – Aspekte zum Nachdenken«, ▶ Abschn. 7.5).
- behindertengerechte Einrichtung Ihres Arbeitsplatz, bspw. bei Lymphödem eine spezielle Tastatur oder Maus (§ 33 Abs. 8 Nr. 5 SGB IX),
- ggf. Lohnzuschüsse als Eingliederungszuschüsse (§ 34 Abs. 1 Nr. 2 sowie Abs. 3 SGB IX),
- fünf Arbeitstage mehr Urlaub (§ 125 SGB IX), für Lehrer eine geringere Wochenstundenzahl,
- Überstundenbefreiung auf Antrag (§ 124 SGB IX),
- früherer Eintritt in die Rente (§ 37 SGB VI).

7.4.4   Finanzielle Ermäßigungen im Alltag

Ebenfalls ab einem GdB von 50 % können Sie folgende Erleichterungen erfahren:

- Vergünstigungen bei Eintritten für Kino, Museen, Fußball etc.,
- Ermäßigungen bei Mitgliedschaften bspw. im ADAC, (Sport-) Verein, Bibliotheken,

---

14 Erbschaftsteuer- und Schenkungsteuergesetz (ErbStG): Ausfertigungsdatum: 17.04.1974. Erbschaftsteuer- und Schenkungsteuergesetz in der Fassung der Bekanntmachung vom 27.02.1997 (BGBl. I S. 378), das zuletzt durch Artikel 30 des Gesetzes vom 26.06.2013 (BGBl. I S. 1809) geändert worden ist.

- gesonderte Festnetztarife bspw. der Telekom, Mobilfunk- und Internettarifen diverser Anbieter, bspw. Vodafone,
- Reduzierung von (Fern-) Studiengebühren,
- BahnCard 50 zum halben Preis (hier Beantragung nur am Bahnschalter möglich),
- Ermäßigungen bei Flügen, bspw. der Lufthansa,
- Ermäßigung bei Kurtaxen,
- Befreiung Rundfunkgebührenpflicht, nur in Verbindung mit bestimmten Kennzeichen (§ 4 Rundfunkbeitragsstaatsvertrag (RBStV)[15]).

7.4.5 Vorzeitige Verfügung über (Bau-) Sparguthaben

Sofern Ihr GdB oder der Ihres Ehepartners 100 % beträgt, können Sie ggf. früher prämienunschädlich über Bausparguthaben vor Ablauf der Sieben-Jahres-Frist bzw. über andere Sparguthaben verfügen (§ 2 Abs. 1 i. V. m. § 2 Satz 4 bzw. Abs. 3 Nr. 3 WoPG (Wohnungsbau-Prämiengesetz)[16]; § 9 WoPDV (Verordnung zur Durchführung des Wohnungsbau-Prämiengesetzes)[17]; § 4 Abs. 4 Nr. 1 und § 14 Abs. 4d Fünftes VermBG (Fünftes Vermögensbildungsgesetz[18])).

Voraussetzung ist, dass Sie Ihren Vertrag vor Feststellung der Schwerbehinderung abschlossen. Senden Sie ein formloses Schreiben an Ihre Bausparkasse bzw. Ihr Kreditinstitut und beantragen Sie die vorzeitige Auflösung unter Nachweis Ihrer Schwerbehinderung. Bei einem GdB von 100 % unterstellt der Gesetzgeber in diesen Fällen eine vollständige Erwerbsunfähigkeit von Ihnen bzw. Ihrem Ehepartner (§ 2 Abs. 2 WoPG).

---

15 Vgl. im Internet: Rundfunkbeitragsstaatsvertrag (RBStV), Rundfunk Berlin-Brandenburg: Rundfunkfinanzierung. Rundfunkbeitragsstaatsvertrag. Rechtsgrundlagen. Link: ▶ http://www.rbb-online.de/unternehmen/der_rbb/rundfunkbeitrag/rundfunkbeitragsstaatsvertrag.file.html/130314-Rundfunk-beitragsstaatsvertrag-Rechtsgrudlagen-rbb.pdf, Stand: 18.12.2014.

16 WoPG (Wohnungsbau-Prämiengesetz): Ausfertigungsdatum: 17.03.1952. Wohnungsbau-Prämiengesetz in der Fassung der Bekanntmachung vom 30.10.1997 (BGBl. I S. 2678), das zuletzt durch Artikel 9 des Gesetzes vom 18.07.2014 (BGBl. I S. 1042) geändert worden ist.

17 WoPDV (Verordnung zur Durchführung des Wohnungsbau Prämiengesetzes (1982)): Ausfertigungsdatum: 08.09.1955. Verordnung zur Durchführung des Wohnungsbau-Prämiengesetzes in der Fassung der Bekanntmachung vom 30.10.1997 (BGBl. I S. 2684), die zuletzt durch Artikel 6 des Gesetzes vom 29.07.2008 (BGBl. I S. 1509) geändert worden ist.

18 Fünftes VermBG (5. Vermögensbildungsgesetz – Fünftes Gesetz zur Förderung der Vermögensbildung der Arbeitnehmer): Ausfertigungsdatum: 01.07.1965. Fünftes Vermögensbildungsgesetz in der Fassung der Bekanntmachung vom 04.03.1994 (BGBl. I S. 406), das zuletzt durch Artikel 5 des Gesetzes vom 18.12.2013 (BGBl. I S. 4318) geändert worden ist.

◻ **Tab. 7.2**   Freibetrag in Abhängigkeit des GdB bei der sozialen Wohnraumförderung

GdB (%)	Höhe Abzug Freibetrag
Ab 50	€ 2100,00
Ab 80 und häuslicher Pflege	€ 4500,00
Ab 100 (ohne Auflagen)	€ 4500,00

7.4.6   Erleichterungen bei der Teilhabe am gesellschaftlichen Leben

Ihre Behinderung schränkt Sie nicht nur im finanziellen Kontext, sondern auch in der sozialen Interaktion ein. Dies berücksichtigt der Gesetzgeber in speziellen Situationen. Beispielhaft seien hier einige angeführt:

- bevorzugte Abfertigung bei Behörden;[19]
- Befreiung von der Wehrpflicht nach § 11 Abs. 1 Nr. 4 WPflG (Wehrpflichtgesetz)[20];
- Pflichtversicherung in der gesetzlichen Kranken- und Rentenversicherung für Behinderte in Werkstätten (§ 251 Abs. 2 SGB V und § 176 Abs. 3 SBG VI);
- Abzug eines Freibetrags bei der Einkommensermittlung im Rahmen der sozialen Wohnraumförderung bei Pflegebedürftigkeit nach § 14 SGB XI (§ 24 Abs. 1 Nr. 1 und 2 WoFG (Wohnraumförderungsgesetz);[21] ◻ Tab. 7.2 gibt hierzu einen Überblick.
- Freibetrag beim Wohngeld bei Pflegebedürftigkeit im Sinne des § 14 SGB XI und gleichzeitiger teilstationärer, häuslicher oder Kurzzeitpflege nach § 17 Nr. 1 und 2 Wohngeldgesetz (WoGG);[22] die Staffelung können Sie der ◻ Tab. 7.3 entnehmen.

---

19 Vgl. Delbrück 2009, S. 191 sowie § 2 Abs. 2 sowie § 10 SGB I.
20 WPflG (Wehrpflichtgesetz): Ausfertigungsdatum: 21.07.1956. Wehrpflichtgesetz in der Fassung der Bekanntmachung vom 15.08.2011 (BGBl. I S. 1730), das zuletzt durch Artikel 2 Absatz 8 des Gesetzes vom 03.05.2013 (BGBl. I S. 1084) geändert worden ist. Mittelbare Änderung durch Artikel 1 Nr. 2 a und Artikel 1 Nr. 3 des Gesetzes vom 20.11.2014 (BGBl. I S. 1738) berücksichtigt.
21 WoFG (Wohnraumförderungsgesetz – Gesetz über die soziale Wohnraumförderung): Ausfertigungsdatum: 13.09.2001. Wohnraumförderungsgesetz vom 13.09.2001 (BGBl. I S. 2376), das zuletzt durch Artikel 2 des Gesetzes vom 09.12.2010 (BGBl. I S. 1885) geändert worden ist.
22 WoGG (Wohngeldgesetz): Ausfertigungsdatum: 24.09.2008. Wohngeldgesetz vom 24.09.2008 (BGBl. I S. 1856), das zuletzt durch Artikel 9 Absatz 5 des Gesetzes vom 03.04.2013 (BGBl. I S. 610) geändert worden ist.

◘ Tab. 7.3 Freibetrag beim Wohngeld in Abhängigkeit des GdB

GdB (%)	Freibetrag
Ab 50	€ 1200,00
Ab 80	€ 1500,00
Ab 100 (ohne Auflagen)	€ 1500,00

7.5 ABER: Wie reagiert der Arbeitsmarkt? – Aspekte zum Nachdenken

Auch wenn der Kündigungsschutz in der Regel als eines der zentralsten Argumente angeführt wird, ergeben sich im beruflichen Alltag unter Umständen auch Nachteile für Sie. Dies gilt vor allem dann, wenn Sie sich um eine neue Stelle bewerben (müssen).

7.5.1 Sie sind nicht unkündbar!

Ein Schwerbehindertenstatus ab einem GdB von 50 % schützt Sie nicht vor einer ordentlichen bzw. außerordentlichen Kündigung. Es wird Ihrem Arbeitgeber schwerer gemacht. In dieser Situation wird lediglich das Integrationsamt als zusätzliche externe Instanz eingeschaltet. Vor Aussprache einer Kündigung durch Ihren Arbeitgeber muss das Integrationsamt Ihrer Kündigung zustimmen (§ 85 SGB IX). Auf diese besondere Behandlung können Sie sich allerdings nur berufen, wenn Ihr Arbeitgeber von Ihrem Schwerbehindertenstatus Kenntnis erlangte. D. h., Sie sind grundsätzlich nicht dazu verpflichtet, Ihren Arbeitgeber über Ihren Status zu informieren. Sie können dann aber auch nicht Ihre Rechtsansprüche als Schwerbehinderte geltend machen. Wenn Ihre Behinderung allerdings Ihre Tätigkeit einschränkt, müssen Sie Ihren Arbeitgeber informieren.[23]

Im Kontext einer ausgesprochenen Kündigung entschied das Landesarbeitsgericht Schleswig-Holstein, dass Sie als Schwerbehinderte spätestens innerhalb von drei Wochen Ihren Arbeitgeber über Ihren Schwerbehindertenstatus (bzw. Gleichstellung) oder aber einen gestellten Schwerbehindertenantrag informieren müssen, um den Sonderkündigungsschutz beanspruchen zu können (LAG Schleswig-Holstein, Urteil vom 06.07.2010, Az.: 1 Sa 403/09)[24]. Das LAG Düs-

---

23 Vgl. im Internet: REHADAT (o.J.): Die Informierung des Arbeitgebers über die Schwerbehinderung oder Gleichstellung, Link: ▶ http://www.talentplus.de/arbeitnehmer-bewerber/bestehende-arbeitsverhaeltnisse/Behindert_was_nun/Information_Arbeitgeber/index.html, Stand: 27.08.2014.

24 Vgl im Internet: LAG Schleswig-Holstein, Urteil vom 06.07.2010, Az.: 1 Sa 403/09, IWW Institut für Wissen in der Wirtschaft GmbH & Co. KG (2010), Link: ▶ http://www.iww.de/quellenmaterial/id/72994, Stand: 08.12.2014.

seldorf konkretisierte die Drei-Wochen-Frist auf »bzw. wenige Tage« nach Zugang der Kündigung durch den Arbeitgeber (LAG Düsseldorf, Urteil vom 08.09.2011, Az.: 5 Sa 672/11).[25]

Wird eine Kündigung ausgesprochen, wägt das Integrationsamt die Interessen von Ihrem Arbeitgeber und Ihrer Person ab. Sofern Ihr Arbeitgeber maximal sechs Beschäftigte hat, gilt der Kündigungsschutz nicht. Sollten begründete wirtschaftliche Erwägungen insbesondere bei kleineren Unternehmen eine zentrale Rolle spielen, steht das Integrationsamt einer Kündigung in der Regel nicht im Weg.[26] Sofern Sie in einem größeren Unternehmen arbeiten, profitieren Sie von dem Kündigungsschutz. Wenden Sie sich an den Betriebsrat sowie die Schwerbehindertenvertretung bzw. den Gleichstellungsbeauftragten Ihres Unternehmens.

Auch wenn Sie Ihrem Arbeitgeber Ihren Status nicht mitteilen, darf er Sie im Rahmen einer länger als sechs Monate andauernden Krankheit danach fragen, und Sie müssen wahrheitsgemäß antworten. Hierzu gibt es eine explizite Entscheidung des Bundesarbeitsgerichts (BAG, Urteil vom 16.02.2012, Az.: 6 AZR 553/10).[27]

7.5.2   Ehrlichkeit im Bewerbungsprozess?

Rechtlich ungeregelt ist bisher die Frage, ob Sie in einem Bewerbungsgespräch auf diese Frage wahrheitsgemäß antworten müssen (BAG, Urteil vom 07.07.2011, Az.: 2 AZR 396/10).[28] Sofern Sie sich auf eine Stellenausschreibung bewerben und »Vorteile« aus Ihrer Schwerbehinderung ziehen wollen, müssen Sie in den Bewerbungsunterlagen, spätestens im Vorstellungsgespräch, darauf verweisen (BAG, Urteil vom 26.09.2013, Az.: 8 AZR 650/12;[29] BAG, Urteil vom 18.09.2014, Az.: 8 AZR 759/13[30]).

Dies kann Ihnen unter Umständen nachteilig für die Einstellung werden.[31] In größeren Unternehmen sollte der Schwerbehindertenbeauftragte bzw. Gleichstellungsbeauftrage zum Gespräch hinzugezogen

25   Vgl. LAG Düsseldorf, Urteil vom 08.09.2011, Az.: 5 Sa 672/11, in: ArbR Aktuell, 4. Jg. (2012), Heft 1, S. 25.
26   Vgl. Delbrück (2009), S. 211–212.
27   Vgl. BAG, Urteil vom 16.02.2012, Az.: 6 AZR 553/10, in: NJW, 65. Jg. (2012), Heft 28, S. 2058–2063.
28   Vgl. BAG, Urteil vom 07.07.2011, Az.: 2 AZR 396/10, in: BB, 67. Jg. (2012), Heft 20, S. 1291–1292.
29   Vgl. im Internet: BAG, Urteil vom 26.09.2013, Az.: 8 AZR 650/12, NWB Verlag GmbH & Co. KG, Link: ► http://treffer.nwb.de/completecontent/dms/content/000/487/Content/000487059.htm, Stand: 08.04.2015.
30   Vgl. im Internet: BAG, Urteil vom 18.09.2014, Az.: 8 AZR 759/13, Bundesarbeitsgericht (2014), Pressemitteilung Nr. 45/14, Link: ► http://juris.bundesarbeitsgericht.de/cgi-bin/rechtsprechung/document.py?Gericht=bag&Art=pm&Datum=2014&nr=17585&pos=1&anz=45&titel=Mitteilung_der_Schwerbehinderung_durch_einen_Bewerber, Stand: 08.12.2014.
31   Vgl. Delbrück (2009), S. 192.

werden. Meist steht jedoch bereits vorher fest, dass Sie als behinderte Bewerberin für die Stelle faktisch nicht in Betracht gezogen werden.

Das Allgemeine Gleichbehandlungsgesetz (AGG)[32] verweist auf die Gleichbehandlung von Schwerbehinderten in Bewerbungsgesprächen (§ 1 AGG i. V. m. § 2 Abs. 1 AGG). Sofern Ihre Leistungskraft durch Ihre Behinderung für die konkrete Tätigkeit eingeschränkt ist, kann der potenzielle Arbeitgeber konkret nach Ihrer Leistungseinschränkung fragen. Allerdings ist bisher in der Literatur und Rechtsprechung noch nicht eindeutig geklärt, wie eine nicht wahrheitsgemäße Antwort sich auf ein neu abgeschlossenes Arbeitsverhältnis auswirken kann (BAG, Urteil vom 18.05.2011, Az.: 2 AZR 369/10).[33] Im konkreten Kontext der Einschränkung der Tätigkeit gestattet der Gesetzgeber eine unterschiedliche Behandlung (§ 8 Abs. 1 AGG). Auch muss der (zukünftige) Arbeitgeber die schutzwürdigen Belange von Schwerbehinderten im Arbeitsleben berücksichtigen (§§ 12 und 20 Abs. 1 AGG). Diese Aufgabe kann er nur wahrnehmen, sofern er von der Schwerbehinderung Kenntnis erlangte.

7.6   Widerspruchsverfahren

Sofern Ihnen die Anerkennung Ihrer Behinderung abgelehnt wurde oder Sie mit dem zuerkannten GdB nicht einverstanden sind, können Sie innerhalb eines Monats Widerspruch gegen den Feststellungsbescheid einlegen (§ 84 Abs. 1 SGG). Sie müssen Ihren Widerspruch zunächst nicht begründen. Reichen Sie Ihre Erläuterungen persönlich oder schriftlich nach. Ihren Widerspruch richten Sie an die im Absender des Feststellungsbescheides angeführte Behörde.

Fordern Sie unbedingt bei der ausstellenden Institution Ihres Schwerbehindertenausweises, bspw. des Versorgungsamtes, eine Kopie des ärztlichen Gutachtens über den Ihnen zugewiesenen GdB an. Als Patientin steht Ihnen ein Rechtsanspruch auf Akteneinsicht zu (§ 630g BGB). Prüfen Sie ggf. gemeinsam mit einem Anwalt, einem Sozialmitarbeiter, Ihren behandelnden Ärzten oder kompetenten Personen, denen Sie persönlich vertrauen, das Gutachten. Reichen Sie dann die Begründung für Ihren Widerspruch nach bzw. ziehen Sie diesen zurück.

Sie können sich bspw. auch vom »Sozialverband VdK Deutschland e.V.« beraten und vertreten lassen, müssen hier aber Mitglied sein.[34] Allerdings ist die juristische Vertretung im Klageverfahren auch hier nicht kostenlos. Prüfen Sie deshalb die Satzung des jewei-

---

32 AGG (Allgemeines Gleichbehandlungsgesetz): Ausfertigungsdatum: 14.08.2006. Allgemeines Gleichbehandlungsgesetz vom 14.08.2006 (BGBl. I S. 1897), das zuletzt durch Artikel 8 des Gesetzes vom 03.04.2013 (BGBl. I S. 610) geändert worden ist.

33 Vgl. BAG, Urteil vom 18.05.2011, Az.: 2 AZR 369/10, in: NZA-RR, 16. Jg. (2011), Heft 11, S. 581–583.

34 Vgl. Goldmann-Posch u. Martin (2012), S. 263.

ligen Landesvereins genau. Ggf. kann eine Rechtsberatung bei einem Anwalt Ihres Vertrauens kostengünstiger sein, auch wenn Sie keine Rechtsschutzversicherung haben. Erste Kontaktdaten für die Landesverbände zeigt Ihnen der Link ► http://www.vdk.de/deutschland/pages/mitgliedschaft/64027/fragen_und_antworten_zur_mitgliedschaft.[35] Der VdK organisiert sich über Landesverbände mit unterschiedlichen Satzungen und Mitgliedsgebühren. Bspw. für Sachsen beträgt der Mitgliedsbeitrag € 66,00/Jahr (Stand: 27.08.2014). Den Mitgliedsbeitrag können Sie in Ihrer Steuererklärung absetzen (§ 10b Abs. 1 EStG).

Mittlerweile gibt es bundesweit über 550 Beratungsstellen für alle sozialen Fragen, bspw. Beantragung Schwerbehindertenausweis, Ausfüllen von Antrag auf Arbeitslosengeld, Beratung zur beruflichen Förderung, Beschleunigung von Antragsbearbeitungen bei anderen Behörden, Beratung zur onkologischen Rehabilitation. Bspw. bieten Krankenkassen auch an, dass die Beratung bei Ihnen zu Hause stattfindet.[36] Eine Übersicht zu den nächstgelegenen Beratungsstellen Ihres Wohnortes finden Sie unter ► http://www.reha-servicestellen.de/.[37]

7.7   Praxistipp: Parallele Beantragung weiterer Erleichterungen

Am 25. Mai 2012 erhielt ich eine Eingangsbestätigung zu meinem Antrag auf Schwerbehinderung, der bei der Antragsstelle am 07. Mai 2012 einging. Bereits in diesem Zeitpunkt sollten Sie notwendige Anträge, die parallel geprüft werden, einreichen. Hierzu gehören bspw. die Beantragung des Zusatzurlaubs bei Ihrem Arbeitgeber, der Antrag auf Befreiung der Rundfunkgebührenpflicht in Verbindung mit dem Merkzeichen »RF« oder den Rentenantrag auf Altersrente für schwerbehinderte Menschen. Auch bei diesen Behörden ist für Sie der Zeitpunkt der Antragstellung entscheidend. Bestimmte Leistungen, Befreiungen etc. werden Ihnen rückwirkend zugesprochen.

7.8   Besonderheiten für öffentliche Arbeitgeber

Diese müssen mindestens 5 % ihrer Stellen mit Schwerbehinderten besetzen (§ 71 Abs. 1 und 3 SGB IX). Weiterhin sind öffentliche Arbeitgeber gesetzlich dazu verpflichtet, Schwerbehinderte zum Vorstellungsgespräch einzuladen. Bereits in der Stellenausschreibung muss eine entsprechende explizite Erwähnung erfolgen (»Schwerbehinderte werden bei gleicher Eignung bevorzugt behandelt.«). Vorausset-

---

35   Vgl. im Internet: VdK (2015), Unsere VdK-Landesverbände, Stand: 06.02.2015.
36   Vgl. Goldmann-Posch u. Martin (2012), S. 261.
37   Vgl. im Internet: Deutsche Rentenversicherung (2014e), Reha-Servicestellen, Stand 08.12.2014.

zung ist, dass Sie als schwerbehinderte Bewerberin die erforderliche Eignung für die Stelle aufweisen (§ 82 SGB IX).

Im Zweifelsfall, bspw. bei rechtlichen Auseinandersetzungen, muss der (potenzielle) Arbeitgeber nachweisen, dass die erforderliche Eignung fehlte. Dies kann zum Beispiel dann der Fall sein, wenn ein gefordertes Hochschulstudium in der Stellenausschreibung durch Sie als Bewerberin nicht vorliegt.

Sofern der öffentliche Arbeitgeber den Schwerbehinderten nicht einlädt, besteht ein Diskriminierungsverdacht. Hiergegen können Sie als Schwerbehinderte wegen einer vermuteten Diskriminierung nach § 22 AGG vor Gericht klagen und müssen lediglich Anhaltspunkt für eine vermutete Diskriminierung vorlegen. Der potenzielle Arbeitgeber muss diese Vorwürfe widerlegen können. Andernfalls haben Sie als Schwerbehinderte gemäß § 82 SGB IX einen Schadenersatzanspruch in Höhe von bis zu drei Monatsgehältern (§ 15 Abs. 2 AGG). Sie als Bewerberin müssen aber beweisen, dass Sie den potenziellen Arbeitgeber über die Schwerbehinderung in Kenntnis setzten.

7.9 Auslauf des befristeten Schwerbehinderten-status … und dann?

Drei Möglichkeiten eröffnen sich Ihnen. Sie können den Status auslaufen lassen. Weiterhin können Sie einen Verschlechterungsantrag stellen oder aber eine Gleichstellung mit Schwerbehinderten beantragen.

7.9.1 Der Gleichstellungsantrag

Ab einem GdB von 30 % können Sie eine Gleichstellung mit Schwerbehinderten bei der Bundesagentur für Arbeit nach § 2 Abs. 3 SGB IX beantragen, um vom besonderen Kündigungsschutz nach § 68 Abs. 3 SGB IX zu profitieren. Weitere Vorteile:

- besondere Einstellungs-/ Beschäftigungsanreize für Arbeitgeber durch Lohnkostenzuschüsse sowie Berücksichtigung bei der Beschäftigungspflicht,
- Hilfen zur Arbeitsplatzausstattung,
- Betreuung durch spezielle Fachdienste.

Nicht dazu gehören jedoch
- Zusatzurlaub,
- besondere Altersrente,
- unentgeltliche Beförderungen,

da Sie für diese Bevorzugungen eine Schwerbehinderung mit einem GdB von mindestens 50 % vorweisen müssen.

Der Antrag auf Gleichstellung kann von Ihnen formlos (mündlich, telefonisch oder schriftlich) bei der für Sie zuständigen Agentur für Arbeit gestellt werden. Er wird mit Antragseingang gültig. Insbesondere bei Kündigungsschutzklagen kann diese Frist relevant werden.[38]

Zunächst ist von Ihnen bei Ihrem zuständigen Versorgungsamt ein Antrag nach § 69 SGB IX auf

- Feststellung der Behinderung,
- Grad der Behinderung und ggf.
- weitere Nachteilsausgleiche

zu stellen.

Beispielhaft für Leipzig finden Sie den Antrag unter ▶ http://www.leipzig.de/buergerservice-und-verwaltung/aemter-und-behoerdenga-enge/formulare/?tx_ewerkformsmanager_pi%5Buid%5D=11&tx_ewerkformsmanager_pi%5Baction%5D=download&tx_ewerkformsmanager_pi%5Bcontroller%5D=Form (Stand: 28.11.2014).[39]

Sofern das Versorgungsamt eine Behinderung von 30 % oder 40 % feststellt und Sie mit dem Bescheid konform gehen, stellen Sie bei Ihrem zuständigen Arbeitsamt einen Antrag auf Gleichstellung (§ 68 Abs. 2 SGB IX in Verbindung mit § 69 SGB IX). Fügen Sie den Feststellungsbescheid des Versorgungsamtes über die Höhe Ihres GdB bei. Das Arbeitsamt kann die Gleichstellung befristen (§ 68 Abs. 2 Satz 3 SGB IX).

7.9.2   Der Verschlechterungsantrag

Stellen Sie vor Ablauf der Fünf-Jahres-Frist einen Verschlechterungsantrag beim Versorgungsamt. Dieser Antrag entspricht dem Änderungsantrag zum Schwerbehindertenstatus bei Ihrem zuständigen Versorgungsamt. Für ein Beispiel verweise ich deshalb auf das Kapitel »Der Gleichstellungsantrag« (▶ Abschn. 7.9.1).

Mamazone entwickelte einen Begleitbrief, den Sie Ihrem Antrag beifügen können und der dem aktuellen medizinischen Forschungsstand entspricht (Link: ▶ http://www.mamazone.de/fileadmin/downloads/Erste-Hilfe-Brief/Erster-Hilfe-Brief_-_Schwerbehinderung_Stand_Februar_2013.pdf).[40] Sie können den Brief am Bildschirm bearbeiten,

---

38   Vgl. im Internet: Bundesagentur für Arbeit (2012b), Gleichstellung behinderter mit schwerbehinderten Menschen nach § 2 Absatz 3 Sozialgesetzbuch IX (SGB IX), Link: ▶ http://www.arbeitsagentur.de/web/content/DE/BuergerinnenUndBuerger/MenschenmitBehinderung/Gleichstellung/index.htm, Stand: 06.09.2014.

39   Vgl. im Internet: Stadt Leipzig (2014), Antrag auf Feststellung der Schwerbehinderteneigenschaft und Gewährung von Leistungen nach dem Landesblindengeldgesetz (Erstantrag), Stand: 28.11.2014.

40   Vgl. im Internet: mamazone (o.J.b), Erster-Hilfe-Brief–Schwerbehinderung, Stand: 28.08.2014.

anschließend ausdrucken und unterschreiben. Oder Sie füllen den ausgedruckten Mustervorschlag gemeinsam mit Ihren behandelnden Ärzten aus.

Gemäß Urteil des Sozialgerichts Düsseldorf vom 13. Februar 2002 (Az.: S 31 SB 282/01)[41] darf der Grad der Behinderung nur bei einer wesentlichen Besserung Ihrer Krebserkrankung aufgehoben werden. Lediglich der Hinweis auf die Fünf-Jahres-Frist genügt nicht.

7.10 Fazit: Fast wie blaue Augen ...

Als Kind wünschte ich mir immer blaue Augen, erbte aber die braunen Augen meiner Mutter. Nicht revidierbar begleiten Sie und mich auch die optischen Veränderungen durch den Verlust einer Brust. Aufgrund Ihrer Erkrankung wird Ihnen in der Regel ein Schwerbehindertenstatus von mindestens 50 % über die Dauer von fünf Jahren zuerkannt. Hierzu ist ein Antrag beim zuständigen Versorgungsamt zu stellen. Den überwiegend finanziellen Vorteilen stehen auch Nachteile gegenüber. So sind Sie bspw. nicht unkündbar. Auch bei der Bewerbung um eine neue Stelle kann es Probleme geben. Eine Verschlechterung Ihres Gesundheitszustandes berücksichtigen Sie über einen Verschlechterungsantrag. Nach Ablauf der Fünf-Jahres-Frist können Sie einen Gleichstellungsantrag beim Arbeitsamt stellen, dem ein Feststellungsantrag beim Versorgungsamt vorausgehen muss. So erhalten Sie sich bestimmte Vergünstigungen.

---

41   Vgl. im Internet: SG Düsseldorf, Urteil vom 13.02.2002, Az.: S 31 SB 282/01, Justizministerium des Landes Nordrhein-Westfalen (o.J.), Link: ▶ http://www. justiz.nrw.de/nrwe/sgs/sg_duesseldorf/j2002/S_31_SB_282_01urteil20020213. html, Stand: 18.12.2014.

Die Anschlussheilbehandlung : Beantragung, Rechte, Pflichten, Ziele

Sandra Otto

S. Otto, *Brustkrebs – Hilfe im Bürokratie-Dschungel,*
DOI 10.1007/978-3-662-47072-5_8, © Springer-Verlag Berlin Heidelberg 2015

»Am liebsten möchte ich an die Ostsee!« Mehr Überlegungen traf ich vorab nicht. Am 13. Juni 2012 saßen die Mitarbeitern des sozialmedizinischen Dienstes an der Universitätsklinik Leipzig und ich zusammen, um die letzten Punkte meines Antrages für die Anschlussheilbehandlung abzustimmen.

Folgende Fragen sollen in diesem Kapitel beantwortet werden:
- Welche Ziele verfolgt eine Rehabilitation?
- Wo erhalten Sie die Antragsformulare?
- Wie erfolgt die Beantragung?
- Welche Formen der Rehabilitation gibt es?
- Wie finden Sie eine geeignete Rehabilitationseinrichtung für sich?
- Wie können Ihre Wünsche und Vorstellungen Berücksichtigung finden?
- Wie kann Ihr Sie unterstützender Ehepartner/Lebenspartner eine Reha-Maßnahme erhalten?
- Welche Zuzahlungen müssen Sie leisten?
- Was müssen Sie Ihrem Arbeitgeber mitteilen?

8.1   Die Rehabilitationsziele – persönliche Voraussetzungen

Ziel der onkologischen AHB bzw. Anschlussrehabilitation (AR) ist die Wiederherstellung der körperlichen Funktionsfähigkeit, um dem sozialen und beruflichen Status entsprechend eine Wiedereingliederung zu ermöglichen.[1] Diese Ziele wurden in der UN-Konvention »Convention on the Rights of Persons with Disabilities« festgeschrieben.[2] Hieraus entwickelte die World Health Organization (WHO) den Kriterienkatalog »International Classification of Functioning, Disability and Health« (ICF).[3] Aus diesen Kriterien leitete die Deutsche Rentenversicherung einen Indikationskatalog für die AHB ab.[4] Die zentralen Faktoren sind:
- Rehabilitationsbedürftigkeit,
- Rehabilitationsfähigkeit,
- Rehabilitationsprognose,
- Rehabilitationsziel.

---

1   Vgl. Curtze u. Reinhold 2010, S. 13.
2   Vgl. im Internet: WHO (2014), Convention on the Rights of Persons with Disabilities, Link: ▶ http://www.who.int/disabilities/media/news/unconvention/en/, Stand: 25.09.2014.
3   Vgl. im Internet: WHO (2001), International Classification of Functioning, Disability and Health (ICF), Link: ▶ http://www.who.int/classifications/icf/en/, Stand: 26.09.2014.
4   Vgl. im Internet: Deutsche Rentenversicherung (2005), Medizinische Voraussetzungen der AHB, Link: ▶ http://www.deutsche-rentenversicherung.de/cae/servlet/contentblob/208282/publicationFile/2266/ahb_indikationskatalog.pdf, Stand: 26.09.2014

Persönliche Voraussetzungen für die Gewährung einer AHB sind, dass Sie als Patientin motiviert sind, Ihre gesundheitlichen Beeinträchtigungen mit Unterstützung der AHB zu überwinden (Rehabilitationsbedürftigkeit). Zudem müssen Ihre behandelnden Ärzte dafür eine positive Prognose (Rehabilitationsfähigkeit) für Ihren Beruf und den Alltag abgeben.[5] Im Anschluss an die AHB-Maßnahme sollen idealerweise die Wiedereingliederungen in den Beruf und Ihr soziales Leben erfolgen (positive Rehabilitationsprognose), die Erwerbsminderung abgewendet werden (Rehabilitationsziel).

Aus diesem Grund gilt der Grundsatz »Reha vor Rente!« (§ 9 Abs. 1 Satz 2 SGB VI). Sämtliche Rehabilitationsmaßnahmen sind in diesem Sinne auf die Wiederherstellung und Erhaltung Ihrer Gesundheit ausgerichtet. Insbesondere sollen Sie mit bestimmten Einschränkungen leben lernen. Zusätzlich zu diesen allgemeinen Zielen vereinbaren Sie individuell mit Ihrer Rehabilitationseinrichtung weitere angestrebte Verbesserungen Ihres physischen und psychischen Gesundheitszustandes. Vor Beginn Ihrer AHB erhalten Sie von Ihrer Reha-Klinik einen Fragebogen, der neben Ihrem bisherigen beruflichen Werdegang und Ihrer sozialen Stellung insbesondere Ihre Stärken, Schwächen, Wünsche und Ziele an die AHB erfragt. In der Reha-Klinik angekommen, werden Sie im Aufnahmegespräch konkrete Therapiemaßnahmen gemeinsam mit dem behandelnden Arzt erarbeiten. Idealerweise entsteht ein Therapieplan, der das Erreichen Ihrer Reha-Ziele unterstützt.

Aus dem Rechtsanspruch auf eine AHB (§§ 1 und 26 SGB IX) leiten sich für Sie als Patientin auch Pflichten ab. Sie schließen einen »Vertrag« mit dem Rehabilitationsträger, der die Kosten der Maßnahme für Sie übernimmt. Der Grundsatz »Reha vor Rente!« (§ 9 Abs. 1 Satz 2 SGB VI) verpflichtet auch Sie als Patientin zur aktiven Mitarbeit.

Sofern Sie einen Antrag auf Erwerbsminderungsrente stellten, wird Ihnen die Deutsche Rentenversicherung eine Reha-Leistung anbieten (§§ 9 und 10 Abs. 1 SGB VI). Voraussetzung ist, dass der Sie behandelnde Arzt als »rehabilitationsfähig« einstuft (Formular G260 des Rentenantrages).[6] Lehnen Sie diese Maßnahme ohne Grund ab, kann die Rentenversicherung Ihren Rentenantrag ablehnen. Die Versicherung geht dann davon aus, dass Sie nicht mitwirken wollen. Gleichzeitig kann Ihnen durch das Integrationsamt der ggf. vorhandene Schwerbehindertenstatus entzogen werden (§ 117 Abs. 1 SGB IX).

Neben den persönlichen Voraussetzungen sind von Ihnen bestimmte formelle Voraussetzungen erfüllen.

---

5   Vgl. Curtze u. Reinhold (2010), S. 13.
6   Vgl. im Internet: Deutsche Rentenversicherung Bund (2015), Befundbericht zum AHB-Antrag. Link: ▶ http://www.deutsche-rentenversicherung.de/ Allgemein/de/Inhalt/5_Services/04_formulare_und_antraege/_pdf/G0260. pdf;jsessionid=BC5316C520547B3E7BE7DF657BCC8829.cae02?__blob=publicationFile&v=18, Stand: 05.01.2015.

8.2   Versicherungsrechtliche Voraussetzungen für die AHB

Sie als Patientin (§§ 1, 26 SGB IX) und auch Ihr Ehepartner/Lebenspartner haben ein Recht auf eine onkologische Anschlussheilbehandlung (§§ 4 SGB I i. V. m. 31 Abs. 1 Satz 1 Nr. 3 SGB VI). Ja, auch Ihr Partner hat einen Anspruch auf eine Reha-Maßnahme. Leider wissen dies viele Betroffene nicht. Dies gilt auch, falls Sie bereits Rentnerin sind.

Allerdings müssen Sie bestimmte versicherungsrechtliche Voraussetzungen erfüllen (§ 11 SGB VI):

- Wartezeit von 15 Jahren oder
- sechs Kalendermonate versicherungspflichtige Beschäftigung oder
- Tätigkeit in den letzten zwei Jahren vor dem AHB-Antrag oder
- Erfüllung der Wartezeit von fünf Jahren bei (drohender) verminderter Erwerbsfähigkeit bzw.
- Bezug von Erwerbsminderungsrente.

Nicht abgesichert in diesem Kontext sind Studenten.

Unabhängig davon sichert Ihnen das Sozialgesetzbuch in § 1 Abs. 1 SGB I zu:

>> besondere Belastungen des Lebens, auch durch Hilfe zur Selbsthilfe, abzuwenden oder auszugleichen.

Grundsätzlich hat jede Institution einen Ermessensspielraum bspw. bei der Gewährung einer AHB für Ihre Person, auch wenn die versicherungsrechtlichen Voraussetzungen nicht erfüllt sind. Hierzu legt das Sozialgesetzbuch in § 2 Absatz 2 SGB I folgendes fest:

>> Die nachfolgenden sozialen Rechte sind bei der Auslegung der Vorschriften dieses Gesetzbuchs und bei der Ausübung von Ermessen zu beachten; dabei ist sicherzustellen, daß die sozialen Rechte möglichst weitgehend verwirklicht werden.

Stellen Sie den Antrag in jedem Fall und lassen Sie sich nicht durch bürokratische Hürden oder Formalia abschrecken.

8.3   Die Beantragung

Idealerweise sollte die AHB 14 Tage nach der letzten Bestrahlung beginnen. Die Chemotherapie kann eventuell in der Reha fortgesetzt werden, bspw. auch die Behandlung mit Herceptin oder Tamoxifen.[7] Demzufolge müssen Sie den Antrag noch während Ihrer Akutbe-

---

7   Vgl. Stamatiadis-Smidt et al. (2006), S. 30.

handlung im Krankenhaus stellen bzw. – wie in meinem Fall – während der ambulanten Bestrahlung. Sämtliche Ihrer behandelnden Ärzte füllen einen Antragsteil aus. Dies ist auf den jeweiligen Formularen vermerkt. Idealerweise fügen Sie dem Antrag selbst die Ihnen bereits vorliegenden Befunde bei. Dies verkürzt die Bearbeitungszeit.

Die Antragsunterlagen erhalten Sie bspw. über:

- das Internet, Link zum Komplettpaket der Antragsformulare, die im Folgenden erläutert werden: ▶ http://www.deutsche-rentenversicherung.de/Rheinland/de/Inhalt/Allgemeines/publikationen/reha_vordrucke/03_rehabilitation/pakete/03_paket_anschlussrehabilitation_reha.html,[8]
- die Sozialmitarbeiter der Sie behandelnden Klinik,
- Ihre Krankenkasse,
- die Deutsche Rentenversicherung Bund,
- das Sozialamt,
- das Integrationsamt,
- die Reha-Servicestellen (Link: ▶ http://www.reha-servicestellen.de).[9]

Die Unterlagen forderte ich telefonisch von meiner Krankenkasse an. Hier die erste Frage: »Wer sagte Ihnen denn, dass Sie einen Reha-Antrag stellen sollen?« Sowohl meine behandelnde Onkologin als auch meine Oberärztin an der Uniklinik empfahlen mir dringend eine Reha-Maßnahme, um abschließen und räumlichen Abstand gewinnen zu können. Sie müssen sich vor Ihrer Krankenkasse nicht rechtfertigen. Sie verdienten sich redlich Ihren Rechtsanspruch auf die Anschlussheilbehandlung.

Der Reha-Antrag kann Ihrer Krankenkasse oder der Deutschen Rentenversicherung zugesandt werden. Diese Institutionen klären innerhalb von 14 Tagen eigenständig untereinander die Zuständigkeit. Andernfalls hat die Versicherung zu zahlen, die den Antrag zuerst erhielt (§ 14 SGB IX). Hiermit müssen Sie sich also nicht belasten.

Der Antrag umfasst folgende Formulare:

- G250 stellt den zentralen Antragsteil für Sie als Patientin (und ggf. Ihren Ehepartner bzw. Lebenspartner) dar.
- G260 stellt den zentralen Antragsteil Ihres behandelnden Arztes im Krankenhaus dar. Ihr Arzt fasst Ihren aktuellen Gesundheitszustand auf Basis eines Befundberichtes zusammen. Diese Unterlage ist vom Krankenhaus auszufüllen und zu unterschreiben.
- G252 fasst die für Sie als Patientin relevanten Informationen zur Antragsbearbeitung kurz zusammen.
- G253 ist von Ihnen zu unterschreiben und dient der Abfrage Ihres Versicherungsstandes bei der Rentenversicherung.

---

8 Vgl. im Internet: Deutsche Rentenversicherung (2011a), Antragspaket Anschlussrehabilitation, Stand: 14.08.2014.

9 Vgl. im Internet: Deutsche Rentenversicherung (2014e), Reha-Servicestellen, Stand: 08.12.2014.

- G105 ist von Ihnen auszufüllen, falls Sie im Ausland beschäftigt sind und dort Sozialversicherungsbeiträge zahlen.
- G160 beinhaltet den Antrag auf die Befreiung von Zuzahlungen für die AHB und ist von Ihnen auszufüllen.
- G161 ist von Ihrem Arbeitgeber auszufüllen und bestätigt Ihre Einkommensverhältnisse.
- G251 stellt ein Merkblatt für Ihr Krankenhaus dar. Diese Informationen sind den Krankenhausangestellten in der Regel bekannt.
- G257 ist bei neurologischen Störungen von Ihrem Krankenhaus und der AHB-Einrichtung auszufüllen und zu unterschreiben.
- G258 und G259 sind bei kardiologischen oder orthopädischen AHB-Maßnahmen vom Krankenhaus auszufüllen. Diese Dokumente werden nur der Vollständigkeit halber angeführt.
- R870 ist von Ihnen auszufüllen, sofern Sie eine AHB aufgrund eines Unfalls beantragen. Die Erwähnung dient lediglich der Einordnung der Unterlage in den gesamten AHB-Antrag.

Lassen Sie sich von der Formularflut nicht entmutigen. Konzentrieren Sie sich auf die für Sie relevanten Formulare G250 und G160. Das erstgenannte Formular ist mit sechs Seiten zwar sehr umfangreich. Allerdings sind die dort abgefragten Informationen bspw. zu Ihren persönlichen Angaben, den Anschriften Ihrer Ärzte, die Bankverbindung, relativ leicht von Ihnen auszufüllen. Nehmen Sie sich einfach jeden Tag ein bis zwei Seiten vor, trinken Sie dazu einen Tee oder Kaffee und genießen Sie nach getaner Arbeit einen kleinen Spaziergang an der frischen Luft.

Hingegen ist das Formular G160 bereits wesentlich umfangreicher. Insbesondere werden von Ihnen folgende Nachweise verlangt, die dem Antrag beizufügen sind:

- Einkommensnachweise, bspw. G161 (Bescheinigung des Arbeitgebers), Steuerbescheide, Krankengeldbescheid, ALG-I-Bescheid, ALG-II-Bescheid, Rentenbescheid, private Renten, Elterngeld, Verletztengeld, Wohngeld,
- Nachweise über Kindergeld,
- Nachweise über Pflegebedürftigkeit von Ihnen oder Ihrem Lebenspartner, bspw. Bescheid über Pflegestufe,
- Nachweise über im Kalenderjahr bereits geleistete Zuzahlungen (bspw. Krankenhausaufenthalte, Reha-Aufenthalte, Medikamente, Heil- und Hilfsmittel) oder
- Nachweis über die Zuzahlungsbefreiung.

Auch hier empfehle ich Ihnen, den Antrag entsprechend Ihres individuellen Befindens Seite für Seite abzuarbeiten, die Nachweise zu kopieren bzw. auszudrucken und sich Pausen zu gönnen. Emotional belastete mich dieses Formular. Sowohl meinen bisherigen Werdegang als auch die Stationen meiner Akutbehandlung musste ich noch einmal im Zeitraffer durchleben.

Mir half beim Ausfüllen eine Sozialarbeiterin des sozialmedizinischen Dienstes der Uniklinik. Durch meine behandelnde Oberärztin wurde ich an diese Beratungsstelle verwiesen. Telefonisch vereinbarte ich einen Beratungstermin mit der mir genannten Ansprechpartnerin. Vorab füllte ich die für mich relevanten Formulare nach bestem Wissen und Gewissen aus, um die Beratungszeit intensiver für meine Fragen nutzen zu können, die ich ebenfalls vorbereitete. Im Gespräch mit meiner Sozialmitarbeiterin konnten meine Fragen beantwortet werden bzw. ich erhielt per E-Mail im Nachhinein weitere Informationen. Zudem füllten wir gemeinsam die Lücken im Antrag aus. Die Sozialmitarbeiterin leitete die diversen Formulare an meine behandelnden Ärzte, den Arbeitgeber, die Krankenkasse und die Rentenversicherung weiter. Sie überwachte auch den Rücklauf der Schreiben und beantragte die Aufnahme in der Reha-Klinik meiner Wahl. Ich erhielt gut eineinhalb Wochen Bedenkzeit, wohin ich letztendlich wollte und teilte dies der Sozialarbeiterin telefonisch mit.

8.4   Auffinden einer geeigneten Reha-Einrichtung

Ehrlicherweise machte ich mir wenige Gedanken über die Anschlussheilbehandlung. Ich sah die AHB als einen guten Schnitt zwischen der Akutbehandlung und meinem neuen alten Alltag. Diesen Schritt wollte ich fern der gewohnten Umgebung verbringen, um Abstand zu gewinnen. Zusammen mit der Sozialarbeiterin der Uniklinik wählte ich potenzielle Orte aus.

Insofern überlegte ich mir auch keine konkreten Rehabilitationsziele. Ich gab zwei Wunschziele an: die Mecklenburgische Seenplatte, die ich noch nicht kannte, und den Spreewald. Mir war wichtig, ans Wasser zu kommen, Gelegenheit zum Joggen in der freien Natur zu finden und meinen Wunschtermin planen zu können. So gelangte ich an die Seenplatte in eine Einrichtung für Onkologie- und Kardiologiepatienten. Die Klinik lag sehr schön direkt am Wasser, umgeben von Wald und meinem Laufrevier für die nächsten drei Wochen. Ich hatte ein Einzelzimmer mit Blick auf den See. Dies steht Onkologiepatientinnen zu.[10] In der zweiten Woche besuchte mich mein Ehemann. Eine Aufbettung für € 45,00 pro Tag inklusive Verpflegung vervollständigte unsere kleine Wohngemeinschaft.

Überrascht wurde ich von dem fast 99 %-Anteil älterer Menschen, an denen sich auch das Anspruchsniveau in den Kursen orientierte. Ich fühlte mich unterfordert. Meine Probleme unterschieden sich gravierend von den Themen der anderen Patienten, sodass auch kein

---

10   Vgl. im Internet: Deutsche Rentenversicherung (2012–2014a), Stationäre Rehabilitationseinrichtungen, Link: ▶ http://www.deutsche-rentenversicherung. de/BraunschweigHannover/de/Navigation/2_Rente_Reha/02_Reha/05_Fachinformationen/03_Infos_Reha_Einrichtungen/Mindestvoraussetzungen_I_ node.html, Stand: 08.12.2014.

wirklicher Erfahrungsaustausch zustande kam. Fazit für mich: Insgesamt verbrachte ich eine nette Zeit.

Hätte ich mir bereits bei der Planung konkrete Gedanken über die Ziele und Rahmenbedingungen gemacht, wäre meine AHB für mich effizienter verlaufen. Meine Ratschläge:

— Erstellen Sie eine Liste mit Ihren Erwartungen an die AHB.
— Besuchen Sie Ihre Wunscheinrichtung vorab.
— Vereinbaren Sie telefonisch mit der Reha-Klinik einen Besichtigungstermin.
— Legen Sie (ggf. mit Ihren Sie regelmäßig behandelnden Ärzten) realistische Rehabilitationsziele fest. Bei Aufnahme in der Klinik werden Sie danach gefragt.
— Überdenken Sie die Örtlichkeiten:
    — Wie weit sind Einkaufsmöglichkeiten, Banken, Postfilialen, Kinos, Kirchen, Theater, Cafés entfernt?
    — Wollen Sie lieber die Bewegung und Ruhe in der Natur nutzen?
    — Belastet Sie die Anwesenheit von Kindern?
    — Wünschen Sie ein für Ihre Angehörigen und Freunde relativ verkehrsgünstig zu erreichendes Ziel?
— Kann Ihr Partner in der Klinik übernachten? Wie hoch sind die Kosten?

In der Regel dauert eine AHB drei Wochen. Die Maßnahme kann jedoch auf Antrag der Rehabilitationseinrichtung und Ihrer Zustimmung als Patientin verlängert werden, sofern dies medizinisch notwendig ist (§ 40 Abs. 3 SGB V bzw. § 15 Abs. 3 SGB VI).

Sie sollen aus der AHB Kraft schöpfen sowie Anleitungen für die weitere Genesung erhalten. Nutzen und verstehen Sie die Anregungen für den neuen Alltag als Hilfe zur Selbsthilfe. Sehen Sie diese Maßnahme als Chance!

8.4.1   Wie kommen Sie zu Ihrer Wunschklinik?

Grundsätzlich können Sie Ihre »Wunschklinik« benennen. Hierzu eröffnet Ihnen § 9 Absatz 1 SGB IX ein Wahlrecht:

》 Bei der Entscheidung über die Leistungen und bei der Ausführung der Leistungen zur Teilhabe wird berechtigten Wünschen der Leistungsberechtigten entsprochen. Dabei wird auch auf die persönliche Lebenssituation, das Alter, das Geschlecht, die Familie sowie die religiösen und weltanschaulichen Bedürfnisse der Leistungsberechtigten Rücksicht genommen [...].

Allerdings muss die Reha-Einrichtung Ihrer Wahl Brustkrebspatientinnen explizit betreuen. Die Angabe der Wunschklinik sollte bereits in Ihrem Reha-Antrag erfolgen. Erstellen Sie hierfür ein separates

Anschreiben, das Sie dem Reha-Antrag beifügen, und führen Sie die Gründe für diese Klinik an. Beispiele können sein:

- Spezialisierung auf junge Brustkrebspatientinnen,
- Mitnahme des Kindes möglich,
- qualifiziertes Reha-Zentrum,
- einzige Reha-Einrichtung, die ein bestimmtes neues Behandlungskonzept ergänzend anbietet,
- familiäre Gründe, wie die schwerwiegende Erkrankung eines Angehörigen (Sie wollen im Notfall schnell bei dieser Person sein),
- besondere klimatische Bedingungen,
- die Örtlichkeit entspricht Ihrem gewohnten Lebensstil, bspw. durch die kulturelle Landschaft.

Sofern der Kostenträger Ihre gesetzliche Krankenkasse ist, wird dieses Wahlrecht dadurch eingeschränkt, dass es medizinisch fundiert begründet werden muss. Hier helfen Ihnen die Sie behandelnden Ärzte weiter. Andernfalls steht Ihr Wunsch hinter den Kostengesichtspunkten der gesetzlichen Krankenkasse zurück (BSG, Urteil vom 07.05.2013, Az.: B 1 KR 12/12 R).[11]

Entscheiden Sie sich für eine Klinik im Umkreis von 200 Kilometern Ihres Wohnortes, können Sie Ihren Aufenthaltszeitraum beeinflussen, bspw. bei der Berücksichtigung privater Termine wie Hochzeiten etc. Zudem wird Ihnen zeitnah ein Platz zugewiesen, da die Reha-Kliniken immer ein Kontingent für Patienten im Umkreis vorhalten müssen.

Hingegen bei Ihrer Wunschklinik außerhalb dieses Umkreises kann Ihr gewünschter Zeitraum nicht immer berücksichtigt werden. Unter Umständen müssen Sie längere Wartezeiten einplanen und Ihre Genesung kann sich verzögern. Im Zweifelsfall müssen Sie für sich entscheiden und abwägen. Ich entschied mich deshalb gegen die Ostsee.

Wird Ihrem Wunsch im Reha-Bescheid nicht entsprochen, können Sie schriftlich Widerspruch einlegen und müssen diesen ausführlich begründen. Mehrkosten Ihrer Wunsch-Reha dürfen Ihnen nicht berechnet werden. Sie dürfen aber auch nicht Ihre Reha in Ihrer Wunscheinrichtung als Selbstzahler antreten und anschließend die Mehrkosten von Ihrer Krankenkasse verlangen (BSG, Urteil vom 07.05.2013, Az.: B 1 KR 12/12 R[12] sowie BSG, Urteil vom 07.05.2013, Az.: B 1 KR 53/12[13]). Bei erneuter Ablehnung durch den Kostenträ-

---

11   Vgl. BSG, Urteil vom 07.05.2013, Az.: B 1 KR 12/12 R, in: NJOZ, 14. Jg. (2014), Heft 18, S. 671-675.

12   Vgl. BSG, Urteil vom 07.05.2013, Az.: B 1 KR 12/12 R, in: NJOZ, 14. Jg. (2014), Heft 18, S. 671-675.

13   Vgl. im Internet: BSG, Urteil vom 07.05.2013, Az.: B 1 KR 53/12, Redaktion beck-aktuell (2013), BSG: Krankenkasse muss Mehrkosten für vom Patienten gewünschte teurere Reha-Einrichtung nicht erstatten, Link: ▶ https://beck-online.beck.de/Default.aspx?vpath=bibdata/reddok/becklink/1026370.htm&pos=0&lasthit=true&hlwords=#xhlhit, Stand: 08.12.2014.

ger (Deutsche Rentenversicherung oder Krankenkasse) haben Sie die Option, vor dem Sozialgericht zu klagen.

Einen Überblick über Kliniken, speziell für Brustkrebspatientinnen vermittelt Ihnen bspw.

- der Arbeitskreis Gesundheit e.V.(Telefon: 0800 100 63 50, Link: ► http://www.arbeitskreis-gesundheit.de/startseite,[14]
- Deutscher Verlag für Gesundheitsinformation GmbH (► http://www.medfuehrer.de/Reha-Kliniksuche),[15]
- die Deutsche Krebshilfe e.V. (Telefon: 02 28/7 29 90–0; Link: ► http://www.krebshilfe.de/deutsche-krebshilfe.html).[16]

Allerdings besteht zwischen Ihrer Wunscheinrichtung und der Deutschen Rentenversicherung Bund nicht immer ein Belegungsvertrag. Gegebenenfalls muss die Deutsche Rentenversicherung einen Belegungsvertrag im Einzelfall mit Ihrer Wunschklinik abschließen.

8.4.2   Welchen Einfluss hat der Kostenträger?

Die Deutsche Rentenversicherung trägt die Kosten Ihrer AHB mit dem Ziel der Wiederherstellung bzw. Erhaltung Ihrer Arbeitsfähigkeit. Dies betrifft Sie als Patientin, sofern[17]

- Ihre Arbeitskraft durch Ihre Krebserkrankung bedroht ist,
- Sie einen Antrag auf Erwerbsminderungsrente stellten,
- Sie eine befristete Erwerbsminderungsrente beziehen,
- Sie arbeitslos und arbeitsunfähig sind.

Ist das vorrangige Ziel der AHB die Wiederherstellung Ihrer Gesundheit und nicht Ihrer Arbeitsfähigkeit, trägt Ihre Krankenkasse die Kosten. Dies findet Anwendung, sofern[18]

- Sie eine unbefristete Erwerbsminderungsrente beziehen,
- Sie Altersrente beziehen.

Neben Ihrer Krankenkasse und der Deutschen Rentenversicherung können folgende Institutionen ebenfalls Kostenträger sein:[19]

- Ihre private Krankenkasse,
- die Knappschaft,
- die Bundesagentur für Arbeit,
- für Beamte kann eine Finanzierung durch Beihilfen erfolgen,
- als Auffangträger das Sozialamt.

---

14   Vgl. im Internet: Arbeitskreis Gesundheit e.V. (2014), Kliniksuche über Körperteile. Kliniksuche nach Region, Stand: 28.08.2014.

15   Vgl. im Internet: Deutscher Verlag für Gesundheitsinformation GmbH (o.J.), Rehaklinik-Suche mit dem Deutschen Rehaklinik-Führer, Stand: 28.08.2014.

16   Vgl. im Internet: Deutsche Krebshilfe e.V. (2014), Wir über uns – die Deutsche Krebshilfe, Stand: 08.12.2014.

17   Vgl. Curtze u. Reinhold (2010), S. 13.

18   Vgl. Curtze u. Reinhold (2010), S. 13.

19   Vgl. Delbrück (2009), S. 176-177.

Sie als Patientin müssen sich nicht damit auseinandersetzen, wer für Ihre AHB die Kosten tragen wird. Allerdings hat der Kostenträger in bestimmten Aspekten Einfluss auf Ihren AHB-Antrag. Dies gilt insbesondere bei

— der Höhe der zu leistenden Zuzahlungen sowie
— der Wahl der Wunschklinik.

Sofern Ihre Krankenkasse der Kostenträger ist, gelten folgende Zuzahlungsbedingungen:[20]

— Anschlussrehabilitation (AR)/Anschlussheilbehandlung (AHB) im Anschluss (bzw. innerhalb von 14 Tagen oder medizinisch bedingt länger) an einen Krankenhausaufenthalt: € 10,00/Tag für maximal 28 Tage (§ 40 Abs. 6 SGB V);
— Ambulante Reha/stationäre Reha: € 10,00 Tag ohne Begrenzung (§ 40 Abs. 5 i. V. m. § 61 SGB V).

Zu weiteren Ausführungen verweise ich auf das Kapitel »Zuzahlungsbefreiung – auch vor Erreichen der Belastungsgrenze« (▶ Abschn. 3.7).

Auch bei einer Finanzierung über Ihre Krankenversicherung kann Ihr Ehepartner/Lebenspartner ebenfalls einen Antrag auf eine Rehabilitationsmaßnahme stellen (§ 40 Abs. 2 SGB V).

8.5 Formen der Rehabilitation: Stationär, ambulant oder das persönliche Budget

Geläufig werden Ihnen die stationäre sowie ambulante Rehabilitationsmaßnahme sein. Weniger bekannt ist die Möglichkeit, eigenverantwortlich über ein persönliches Budget diese Maßnahme durchzuführen. Diese Form wird im Folgenden ausführlicher erläutert.

Unabhängig von der Form der Rehabilitation sind Sie während der gesamten Reha-Maßnahme gesetzlich unfallversichert.

8.5.1 Stationäre Rehabilitationseinrichtung – Alltag außen vor

Nach Abschluss der Bestrahlung im Rahmen meiner Ersterkrankung fuhr ich im Juli 2012 nach Plau am See an die Mecklenburgische Seenplatte. Die beispielhaften Ausführungen in diesem Kapitel basieren auf meinen Erfahrungen meiner stationären AHB, auf die ich entsprechend verweise.

---

20 Vgl. im Internet: Mediclin (2014), Reha-Zuzahlungen bei Rehabilitationsleistungen der Gesetzlichen Krankenkassen, Link: ▶ http://www.mediclin.de/Zielgruppen/P-A/Patienten-und-Angehoerige/Ihr-Weg-zur-Reha/Zuzahlung-Reha/Reha-Zuzahlung-krankenkassen.aspx, Stand: 20.08.2014.

8.5.2 Ambulante Rehabilitationsmaßnahme – Alltag parallel

Im Rahmen meines Rentenantrages nach dem Rezidiv nahm ich an einer ambulanten Rehabilitationsmaßnahme in Leipzig im Juli 2014 teil. Hierzu verweise ich auch auf das Kapitel »Persönliche Voraussetzungen« (► Abschn. 12.2) im Rahmen der Beantragung der Erwerbsminderungsrente.

8.5.3 Persönliches Budget – neue Rolle: Gesundheitsmanager

Diese Variante nahm ich nicht in Anspruch, beantragte diese aber als Alternative zu einer ambulanten Rehabilitationsmaßnahme.

Das persönliche Budget soll Ihnen mehr Eigenverantwortung und Selbstbestimmung ermöglichen. So können Sie Ihre Rehabilitationsmaßnahme nach Ihren Bedürfnissen gestalten. Hierfür erhalten Sie von Ihrem Rentenversicherungsträger ein festes monatliches Budget über einen Zeitraum von in der Regel sechs Monaten. Sie müssen mit Ihrem Rentenversicherungsträger bzw. der Krankenkasse eine Zielvereinbarung treffen. Auf Basis dieser Vereinbarung können Sie sich bestimmte Maßnahmen, bspw. auch eine Umschulung, finanzieren lassen. Unter Umständen müssen Sie sich auch mit dem Integrationsamt und Ihrem Arbeitgeber abstimmen.

Gesetzlich geregelt ist diese Maßnahme im § 13 Abs. 1 Satz 2 SGB VI i. V. m. § 17 Abs. 2 bis 4 SGB IX sowie § 159 Abs. 5 SGB IX. Sofern Sie sich diese Variante vorstellen können, sollten Sie dies bei Ihrem Rehabilitationsantrag angeben. Informieren Sie sich vorab im Rahmen eines persönlichen Gesprächs bei der Rentenversicherung, Ihrer Krankenkasse, ggf. dem Integrationsamt sowie der Bundesagentur für Arbeit.

Für Sie gibt es viel zu planen, zu organisieren, abzustimmen. Sie werden Ihr Gesundheitsmanager. Die Abstimmung zwischen den einzelnen Institutionen verläuft in der Praxis nicht immer reibungslos. Andererseits haben Sie es in der Hand. Folgende Vorteile sah ich für mich in dieser Maßnahme:

- eigenverantwortliches Arbeiten für mein (Über-) Leben,
- Erfolgsmessung an einer konkreten Zielvereinbarung,
- Kosten- und Zeitdruck und damit Herantasten an das Arbeiten im regulären Berufsleben,
- Verbindung von Alltag und Arbeiten an meiner Gesundheit.

8.5.4 Weitere Hinweise für den stationären Aufenthalt

Nehmen Sie ausreichend Bargeld für die ersten Tage mit. Bspw. für einen Festnetzanschluss in Ihrem Zimmer, für die Nutzung des WLAN und des Fernsehgerätes werden bereits am Anreisetag Pfand und/oder Nutzungsgebühren erhoben. Auch benötigen Sie Kleingeld für die Waschmaschine und den Trockner. Einige Freizeitaktivitäten und Ausflüge werden gegen Entgelt angeboten. Eventuell wollen Sie sich auch eine aktuelle Tageszeitung bzw. ein Journal kaufen. Hierzu steht in der Reha-Einrichtung meist ein kleiner Kiosk zur Verfügung, der auch Dinge des täglichen Bedarfs, die Sie vielleicht vergessen haben, anbietet, bspw. Duschbad, Zahncreme oder auch mal ein Schokoriegel und Briefmarken.

Sie können auch Waren im Internet bestellen und sich als abweichende Lieferadresse an Ihre Reha-Klinik senden lassen, bspw. Bücher, Kleidung, Drogerieartikel. Zudem erhalten Sie auch Post von Ihren Freunden, Verwandten, der Familie. Ich freute mich sehr über ein kleines Lebenszeichen (per E-Mail oder postalisch) von Freunden, die mir Mut machten. Auch ich wurde hin und wieder von Heimweh gequält.

Die Wahl der Örtlichkeit hängt eng mit der Form der Rehabilitation zusammen und sollte zu Ihrer Persönlichkeit passen.

8.6 Erstattung von Fahrtkosten und weitere Kostenübernahmen

Die Deutsche Rentenversicherung erstattet die An- und Abfahrtkosten zu Ihrer ambulanten oder stationären AHB in Höhe des preiswertesten öffentlichen Verkehrsmittels.[21] Zudem erhalten Sie während der stationären AHB eine volle Verpflegung, und die Übernachtungskosten werden übernommen. Im Rahmen einer ambulanten AHB steht Ihnen eine warme Mahlzeit pro Tag zu (§ 53 Abs. 1 und 4 SGB IX).

Reisen Sie mit Ihrem privaten PKW an, werden Ihnen € 0,20 je gefahrenen Kilometer, maximal € 130,00, erstattet (§ 53 Abs. 4 SGB IX i. V. m. § 5 Abs. 1 BRKG).

Fragen Sie direkt bei Ihrer Reha-Einrichtung nach Ankunft an. Dort werden Ihnen die Fahrtkosten unmittelbar erstattet. Ich musste zunächst zu einem Sozialdienst, der ein Formular ausstellte und dann zur Buchhaltung der Reha-Einrichtung, die mir die Fahrtkosten bar auszahlte.

8.7 Zuzahlung ja oder nein?

Zu unterscheiden ist zwischen den Kostenträgern: der Deutschen Rentenversicherung sowie Ihrer Krankenkasse. Grundsätzlich wird eine Anschlussheilbehandlung durch die Deutsche Rentenversicherung finanziert. Im Rahmen einer stationären AHB sind € 10,00/Tag Zuzahlung für maximal 14 Tage zu leisten, sofern sich Ihre Reha un-

---

21 Vgl. Stamatiadis-Smidt, H. et al. (2006), S. 153-154.

mittelbar bzw. innerhalb von 14 Tagen an eine Krankenhausbehandlung anschließt (§ 32 Abs. 1 Satz 2, 1. Teilsatz SGB VI).

Aus medizinisch notwendiger Sicht oder anderen triftigen Gründen kann die Unterbrechungszeit auch länger andauern (§ 32 Abs. 1 Satz 2, 2. Teilsatz SGB VI). Ich trat meine AHB erst drei Wochen nach meiner abgeschlossenen ambulanten Bestrahlung an. Diese gängige Therapieabfolge ist medizinisch begründet. Sofern bei Ihnen keine Bestrahlung notwendig war bzw. notwendig ist oder aber eine adjuvante Chemotherapie durchgeführt wurde, schließt sich Ihre Anschlussrehabilitation an Ihre Chemotherapie an. Das Antragsprocedere ist der Anschlussheilbehandlung gleichgestellt. Auch hier liegt die medizinische Notwendigkeit einer längeren Unterbrechungszeit zwischen Ihrem Krankenhausaufenthalt und dem Beginn Ihrer Reha-Maßnahme zugrunde.

Bereits geleistete Zuzahlungen in Form eines Krankenhaustagegeldes werden auf diese 14 Tage angerechnet (§ 32 Abs. 4 SGB VI i. V. m. Raa zu SGB VI § 32 R3.4). Sowohl für diesen Betrag als auch bereits für weitere im Kalenderjahr geleistete Zuzahlungen müssen Sie die Nachweise Ihrem Antrag auf Zuzahlungsbefreiung (Formular G160, Seite 5) beifügen.

Keine Zuzahlung ist von Ihnen zu leisten, sofern Sie

- Übergangsgeld erhalten und parallel kein weiteres Erwerbseinkommen beziehen (§ 32 Abs. 3 in Verbindung mit SGB VI § 46 Abs. 1 SGB IX);
- an einer ambulanten Reha-Maßnahme teilnehmen (Raa zu SGB VI § 32 R2);
- parallel zur Ihrer Erwerbstätigkeit an einer ambulanten Reha-Maßnahme teilnehmen (Raa zu SGB VI § 32 R2). Hierfür muss Sie Ihr Arbeitgeber freistellen (§ 616 BGB i.V. m. § 9 EntgFG). Prüfen Sie ggf. auch Betriebsvereinbarungen, Tarifverträge und Ihren Arbeitsvertrag.
- einen Ehepartner bzw. Lebenspartner haben. Auch Ihr Sie während der Krankheit unterstützender Partner hat einen Anspruch auf eine Rehabilitationsmaßnahme (§ 32 Abs. 2 SGB VI).
- bestimmte Einkommensgrenzen unterschreiten (§ 32 Abs. 4 SGB VI i. V. m. § 1 und § 3 der Richtlinien für die Befreiung von der Zuzahlung bei medizinischen und sonstigen Leistungen zur Rehabilitation[22]). Für 2015 beträgt die Grenze des Nettoerwerbseikommens € 1135,00 pro Monat. Zusätzlich werden bspw. unterhaltspflichtige Kinder oder die Pflegebedürftigkeit von Ihnen oder die Ihres Lebenspartners berücksichtigt. Einen sehr guten Überblick gibt Ihnen das Merkblatt G160 auf den ersten beiden Seiten.

---

22 Vgl. im Internet: Deutsche Rentenversicherung Regional (2010), Anl1 Richtlinien für die Befreiung von der Zuzahlung bei medizinischen und sonstigen Leistungen zur Rehabilitation, Link: ▶ http://www.deutsche-rentenversicherung-regional.de/Raa/Raa.do?f=SGB6_32ANL1, Stand: 09.12.2014.

- oder Ihr Ehepartner/Lebenspartner pflegebedürftig sind, ist eine teilweise Befreiung möglich (§ 32 Abs. 4 SGB VI i. V. m. § 2 Abs. 2 Punkt b) und c) der Richtlinien für die Befreiung von der Zuzahlung bei medizinischen und sonstigen Leistungen zur Rehabilitation);

- das 18. Lebensjahr bei Antragstellung noch nicht vollendet haben (§ 32 Abs. 1 Satz 1 SGB VI);

- Sozialhilfe oder Leistungen zur Grundsicherung im Alter beziehen (§ 32 Abs. 4 SGB VI i. V. m. § 2 Abs. 1, zweiter Anstrich der Richtlinien für die Befreiung von der Zuzahlung bei medizinischen und sonstigen Leistungen zur Rehabilitation);

- dauerhaft voll erwerbsgemindert im Sinne des SGB XII (viertes Kapitel) sind und Sozialhilfe erhalten (§ 32 Abs. 4 SGB VI i. V. m. § 2 Abs. 1, zweiter Anstrich der Richtlinien für die Befreiung von der Zuzahlung bei medizinischen und sonstigen Leistungen zur Rehabilitation); ·

- ALG II erhalten (§ 32 Abs. 4 SGB VI i. V. m. Richtlinie zur Arbeitsanweisung R5.2.1 zur vollständigen Befreiung wegen des Nichtüberschreitens der Einkommensgrenze § 2 Abs. 1 der Zuzahlungsrichtlinien);

- über keinerlei Einkommen bzw. andere Einkünfte (bspw. Krankengeld, Pension, Rente) verfügen (§ 32 Abs. 4 SGB VI i. V. m. Richtlinie zur Arbeitsanweisung R5.2.1 zur vollständigen Befreiung wegen des Nichtüberschreitens der Einkommensgrenze § 2 Abs. 1 der Zuzahlungsrichtlinien). Sofern Sie als Krebspatientin mit Ihrem Ehepartner/Lebenspartner in einer Lebenspartnerschaft leben bzw. über diesen versichert sind, wird für die Prüfung der Zuzahlungsbefreiung einer stationären onkologischen Reha-Maßnahme das Einkommen Ihres Partners herangezogen(§ 32 Abs. 4 SGB VI i. V. m. § 5 der Richtlinien für die Befreiung von der Zuzahlung bei medizinischen und sonstigen Leistungen zur Rehabilitation).[23]

- durch die Zuzahlung unzumutbar belastet würden. Sie können einen Härtefallantrag stellen. Die Deutsche Rentenversicherung prüft auf Basis Ihres Antrages (Formular G160) eine Zuzahlungsbefreiung (§ 32 Abs. 4 SGB VI). Sofern der Kostenträger Ihre Krankenkasse ist, können Sie hier ebenfalls einen Antrag auf Zuzahlungsbefreiung stellen (§ 62 SGB V). Hierzu stellen Sie ein schriftliches Gesuch bei Ihrer Krankenkasse bzw. fordern Sie das Antragsformular bei Ihrer Krankenkasse ab.

Das Formular G160 vermittelt Ihnen hierzu auf den ersten Seiten einen gut verständlichen Überblick. Wichtig neben Ihrem Antrag auf

---

23 Vgl. im Internet: Deutsche Rentenversicherung Regional (2010), Anl1 Richtlinien für die Befreiung von der Zuzahlung bei medizinischen und sonstigen Leistungen zur Rehabilitation, Link: ▶ http://www.deutsche-rentenversicherung-regional.de/Raa/Raa.do?f=SGB6_32ANL1, Stand: 09.12.2014.

Zuzahlungsbefreiung ist das von Ihrem Arbeitgeber auszufüllende Formular G161.

8.8   Nach- und Festigungskuren

Anspruchsgrundlage für Ihre Nach- bzw. Festigungskur bildet die sogenannte »Ca-Richtlinie« der Träger der Rentenversicherungen.[24]

Innerhalb eines Jahres nach Abschluss der onkologischen Akutbehandlung (Raa zu SGB VI § 31 R4.6.1) haben Sie und auch Ihr Ehepartner/Lebenspartner (Raa zu SGB VI § 31 R4.5) das Recht, eine weitere Rehabilitationsmaßnahme zu beantragen (§ 31 Abs. 1 Nr. 3 SGB VI). Dies gilt unabhängig davon, ob Sie bereits wieder im Berufsleben stehen oder nicht. Zur Fristwahrung genügt das rechtzeitige Einsenden des Antrags an die Deutsche Rentenversicherung.

In Betracht sollten Sie diese Maßnahme ziehen, wenn Ihr Gesundheitszustand durch die Tumorerkrankung oder die Nebenwirkungen und Nachfolgen der Behandlung Sie erheblich einschränken und belasten. Sofern Sie bereits wieder berufstätig sind, erhöhen sich Ihre Chancen auf einen positiven Bescheid durch den Rentenversicherungsträger. Bei Ablehnung können Sie in Widerspruch gehen.

Darüber hinaus können Sie und Ihr Ehepartner/Lebenspartner innerhalb von zwei Jahren einen Antrag auf eine Nach- bzw. Festigungskur stellen, wenn weitere Funktionsstörungen bestehen. Auch sind über diese Zwei-Jahres-Frist hinaus weitere Rehabilitationsmaßnahmen möglich (Raa zu SGB VI § 31, R4.6.2).

Grundsätzlich müssen Sie für eine stationäre onkologische Festigungskur als medizinische Rehabilitationsmaßname € 10,00 pro Tag für maximal 42 Kalendertage im Jahr zuzahlen (§ 32 Abs. 1 Satz 1 SGB VI i. V. m. § 40 Abs. 5 SGB V sowie der § 3 Satz 1 der Richtlinien für die Befreiung von der Zuzahlung bei medizinischen und sonstigen Leistungen zur Rehabilitation). Auch hier haben Sie jedoch die Möglichkeit, sich von der Zuzahlung befreien zu lassen. Ich verweise hierzu auf die bisherigen Ausführungen in diesem Kapitel sowie in Kapitel »Zuzahlungsbefreiung – auch vor Erreichen der Belastungsgrenze« (▶ Abschn. 3.7).

Eine weitere ambulante oder stationäre Rehabilitationsleistung kann grundsätzlich erst nach Ablauf von vier Jahren seit der letzten durchgeführten Maßnahme erneut durchgeführt werden. Eine frühere Wiederholung ist nur dann möglich, wenn dies aus gesundheitlichen Gründen dringend erforderlich ist (§ 40 Absatz 3 Satz 4 SGB V), bspw. weil ein Rezidiv oder Metastasen diagnostiziert werden, sich Ihr Gesundheitszustand insgesamt verschlechtert hat. Stellen Sie in Abstimmung mit den Sie behandelnden Ärzten einfach einen Reha-Antrag.

---

24 Vgl. im Internet: Deutsche Rentenversicherung Regional (2011): Anl5 Ca-Richtlinien, Link: ▶ http://www.deutsche-rentenversicherung-regional.de/Raa/Raa.do?f=SGB6_31ANL5, Stand: 30.09.2014.

Allerdings können Sie jährlich eine medizinische Rehabilitation beantragen, sofern Sie wieder im Berufsleben stehen (§ 31 Abs. 1 Nr. 2 SGB VI). Diese Reha-Maßnahme dient dem Erhalt Ihrer Erwerbsfähigkeit. Stellen Sie auch hier den Antrag in Abstimmung mit Ihren behandelnden Ärzten.

Der Rehabilitationsträger (Deutsche Rentenversicherung oder Krankenkasse) muss innerhalb von drei Wochen eine Entscheidung treffen. Sofern weitere Gutachten notwendig sind, müssen diese innerhalb von zwei Wochen vorliegen.[25] So verlängert sich die Antragsphase auf maximal fünf Wochen. Durch das neue Patientenrechtegesetz muss sich die Krankenkasse bei einer länger andauernden Entscheidungsfindung mit Ihnen abstimmen. Nach angemessener Fristsetzung können Sie Ihre Maßnahme auch ohne Zustimmung des Kostenträgers antreten (§ 13 Abs. 3a SGB V).

8.9 Sicherstellung der Kinderbetreuung während Ihrer Abwesenheit

Nehmen Sie an einer ambulanten bzw. stationären Rehabilitation teil oder an einer auswärtigen Maßnahme zur Teilnahme am Arbeitsleben, bspw. eine Weiterbildung, muss die Betreuung Ihrer Kinder sichergestellt sein. In diesem Kontext können Sie (finanzielle) Unterstützung beantragen. Ihr Anspruch besteht (§ 54 Abs. 1 SGB IX),

- falls das in Ihrem Haushalt lebende Kind unter zwölf Jahren alt oder behindert ist (eine Akuterkrankung fällt nicht hierunter) und
- falls Sie Ihren Haushalt wegen einer entsprechenden Maßnahme nicht selbst führen können und
- falls Ihr Ehepartner/Lebenspartner bzw. eine andere im Haushalt lebende Person den Haushalt nicht weiterführen kann.

Ihr Antrag auf eine Haushaltshilfe ist von Ihnen vor Beginn Ihrer Teilnahme an einer Rehabilitation bzw. einer Leistung zur Teilnahme am Arbeitsleben zu stellen. Die Antragsunterlagen finden Sie unter folgenden Link:

▶ http://www.deutsche-rentenversicherung.de/Allgemein/de/Inhalt/5_Services/04_formulare_und_antraege/01_versicherte/03_reha/_DRV_Paket_Rehabilitation_Haushaltshilfe.html.[26]

Wie die Beantragung Ihrer Reha-Maßnahme können Sie die Antragsunterlagen ebenfalls bei den in diesem Kapitel genannten Institutionen erhalten, die Sie beim Ausfüllen auch unterstützen.

Die Krankenkasse stellt die Ersatzkraft. Sofern dies nicht möglich ist, können Sie sich selbst eine Haushaltshilfe suchen (Raa zu

---

25 Vgl. Stamatiadis-Smidt et al. (2006), S. 153.
26 Vgl. im Internet: Deutsche Rentenversicherung (2012–2015c), Formularpaket Haushaltshilfe, Stand: 06.02.2015.

SGB IX § 54 R3), bspw. durch Bekannte, Freunde, Zeitungsanzeigen, das Deutsche Rote Kreuz, die Caritas (Raa zu SGB IX § 54 R3.1 und R3.2).[27] Verwandte bis zweiten Grades erhalten keine Vergütung, können aber auf Antrag eine pauschale Fahrtkostenerstattung oder einen Verdienstausfall durch Ihre Krankenkasse oder den Rentenversicherungsträger erhalten (Raa zu SGB IX § 54 R3.1.2).[28]

Wird Ihnen eine Haushaltshilfe abgelehnt, können Sie die Übernahme von Kinderbetreuungskosten beantragen (§ 54 Abs. 2 SGB IX). Allerdings werden maximal € 130,00 pro Monat und Kind gewährt (§ 54 Abs. 3 SGB X). Die Beantragung ist im Dokument G581 geregelt. Das komplette Formularpaket, das neben der Kinderbetreuung auch für die Haushaltshilfe dient, finden Sie unter folgendem Link:

▶ http://www.deutsche-rentenversicherung.de/Allgemein/de/Inhalt/5_Services/04_formulare_und_antraege/01_versicherte/03_reha/_DRV_Paket_Rehabilitation_Haushaltshilfe.html[29]

Die Antragsunterlagen erhalten Sie ebenfalls bei den bereits genannten Institutionen, insbesondere der Deutschen Rentenversicherung oder Ihrer Krankenkasse.

8.10   Was muss Ihr Arbeitgeber wissen?

Ich redete offen mit meinem Arbeitgeber über meine Behandlung und die Therapie sowie die Behandlungszeiträume, obwohl ich zu diesem Zeitpunkt noch über einen befristeten Arbeitsvertrag verfügte, der Ende 2012 auslaufen sollte. Ja, ich ging damit das Risiko ein, keine Vertragsverlängerung zu erhalten. Letztendlich ließ sich die Erkrankungsart insbesondere aufgrund des Haarverlusts bei einer Chemotherapie nicht wirklich verbergen. In meinem individuellen Fall – 34 Jahre, nicht schwanger, neue Frisur, sechs Monate krank – kann sich jeder halbwegs intelligente Mensch die Ursache erklären.

Zudem sah ich die offene Kommunikation auch als Selbstschutz für mich. Da meine Chemotherapie von Oktober 2011 bis Februar 2012 andauerte, musste ich aufgrund des geschwächten Immunsystems mit einer erhöhten Infektanfälligkeit rechnen. Somit konnten sich die Kollegen – insbesondere die mit Kleinkindern – entsprechend präparieren. Ich konnte die Therapie ohne Unterbrechung durchziehen und war hin und wieder im Büro präsent.

Mit Bewilligung Ihrer AHB erhalten Sie ein Bewilligungsschreiben sowie weitere Anlagen. Eine dieser Ausfertigungen ist für Ihren Arbeitgeber bestimmt. Das Dokument enthält rechts oben einen entsprechenden Vermerk und dient der Vorlage bei Ihrem Arbeitgeber (§ 9 Abs. 2 EntgFG). Es informiert über den Beginn, die Dauer Ihrer

---

27 Vgl. Stamatiadis-Smidt et al. (2006), S. 88.
28 Vgl. Stamatidadis-Smidt et al. (2006), S. 88–89.
29 Vgl. im Internet: Deutsche Rentenversicherung (2012–2015c), Formularpaket Haushaltshilfe, Stand: 06.02.2015.

voraussichtlichen Reha, enthält jedoch keine Diagnose. Sollte Ihre Reha-Maßnahme verlängert werden, müssen Sie auch dies Ihrem Chef mitteilen (§ 9 Abs. 2 EntgFG). Ihr Dienstherr hat Sie für den Zeitraum der AHB freizustellen (§ 9 Abs. 1 Satz 1 EntgFG). Auch darf er Ihnen nicht kündigen (§ 84 Abs. 2 SGB IX). Die Verletzung des Präventionsgebotes nach § 84 SGB IX stellt einen Hinderungsgrund für eine Kündigung dar. Dies stellte das Oberverwaltungsgericht Mecklenburg-Vorpommerns am 09. Oktober 2003 klar (OVG Mecklenburg-Vorpommern, Beschluss vom 09.10.2003, Az.: 2 M 105/03).[30] Im unmittelbaren Anschluss an Ihre AHB haben Sie zudem einen Anspruch auf Urlaub (§ 7 Abs. 1 Satz 2 BUrlG[31]).

8.11 Fazit: Schöpfen Sie Kraft für den neuen Alltag

Die AHB soll Ihre Erwerbsfähigkeit wiederherstellen bzw. Ihren Gesundheitszustand verbessern, um Ihren Alltag selbstbestimmt zu gestalten. Auch Ihr Ehepartner/Lebenspartner kann eine Reha-Maßnahme erhalten. Voraussetzung ist die Stellung eines Rehabilitationsantrags bei Ihrer Krankenkasse oder der Deutschen Rentenversicherung. Durchdenken Sie den Ort, die Form der Rehabilitationsmaßnahme sowie Ihre individuellen AHB-Ziele. Grundsätzlich werden Ihre Wünsche durch den Rehabilitationsträger berücksichtigt, ggf. müssen Sie Widerspruch einlegen. In Abhängigkeit Ihrer Situation sind Sie von der Zuzahlung zur AHB befreit bzw. können sich befreien lassen. Weitere onkologische Festigungskuren ermöglichen Ihnen den besseren Umgang mit der neuen Lebenssituation zu erlernen. Sowohl für die eigentliche AHB als auch weitere Nachkuren muss Sie Ihr Arbeitgeber freistellen und darf Ihnen in dieser Zeit nicht kündigen.

30 Vgl. OVG Mecklenburg-Vorpommern, Beschluss vom 09.10.2003, Az.: 2 M 105/03, in: BR, 44. Jg. (2005), Heft 5, S. 143–147.
31 BUrlG (Mindesturlaubsgesetz für Arbeitnehmer – Bundesurlaubsgesetz): Ausfertigungsdatum: 08.01.1963. Bundesurlaubsgesetz in der im Bundesgesetzblatt Teil III, Gliederungsnummer 800-4, veröffentlichten bereinigten Fassung, das zuletzt durch Artikel 3 Absatz 3 des Gesetzes vom 20.04.2013 (BGBl. I S. 868) geändert worden ist.

Finanzielle Absicherung während der AHB: Beantragung Übergangsgeld

Sandra Otto

S. Otto, *Brustkrebs – Hilfe im Bürokratie-Dschungel*,
DOI 10.1007/978-3-662-47072-5_9, © Springer-Verlag Berlin Heidelberg 2015

»Während der AHB erhalten Sie Übergangsgeld!«, teilte mir die Sozialarbeiterin an der Uniklinik mit. Erstmals wurde ich mich dieser Begrifflichkeit konfrontiert.

Folgende Fragen sollen in diesem Kapitel beantwortet werden:
- Wie gestaltet sich die finanzielle Absicherung während der Rehabilitation?
- Wann sollte die Beantragung erfolgen?
- Wo erhalten Sie die Antragsformulare?
- Wie hoch ist das Übergangsgeld?
- Wann und wie erfolgt die Auszahlung?
- Wie erfolgt die Berücksichtigung beim Krankengeld, ALG I, ALG II oder anderen Ersatzleistungen?
- Wie beeinflusst das Übergangsgeld Ihren Anspruch auf die Regelaltersrente?
- Wie wird das Übergangsgeld steuerlich behandelt?

9.1   Gemeinsame Beantragung Übergangsgeld und AHB

Parallel zum Antrag auf die AHB stellte ich am 13. Juni 2012 den Antrag auf Übergangsgeld, um während meiner Reha-Maßnahme finanziell abgesichert zu sein. Die von Ihnen zu erbringenden Nachweise und Angaben für die Anträge auf eine AHB und das Übergangsgeld sind in vielen Punkten identisch.

Die Antragsunterlagen erhalten Sie bspw. über:
- das Internet: ▶ http://www.deutsche-rentenversicherung. de/Rheinland/de/Inhalt/Allgemeines/publikationen/reha_ vordrucke/03_rehabilitation/pakete/10_paket_uebergangsgeld. html,[1]
- die Deutsche Rentenversicherung,
- Ihre Krankenkasse,
- Sozialberatungsstellen, bspw. an der Klinik, in der Sie behandelt werden,
- einschlägige Vereine.

Sie können die Formulare aber auch schriftlich, telefonisch oder per E-Mail von einer der oben genannten Institution abfordern.

Darüber hinaus bietet die Deutsche Rentenversicherung verschiedene Kontaktmöglichkeiten für eine Beratung, Ihre Anfragen und Belange an. Diese umfassen:
- Bürgertelefon 0800 100048013 (kostenlos), allerdings lange Wartezeiten,[2]

---

1   Vgl. im Internet: Deutsche Rentenversicherung (2006), Antragspaket Übergangsgeld, Stand: 14.08.2014.
2   Vgl. im Internet: Deutsche Rentenversicherung (2012–2014b), Bürgertelefon, Stand: 09.12.2014.

- Link zum Rückrufservice: ▶ http://www.deutsche-rentenversi-cherung.de/Rheinland/de/Navigation/5_Services/01_Kontakt_und_Beratung/01_kontakt/02_callback_node.html,[3]
- Link zum Kontaktformular: ▶ https://www.deutsche-rentenversi-cherung.de/Allgemein/de/Navigation/5_Services/01_kontakt_und_beratung/01_kontakt/02_web_formular_node.html,[4]
- Beratungstermin buchen unter Link: ▶ http://www.deutsche-rentenversicherung.de/Allgemein/de/Navigation/5_Services/02_online_dienste/02_termine_vereinbaren/termine_vereinbaren_node.html.[5] Ihr Vorteil: Sie erhalten je nach Wunsch per E-Mail, telefonisch oder per SMS den Termin und Informationen, welche Unterlagen Sie mitbringen müssen.
- Beratungsstellen in Ihrer Nähe finden unter Link: ▶ http://www.deutsche-rentenversicherung.de/Allgemein/de/Navigation/5_Services/01_kontakt_und_beratung/02_beratung/01_beratung_vor_ort/01_servicezentren_beratungsstellen_node.html,[6]
- Postadresse: Deutsche Rentenversicherung Bund, Abteilung Rehabilitation, 10704 Berlin, Telefon: 030 865 0, Telefax: 030 865 27240, Sprechzeiten: Montag bis Donnerstag 08:00–17:00 Uhr, Freitag 08:00–15:00 Uhr.[7]

9.2 Persönliche und versicherungsrechtliche Voraussetzungen

Sie haben einen Rechtsanspruch auf Übergangsgeld gemäß § 20 SGB VI, sofern Sie
- von der Deutschen Rentenversicherung eine Reha-Maßnahme erhalten,
- Arbeitseinkommen bzw. Arbeitsentgelt bezogen haben und in den letzten zwölf Monaten vor Beginn der Reha-Maßnahme in die gesetzliche Rentenversicherung einzahlten,
- Krankengeld, Verletztengeld, ALG I, ALG II, Kurzarbeitergeld, Versorgungskrankengeld, Mutterschaftsgeld erhielten und Beiträge in die Sozialversicherungen abgeführt wurden.

---

3 Vgl. im Internet: Deutsche Rentenversicherung (2012–2014c), Rückrufservice, Stand: 14.08.2014.
4 Vgl. im Internet: Deutsche Rentenversicherung (2012–2014d), Kontaktformular, Stand: 14.08.2014.
5 Vgl. im Internet: Deutsche Rentenversicherung (2012–2014e), Termin buchen, Stand: 14.08.2014.
6 Vgl. im Internet: Deutsche Rentenversicherung (2012–2014f), Suche nach Auskunfts- und Beratungsstellen und Versichertenberatern/-ältesten, Stand: 14.08.2014.
7 Vgl. im Internet: Deutsche Rentenversicherung (2012–2014g), Postanschrift, Link: ▶ http://www.deutsche-rentenversicherung.de/Bund/de/Navigation/0_Home/Impressum_node.html, Stand: 09.12.2014.

Weiterhin leitet sich ein Rechtsanspruch auf Übergangsgeld aus §§ 7, 21 SGB VI sowie §§ 47, 48 SGB IX ab, sofern Sie

- sich freiwillig versicherten (§§ 20 Nr. 3, 21 Abs. 2 SGB VI) bzw. als Selbständige (Raa zu SGB VI § 21 Abs. 2 R3.3.4 für pflichtversicherte Selbständige) in den letzten 12 Monaten Beiträge in die gesetzliche Rentenversicherung einzahlten und dabei einen bestimmten ortsabhängigen Mindestbeitrag entrichteten. Bei freiwilligen Versicherten findet Raa zu SGB VI § 21 Abs. 2 R5.1 Anwendung. In diesem Fall müssen Sie ebenfalls im zurückliegenden Kalenderjahr vor der Reha-Maßnahme ein Jahr Beiträge gezahlt haben, können diese Zahlungen aber bis zum 31. März des Folgejahres für das Vorjahr nachholen.

9.3   Die Beantragung

Sofern die sechs Wochen des Entgeltfortzahlungsanspruchs aufgrund von Krankheit durch Ihren Arbeitgeber noch nicht ausgelaufen sind, erhalten Sie während Ihrer Reha kein Übergangsgeld, sondern Ihr reguläres Entgelt (§§ 3 Abs. 1 i. V. m. § 9 Abs. 1 EntgFG). Prüfen Sie Ihren Anspruch, und stellen Sie im Zweifelsfall den Antrag auf Übergangsgeld trotzdem. Bspw. splitten sich die Zeiträume Ihres Reha-Aufenthaltes auf, und Sie haben nur noch einen teilweisen Anspruch auf Entgeltfortzahlung. Auch kann Ihr Arbeitgeber Ihnen zunächst eine Entgeltfortzahlung zusichern, weigert sich später aber. Lassen Sie sich eine solches Entgegenkommen Ihres Arbeitgebers schriftlich, zumindest aber per E-Mail oder unter Zeugen bestätigen. Weiterhin besteht die Möglichkeit, dass Ihr Arbeitgeber Ihr Übergangsgeld aufstockt. Ggf. existieren hier bestimmte Betriebsvereinbarungen, oder Sie sind im öffentlichen Dienst beschäftigt bzw. in Ihrem Arbeitsverhältnis wird der TVöD angewandt.

Ich selbst war zu diesem Zeitpunkt in einer Forschungseinrichtung angestellt. Mein Arbeitsvertrag basierte auf dem TVöD, und ich erhielt durch meinen Arbeitgeber eine Aufstockung des Übergangsgeldes (§ 22 Abs. 2 und 3 TVöD). Allerdings war mir dies im Zeitpunkt der Reha-Maßnahme nicht bekannt. Erst im Rahmen eines Vortrages in der Rehaklinik wurde ich auf diesen Punkt aufmerksam gemacht, fragte bei meiner Personalabteilung an und stellte den Antrag. Beachten Sie bitte, dass derartige Ansprüche zumindest im öffentlichen Dienst nach sechs Monaten nicht mehr durchholbar sind (§ 37 Abs. 1 Satz 1 TVöD). Im Zweifelsfall verschenken Sie also Geld, das Ihnen zustehen kann. Erkundigen Sie sich bei Ihrem Arbeitgeber, bspw. der Personalabteilung, explizit nach den Regelungen. Nicht in jedem Fall erhalten Sie sofort eine Aussage Ihrer Personalbetreuung, da dieses Arbeitsgebiet sehr speziell ist. Bleiben Sie aber hartnäckig.

Das Antragsformularpaket für das Übergangsgeld umfasst

- G510: »Wichtige Informationen zum Übergangsgeld – Leistungen zur medizinischen Rehabilitation (Erklärung des

Versicherten, Entgeltbescheinigung, Bescheinigung der Krankenkasse)« bzw.

- G550: »Wichtige Informationen zum Übergangsgeld – Leistungen zur Teilhabe am Arbeitsleben (Erklärung des Versicherten, Entgeltbescheinigung, Angaben zum Arbeitsentgelt, Bescheinigung der Krankenkasse)«.

Der Antrag G510 besteht aus 16 Seiten und gliedert sich in drei Abschnitte:

- Teil A ist der von Ihnen als Versicherungsnehmerin auszufüllende eigentliche Antrag,
- Teil B ist von Ihrem Arbeitgeber zu vervollständigen sowie
- Teil C, der von Ihrer Krankenkasse zu bearbeiten ist.

Das Formular G550 wird relevant, falls Sie Leistungen zur Teilhabe am Arbeitsleben, bspw. Umschulungen, erhalten und für diese Maßnahme Übergangsgeld beantragen wollen. Diese Unterlagen werden nur der Vollständigkeit halber von mir angeführt. In diesem Kapitel wird ausschließlich die finanzielle Absicherung während der AHB von mir erläutert.

9.3.1 Ihr Arbeitspaket: Teil A

Folgende Bestätigungen in Kopie müssen Sie Ihrem Antragsteil A auf Übergangsgeld ggf. beifügen:

- Nachweis der Pflegebedürftigkeit (bspw. Bescheid über Pflegegeld, Kopie Schwerbehindertenausweis mit Merkzeichen »Bl« oder »H«) Ihrer Person oder der Ihres Ehepartners/Lebenspartners,
- Nachweis über Ihre Elterneigenschaft (bspw. Geburtsurkunde, Einkommensteuerbescheid),
- Aufhebungsbescheid/Änderungsbescheid der Bundesagentur für Arbeit bei Bezug von ALG I,
- Aufhebungsbescheid/Änderungsbescheid des Sozialträgers bei Bezug von ALG II,
- Nachweise über Sperrzeiten, bspw. von ALG II,
- Nachweise über die Zahlung von Kindergeld bei volljährigen Kindern, bspw. falls sich Ihr Kind im Studium befindet.

In Abhängigkeit Ihres sozialversicherungsrechtlichen Status gibt es für Sie ein paar Besonderheiten zu beachten. Sind Sie Mitglied einer privaten Krankenkasse oder über Ihren Ehepartner/Lebenspartner familienversichert und verfügen über kein eigenes Einkommen, muss Ihnen Ihr behandelnder Arzt in einem separaten Schreiben Ihre Diagnose und die Dauer der Erkrankung für die letzten zwölf Monate bestätigen. Hierzu stellt der Sie behandelnde Arzt zunächst einen Kurzantrag (Formular 60) bei Ihrer Krankenkasse. Sofern Ihre

Krankenkasse Ihren Reha-Antrag einer detaillierteren Prüfung für würdig hält, muss Ihr Arzt das Formular 61 ausfüllen. In der Regel hat Ihr Arzt diese Vordrucke in seiner Praxis verfügbar. Hier ein informativer Link, sodass auch Sie einen Einblick in den Kurzantrag erhalten: ▶ http://www.md-reha.de/mdrehamuster.html.[8]

9.3.2   Besonderheiten beim Bezug von ALG I, ALG II oder anderen Einkommensersatzleistungen

Sofern Sie ALG I beziehen, müssen Sie bei Ihrer zuständigen Bundesagentur für Arbeit formlos – auch telefonisch möglich – einen Aufhebungsbescheid beantragen (§ 311 SGB III). Dieser Bescheid ist der Deutschen Rentenversicherung weiterzuleiten. Erst mit Vorliegen der Erklärung stellt Ihnen der Kostenträger den Bescheid zum Übergangsgeld zu, und Sie erhalten ohne Verzögerungen die Zahlungen.

Endete Ihr Anspruch auf Krankengeld bereits und Sie sind durch Ihre Krankenkasse ausgesteuert, erhalten Sie ebenfalls ALG I (§ 145 SGB III – sogenannte Nahtlosigkeitsregelung). Dies kann bspw. eintreten, falls Sie einen Rentenantrag stellten, dieser aber noch nicht bewilligt wurde und Sie weiterhin nicht erwerbsfähig sind. Auch hier müssen Sie einen Aufhebungsbescheid bei der Bundesagentur für Arbeit anfordern und dem Antrag auf Übergangsgeld beifügen (§ 311 SGB III).

Bei Bezug von ALG II erhalten Sie diese Leistungen während Ihrer Rehabilitationsmaßnahme weiterhin vom Jobcenter gezahlt (§ 25 Abs. 2 SGB II, § 45 Abs. 1 Nr. 3 SGB IX, § 21 Abs. 4 SGB VI, § 251 SGB V). Die Deutsche Rentenversicherung erstattet die Beiträge entsprechend an das Jobcenter.

Sind Sie freiwillig gesetzlich versichert (i. S. v. § 7 SGB VI) oder Selbständige, müssen Sie im letzten Kalenderjahr vor Beginn der Reha-Maßnahme Beiträge in die gesetzliche Rentenversicherung eingezahlt haben. Andernfalls besteht für Sie kein Anspruch auf Übergangsgeld (§ 21 Abs. 2 SGB VI).

Neben Ihren Auskünften benötigt die Deutsche Rentenversicherung ebenfalls Auskünfte von dritter Stelle. In diesem Falle müssen Ihre Krankenkasse und Ihr Arbeitgeber ebenfalls Informationen beisteuern.

9.3.3   Antragsteil B und C

Von Ihrem Arbeitgeber ist der Antragsteil B auszufüllen, sofern Sie keinen Anspruch mehr auf die Entgeltfortzahlung haben. Beabsichtigt Ihr Arbeitgeber, Ihnen Ihr Entgelt während Ihrer AHB weiterhin

---

8   Vgl. im Internet: MD REHA GMBH (o.J.), Gesetzliche Krankenkassen: Muster Formular 60 und 61, Stand: 02.10.2014.

zu zahlen, lassen Sie sich diese Entscheidung schriftlich bestätigen. Teilen Sie Ihrem Arbeitgeber ebenfalls den Beginn und das voraussichtliche Ende Ihrer AHB mit.

Den Teil C leiten Sie an Ihre Krankenkasse weiter, sofern Sie keinen Anspruch mehr auf Entgeltfortzahlung haben.

Sind Sie sich unsicher, lassen Sie die beiden Antragsteile ausfüllen. Sollten beide Erklärungen wider Erwarten erforderlich sein, verstreicht für Sie die Bearbeitungszeit Ihres Übergangsgeldantrages bei der Deutschen Rentenversicherung. So können Sie ggf. über diese finanziellen Mittel nicht rechtzeitig verfügen.

Erst bei Vollständigkeit der Unterlagen übersendet Ihnen die Deutsche Rentenversicherung den Bescheid zum Übergangsgeld. Fragen Sie höflich, aber bestimmt regelmäßig an, ob Ihre Unterlagen vollständig sind. Ggf. müssen Sie bei Ihrem Arbeitgeber oder Ihrer Krankenkasse intervenieren.

9.4 Höhe des Übergangsgeldes

Sofern Sie gesetzlich oder freiwillig gesetzlich versichert sind, bildet Ihr reguläres tägliches Bruttoeinkommen im letzten Kalenderjahr die Berechnungsbasis. Von diesem errechnet die Deutsche Rentenversicherung 80 % (§ 21 Abs. 2 SGB VI i. V. m. § 46 Abs. 1, 1. Halbsatz SGB IX). Dieser Wert wird durch 30 Kalendertage dividiert, um das Bruttoeinkommen pro Tag zu erhalten. Den so ermittelten Wert vergleicht die Deutsche Rentenversicherung mit Ihrem Nettoeinkommen pro Tag. Ihr Nettoeinkommen stellt die Obergrenze (§ 46 Abs. 1 SGB IX) für die Ermittlung des Übergangsgeldes dar. Von diesem Nettoeinkommen berechnet die Deutsche Rentenversicherung 68 %. Als Kinderlose wurde mir noch ein Beitrag für die Pflegeversicherung abgezogen (§ 55 Abs. 3 SGB XI). Sofern Sie einen einkommensabhängigen individuellen Zusatzbeitrag für Ihre Krankenkasse leisten müssen (§ 242 SGB V sowie Satzung Ihrer Krankenversicherung), übernimmt Ihr Rehabilitationsträger den Zusatzbeitrag (§ 251 Abs. 1 SGB V). Am Ende steht Ihr Übergangsgeld pro Tag, das Ihnen überwiesen wird (§ 46 Abs. 1 Nr. 2 SGB IX).

Hier ein Berechnungsbeispiel:

Kalendertägliches Bruttoarbeitsentgelt inklusive Sonderzahlungen	€ 123,13
Kalendertägliches Nettoarbeitsentgelt inklusive Sonderzahlungen	€ 58,10
80 % von € 123,13	€ 98,50
Obergrenze maximal Nettoarbeitsentgelt (€ 98,50 > € 58,10)	€ 58,10
68 % auf € 58,10	€ 39,51
Beitragsabzug Pflegeversicherung für Kinderlose (0,25 % der beitragspflichtigen Einnahmen – § 55 Abs. 3 SGB XI)	€ 0,26
Auszahlungsbetrag	€ 39,25

Sofern ein Kind (leibliches Kind, Pflegekind, Stiefkind, Adoptivkind) in Ihrem Haushalt lebt oder Sie Ihren Lebenspartner/Ehepartner pflegen bzw. Sie selbst als Patientin der Pflege bedürfen, erhöht sich Ihr Übergangsgeld auf 75 % der Berechnungsgrundlage (§ 46 Abs. 1 Nr. 1 SGB IX). Die Pflegebedürftigkeit müssen Sie bei der Beantragung des Übergangsgeldes nachweisen, bspw. durch den Bescheid über Pflegegeld.

Sind Sie Selbständige oder freiwillig gesetzlich versichert, werden 80 % Ihres erzielten Arbeitseinkommens als Berechnungsbasis Ihres Übergangsgeldes herangezogen (§ 21 Abs. 2 SGB VI i. V. m. § 46 SGB IX).

Sind Sie Bezieher von ALG I schon vor Beginn der Reha-Maßnahme und nicht aufgrund von Arbeitsunfähigkeit (Nahtlosigkeitsregelung), erhalten Sie in Höhe Ihres bisherigen ALG I Ihr Übergangsgeld weiterhin gezahlt (§ 21 Abs. 4 SGB VI i. V. m. § 47b Abs. I SGB V).

Bei Bezug von ALG I nach Aussteuerung durch die Krankenkasse und fortdauernder Arbeitsunfähigkeit bildet die Berechnungsgrundlage Ihr Arbeitsentgelt vor Beginn Ihrer Arbeitsunfähigkeit (§ 47b Abs. 1 SGB V i. V. m. § 21 SGB VI). Das Übergangsgeld entspricht Ihrem Krankengeld (Raa zu SGB VI § 24 Abs. 2 R3.1, Beispiel 6). Allerdings werden Ihnen ggf. Beiträge für die Pflegeversicherung als Kinderlose abgezogen. Weitere Informationen erhalten Sie im Verlauf dieses Kapitels. Somit ist Ihr Übergangsgeld höher als Ihr Tagessatz des ALG I, aber geringer als das für Sie festgesetzte Krankengeld vor Aussteuerung. Die Höhe wird individuell durch die Deutsche Rentenversicherung berechnet. Ggf. stockt Ihr Arbeitgeber das Übergangsgeld auch auf (§ 22 Abs. 2 und 3 TVöD).

Erhielten Sie bisher ALG II, wird Ihnen dies in gleicher Höhe weiterhin von Ihrem bisherigen Leistungsträger gezahlt (§ 21 Abs. 4 SGB VI i. V. m. § 47b Abs. I SGB V). Der Rentenversicherungsträger erstattet dem jeweiligen Leistungserbringer das Übergangsgeld (§ 25 SGB II).

9.4.1   Auszahlung nach Prüfung in Teilbeträgen

Das Übergangsgeld wird auf das in Ihrem Antragsteil A auf Seite 7 angegebene Konto ausgezahlt. Berücksichtigen Sie in Ihrer Planung, dass Ihnen dieses Geld zunächst für zwei Wochen nachträglich gezahlt wird. Dies ist in Ihrem Bescheid vermerkt. Der Restbetrag wird nach Beendigung Ihrer AHB gezahlt (§ 45 Abs. 8 SGB IX).

Vor der Auszahlung des Restbetrages überprüft die Deutsche Rentenversicherung eventuelle Fehlzeiten während Ihrer AHB. Sie erhalten am letzten Tag Ihrer Reha-Maßnahme einen Entlassungsschein, der diese Auskünfte enthält. Insbesondere muss Ihre Reha-Einrichtung schriftlich Auskunft dazu geben, ob Sie die Maßnahme wie geplant beendeten, verlängerten, abbrachen oder fehlten. Für jeden krankheitsbedingten Fehltag ist von Ihnen ein Krankenschein vorzulegen. Fehlen Sie mehr als drei Tage, erhalten Sie von Beginn an kein Übergangsgeld gezahlt (Raa zu SGB IX § 45 R4.1.1 sowie R4.1.3). Für unentschuldigtes Fehlen erhalten Sie ebenfalls kein Übergangsgeld. In begrenzten Ausnahmen des persönlichen Bereiches, bspw. der Erkrankung Ihres Kindes oder eines Todesfalls bei Verwandten ersten Grades, gibt es Ausnahmeregelungen (Raa zu SGB IX § 45 Anl1: Regelungen zu Fehlzeiten während einer stationären Leistung zur medizinischen Rehabilitation). Diese Regelungen gelten sowohl für stationäre als auch ambulante AHB (Raa zu SGB IX § 45 Anl1: Regelungen zu Fehlzeiten während einer stationären Leistung zur medizinischen Rehabilitation).

Den Entlassungsschein müssen Sie Ihrem Arbeitgeber, Ihrer Krankenkasse, ggf. der Bundesagentur für Arbeit, dem Jobcenter und Ihrem Sozialversicherungsträger weiterleiten. Auf dem Entlassungsschein sind rechts oben die entsprechenden Institutionen vermerkt.

In meinem Fall war meine Reha-Maßnahme bereits beendet, als ich erst auf mehrmalige Nachfrage (telefonisch, per E-Mail und schriftlich) bei der Deutschen Rentenversicherung den Restbetrag überwiesen bekam.

Neben der finanziellen Absicherung während Ihrer AHB ist auch Ihr Versicherungsstatus zu prüfen.

9.4.2 Sind Sie weiterhin sozialversichert?

Sofern Sie bereits vorher pflichtversichert waren, sind Sie grundsätzlich weiterhin in der Kranken-, Renten-, Pflege-, Arbeitslosen- und Unfallversicherung während der AHB versichert. In der Regel zahlt der jeweilige Rehabilitationsträger die Beiträge für Sie weiter (§ 176 SGB VI). Sie nehmen an einer AHB teil, die Ihre Erwerbsfähigkeit sichern bzw. wiederherstellen soll. Mit dieser Zielsetzung übernimmt die Deutsche Rentenversicherung prinzipiell die Zahlung des Übergangsgeldes und Ihrer Sozialversicherungsbeiträge. Auf einige Besonderheiten möchte ich Sie an dieser Stelle trotzdem aufmerksam machen. Unter Umständen sollten Sie sich noch einmal von der Rentenversicherung, der Bundesagentur für Arbeit, Ihrer Krankenkasse oder anderen Ansprechpartnern, auf die ich bereits verwies, beraten lassen.

Rentenversicherung
Ist der Kostenträger Ihrer Reha-Maßnahme die Deutsche Rentenversicherung, gelten die Beiträge automatisch als gezahlt (§ 176 Abs. 3 SGB VI), und Sie bleiben gesetzlich rentenversichert. Dies gilt ebenfalls, falls Sie selbständig und/oder freiwillig versichert sind. Bei allen anderen Kostenträgern (Krankenkasse, Bundesagentur für Arbeit, Sozialamt etc.) tragen die jeweiligen Institutionen die Beiträge für die Rentenversicherungen während des Bezugs von Übergangsgeld (§ 170 Abs. 1 Nr. 2b SGB VI).

Sind Sie Bezieher von Sozialleistungen, stimmen sich die Deutsche Rentenversicherung und der jeweilige Leistungsträger, bspw. das Sozialamt, untereinander ab (§ 176 Abs. 2 SGB VI). Sie als Versicherungsnehmerin müssen hier nicht intervenieren.

Krankenversicherung

Zudem werden die Beiträge zur Krankenkasse, vom jeweiligen Kostenträger Ihrer AHB übernommen (§ 251 SGB V), sofern Sie bisher pflichtversichert waren (§ 192 Abs. 1 SGB V) bzw. sich freiwillig versicherten (§ 251 Abs. SGB V), bspw. bei Selbständigkeit.

Beziehen Sie ALG I, trägt die Bundesagentur für Arbeit Ihren Beitrag für die Krankenversicherung (§ 251 Abs. 4a SGB V). Erhalten Sie ALG II, trägt der Bund die Beiträge (§ 252 Abs. 1, 2. Halbsatz SGB V i. V. m. § 60 Abs. 1 SGB XI). Hier stimmen sich die Deutsche Rentenversicherung und die Bundesagentur für Arbeit bzw. der jeweilige Sozialträger intern untereinander ab.

Erhalten Sie Sozialhilfe, wird Ihnen während der AHB aufgrund Ihrer Krebserkrankung der Beitrag zur Krankenversicherung gezahlt (§ 26 Abs. 1 SGB II). Gleiches gilt, sofern Sie durch die Zahlung der Krankenkassenbeiträge während Ihrer AHB hilfsbedürftig würden, bspw. bei einer privaten Absicherung oder Selbständigkeit.

Ihren in Abhängigkeit Ihrer Krankenkasse ggf. zu leistenden einkommensabhängigen Zusatzbeitrag übernimmt während des Bezugs von Übergangsgeld der Träger Ihrer AHB (§ 242 Abs. 1 und 3 sowie § 251 Abs. 1 SGB V) in Höhe des durchschnittlichen Zusatzbeitrages von 0,9 % (Stand: 2015, § 242 i. V. m. § 242a Abs. 3 Nr. 4 SGB V).

Arbeitslosenversicherung

Während des Bezugs von Übergangsgeld aufgrund der Reha-Maßnahme sind Sie grundsätzlich in der Arbeitslosenversicherung pflichtversichert (§ 26 Abs. 2 Nr. 1 SGB III), sofern Sie bereits vorher pflichtversichert waren. Die Beiträge zur Arbeitslosenversicherung übernimmt Ihr Rentenversicherungsträger (§ 347 Nr. 5 a) SGB III). Ihr Rechtsanspruch für den Bezug von Arbeitslosengeld I verlängert sich um die Dauer des Bezugs von Übergangsgeld (§ 143 Abs. 3 i. V. m. § 147 Abs. 4 SGB III).

Hinweis: Sofern Sie innerhalb der letzten fünf Jahre bereits Arbeitslosengeld bezogen haben, aber Ihren zeitlichen Anspruch nach § 147 Abs. 2 und 3 SGB III nicht voll ausschöpften, kann sich die Bezugsdauer Ihres Arbeitslosengeldes im aktuellen Zeitraum ebenfalls verlängern.

Zahlten Sie als Selbständige in die Arbeitslosenversicherung ein (Versicherungspflicht auf Antrag gemäß § 4 SGB VI und § 28a SGB III), wird diese Zahlung im Rahmen des Übergangsgeldes ebenfalls vom Leistungsträger Ihrer AHB übernommen.

Pflegeversicherung

Sind Sie in der gesetzlichen Krankenversicherung pflichtversichert bzw. freiwillig (§ 20 Abs. 3 SGB XI) versichert, gilt dieser

Versicherungsschutz automatisch für die gesetzliche Pflegeversicherung. Auch hier übernimmt der zuständige Rehabilitationsträger Ihre Beiträge während der AHB (§ 55 Abs. 1 Satz 1, § 57 Abs. 1, § 59 Abs. 1 Satz 1, Abs. 5 Nr. 1 SGB XI; § 235 Abs. 2, § 251 Abs. 1 SGB V).

Der Beitragszuschlag für Kinderlose in Höhe von 0,25 % auf 80 % der Bemessungsgrundlage ist grundsätzlich von Ihnen als Patientin beim Bezug von Übergangsgeld zu übernehmen (§ 55 Abs. 3 i. V. m. § 60 Abs. 5 SGB XI sowie § 59 Abs. 5 SGB XI). Ihnen wird der Zuschlag für die Pflegeversicherung unmittelbar vor Auszahlung des Übergangsgeldes abgezogen. Werden Sie durch den Zuschlag hilfsbedürftig, können Sie einen Antrag auf Zuschuss stellen (§ 26 SGB II).

Unfallversicherung

Während Ihrer AHB sowie bei An- und Abreise sind Sie in der gesetzlichen Unfallversicherung (§ 2 Nr. 15a und 15b SGB VII) über Ihren Rentenversicherungsträger pflichtversichert.[9] Selbständige können sich auf Antrag in der gesetzlichen Unfallversicherung versichern (§ 6 SGB VII).

Allerdings sind Sie nur gesetzlich abgesichert, sofern sich im Rahmen einer Behandlung oder während der Fahrt ein Unfall ereignet (§§ 7 und 8 Abs. 1 und Abs. 2 Nr. 1 SGB VII). In der Praxis ist es ggf. schwierig abzugrenzen, bspw. während eines Spaziergangs zwischen zwei Behandlungen (Umkehrschluss aus § 7 SGB VII). Ebenfalls greift der gesetzliche Unfallversicherungsschutz nicht, sofern Sie bspw. selbst aufgrund Ihrer Erkrankung den Unfall verschuldeten. Ich selbst stolperte häufig, hatte Kreislaufprobleme, mich plagten Kopfschmerzen während der Reha. Bspw. besteht auch die Gefahr, im Bewegungsbad auszurutschen. Hier leistet die gesetzliche Unfallversicherung in der Regel nicht bzw. Sie als Geschädigte tragen die Beweisführung. Sofern Sie eine private Unfallversicherung haben, versuchen Sie, diese weiterzuzahlen bzw. eine Versicherung abzuschließen.

9.5 Steuerliche Hinweise

In der Regel erhalten Sie Ihr Übergangsgeld aufgrund des SGB IX, um eine Behinderung zu vermeiden bzw. zu mindern. Ihr Übergangsgeld entspricht einer steuerfreien Leistung gemäß SGB III, SGB VI oder SGB VII. Gemäß Einkommensteuerrichtlinie (EStR)[10] R32b, Satz 2 ist dieses Übergangsgeld steuerfrei, wird aber bei der Steuerprogres-

---

9 Vgl. Stamatiadis-Smidt et al. (2006), S. 154.
10 Vgl. im Internet: EStR (Einkommensteuer-Richtlinien 2005 – EStR 2005). Allgemeine Verwaltungsvorschrift zur Anwendung des Einkommensteuerrechts. Bundesrat (2005), Link: ► http://dipbt.bundestag.de/dip21/brd/2005/0713-05.pdf, Stand: 08.10.2014. Zuletzt geändert durch: Allgemeine Verwaltungsvorschrift zur Änderung der Einkommensteuer-Richtlinien 2008 (Einkommensteuer-Änderungsrichtlinien 2012 – EStÄR 2012), Drucksache 681/12. Link: ► http://www.bundesrat.de/SharedDocs/beratungsvorgaenge/2012/0601-0700/0681-12.html, Stand: 15.01.2015.

sion berücksichtigt (§ 32b Abs. 1 Nr. 1a und 1b EStG i. V. m. § 32a Abs. 1 EStG). Vergleichbares gilt, falls Ihre Krankenversicherung die AHB trägt.

Im ersten Quartal des Folgejahres Ihrer AHB erhalten Sie von der Deutschen Rentenversicherung eine Bescheinigung über das erhaltene Übergangsgeld. Diese Unterlage fügen Sie Ihrer Einkommensteuererklärung bei.

Geben Sie Ihr Übergangsgeld auf jeden Fall in der Anlage N auf der Seite 1 oder im Mantelbogen auf Seite 2 Ihrer Einkommensteuererklärung an.

9.6 Einfluss des Übergangsgeldes auf die Regelaltersrente

Während der AHB werden Ihre Beiträge für die Rentenversicherung vom Leistungsträger der AHB übernommen bzw. gelten als gezahlt. So erwerben Sie weiterhin Rentenpunkte für Ihre Regelaltersrente. Gleichzeitig werden diese Zeiten auf Ihre Rentenzeiten angerechnet.[11] Für Sie bedeutet dies, dass sich Ihr Rentenanspruch durch die AHB-Zeit mit dem Bezug von Übergangsgeld erhöht.

9.7 Fazit: Wer »A«(HB) sagt, muss auch »Ü«(bergangsgeld) beantragen

Beantragen Sie das Übergangsgeld zusammen mit Ihrer AHB bzw. Ihrer Festigungskur beim zuständigen Rehabilitationsträger, da die zu erbringenden Nachweise sowie Informationen überwiegend identisch sind. Sie füllen den Antragsteil A aus. Die Teile B und C sind von Ihrem Arbeitgeber bzw. Ihrer Krankenkasse zu vervollständigen. Während des Bezugs von Übergangsgeld sind Sie grundsätzlich in der Renten-, Kranken-, Pflege-, Arbeitslosen- und Unfallversicherung pflichtversichert. Zudem verlängert sich ggf. Ihr Bezugsanspruch auf ALG I. Das Übergangsgeld wird nicht versteuert, jedoch in die Steuerprogression einbezogen. Aufgrund des Bezugs von Übergangsgeld leisten Sie einen Beitrag für Ihre spätere Regelaltersrente, die sich dadurch erhöht. Beim Bezug von ALG II, Sozialhilfe, fehlendem Einkommen, schwebenden gerichtlichen Verfahren sind viele besondere Aspekte zu berücksichtigen, die eine individuelle Beratung erfordern.

---

11 Vgl. im Internet: BMAS (2013b), Ratgeber zur Rente, Link: ▶ http://www.bmas. de/SharedDocs/Downloads/DE/PDF-Gesetze/a815-ratgeber-zur-rente-258. pdf?__blob=publicationFile, S. 68–69, S. 83-84, Stand: 08.10.2014.

Rezidiv – Der Kampf beginnt von neuem

Sandra Otto

S. Otto, *Brustkrebs – Hilfe im Bürokratie-Dschungel*,
DOI 10.1007/978-3-662-47072-5_10, © Springer-Verlag Berlin Heidelberg 2015

Mittwoch, 24. April 2013: »Ich lasse nichts mehr machen! Wofür?«
Das Rezidiv erschütterte mich mehr als die Erstdiagnose.

Folgende Fragen sollen in diesem Kapitel beantwortet werden:
- Wie lange erhalten Sie noch Krankengeld?
- Wen müssen Sie in Kenntnis setzen?
- Was passiert mit Ihrem Urlaub?
- Erhöht sich der Grad Ihrer Behinderung (GdB)?
- Wie reagieren Sie auf Anschreiben Ihrer Krankenkasse?

10.1   Sofortige Aussetzung der Lohnfortzahlung

Da mein Rezidiv innerhalb des Drei-Jahres-Zeitraums (Blockfrist) auftrat, wurde die Dauer meines Krankengeldanspruchs um die Monate aus den Jahren 2011 und 2012 gekürzt. Ich erhielt vom 04. Juli 2013 (erster Tag der Krankschreibung aufgrund des Rezidivs) bis 22. März 2014 Krankgengeld. Hier ist das Procedere mit der Ersterkrankung vergleichbar.

Die Entgeltfortzahlung durch meinen Arbeitgeber setzte sofort mit dem ersten Krankheitstag aus. Mein Anspruch auf die sechs Wochen Entgeltfortzahlung durch meinen Arbeitgeber wäre wieder aufgelebt, falls ich in den sechs Monaten vor dem 04. Juli 2013 nicht aufgrund meiner Krebserkrankung krankgeschrieben worden wäre (§ 3 Abs. 1 Nr. 1 EntgFG) bzw. falls seit Beginn der ersten Krankschreibung aufgrund meines Brustkrebses (04.10.2011) mehr als zwölf Monate vergangen wären (§ 3 Abs. 1 Nr. 2 EntgFG). Allerdings erfolgte zwischenzeitlich die Biopsie und Operation im Mai 2013, sodass ich hier bereits aufgrund des erneut aufgetretenen Mammakarzinoms krankgeschrieben war.

Sprechen Sie auch mit Ihren behandelnden Ärzten. Ggf. können Sie diese aufgrund einer anderen Erkrankung (Kopfschmerzen, Erkältung, Depression etc.) für ein bis zwei Wochen krankschreiben. Gemäß § 3 Abs. 1 EntgFG lebt die Sechs-Wochen-Frist bei verschiedenen Erkrankungen wieder auf. Dies ist natürlich nicht auf Dauer möglich. Eventuell können Sie aber so die eine oder andere Woche weiterhin Ihr reguläres Arbeitsentgelt beziehen und so finanzielle Engpässe überbrücken.

Suchen Sie frühzeitig das Gespräch mit Ihrem Arbeitgeber, um eine individuelle Vereinbarung zu treffen. Stimmen Sie sich mit Ihrem Fallmanager, BEM-Beauftragten, Gleichstellungsbeauftragten, ggf. dem Integrationsamt vorher ab.

Ich selbst kombinierte die ersten Monate nach meiner Rezidivdiagnose mit Urlaubszeiten, Krankschreibung aufgrund anderer Diagnosen, nahm Freizeitausgleich für geleistete Überstunden, arbeitete ein paar Tage. Ich konnte damit den Zeitraum vom 23. April 2013 (Rezidivdiagnose) über die Brustoperation bis zum Beginn des zweiten Chemotherapiezykluses am 04. Juli 2013 überbrücken. Allerdings verblieben noch Überstunden und Resturlaubstage.

10.2 Wann verlieren Sie Ihren Urlaubsanspruch?

Mit dieser Problematik beschäftigen sich nicht nur nationale Gerichte, sondern auch der Europäische Gerichtshof.

Grundsätzlich ist zwischen dem gesetzlichen Mindesturlaub von 24 Urlaubstagen pro Jahr und dem gesetzlichen Zusatzurlaub für Schwerbehinderte einerseits und eventuell vorhandenem (tarif-)vertraglichem Zusatzurlaub andererseits zu unterscheiden.

Gemäß § 7 Abs. 3 BUrlG besteht Ihr gesetzlicher Urlaubsanspruch bis zum 31. März des Folgejahres fort, auch wenn Sie im gesamten Vorjahr krankgeschrieben waren. Nach Entscheidung des Europäischen Gerichtshofes (EuGH, Urteile vom 20.01.2009, Az.: C-350/06[1] und C-520/06[2]) besteht Ihr Urlaubsanspruch auch über diesen Zeitraum fort, sodass Sie diesen nehmen können oder dieser Ihnen ggf. ausgezahlt werden muss, bspw. bei Beendigung des Arbeitsverhältnisses. Die Urteilsbegründung lautete, dass es einem durchgehend krankgeschriebenen Arbeitnehmer nicht möglich war, seinen Urlaub entsprechend dieser Frist zu nehmen.

Allerdings konkretisierte der EuGH die Urlaubsansprüche für Langzeiterkrankte in einem weiteren Urteil vom 22. November 2011 (Az.: C-214/10).[3] Hiernach können Sie Ihren gesetzlichen Urlaub spätestens 15 Monate nach Ablauf des Urlaubsjahres verlieren, aus dem er entstanden ist. Prüfen Sie hier Ihren Arbeitsvertrag und ggf. vorhandenen Tarifvertrag. Auch hier können Sie Ihre Personalabteilung ansprechen, einen Anwalt konsultieren, einschlägige Beratungsstellen aufsuchen etc. Ist Ihr Arbeitgeber ein kleineres Unternehmen, sollten Sie direkt das persönliche Gespräch mit Ihrem Vorgesetzten suchen. Auf deutscher Ebene erging ein Urteil des Landesarbeitsgerichtes Baden-Württemberg vom 21. Dezember 2011 (LAG Baden-Württemberg, Urteil vom 21.12.2011, Az.: 10 Sa 19/11)[4]. Urlaubsansprüche in Höhe des gesetzlichen Mindesturlaubs von 24 Urlaubstagen pro Jahr

---

1   Vgl. EuGH, Urteil vom 20.01.2009, Az.: C-350/06, in: NJW Spezial, 6. Jg. (2009), Heft 4, S. 114.

2   Vgl. im Internet: EuGH, Urteil vom 20.01.2009, Az.: C-520/06. CURIA (o.J.), Link: ▶ http://curia.europa.eu/juris/liste.jsf?pro=&nat=or&oqp=&dates=& lg=&language=de&jur=C%2CT%2CF&cit=none%252CC%252CCJ%252CR% 252C2008E%252C%252C%252C%252C%252C%252C%252C%252C%25 2Ctrue%252Cfalse%252Cfalse&num=C-520%252F06&td=%3BALL&pcs=Oor&a vg=&page=1&mat=or&jge=&for=&cid=404733, Stand: 09.01.2015.

3   Vgl. im Internet EuGH, Urteil vom 22.11.2011, Az.: C-214/10. Im Internet: CURIA (o.J.), Link: ▶ http://curia.europa.eu/juris/document/document.jsf?do-cid=115001&doclang=de, Stand: 09.01.2015.

4   Vgl. LAG Baden-Württemberg, Urteil vom 21.12.2011, Az.: 10 Sa 19/11, in: BB, 67. Jg. (2012), Heft 21, S. 1353-1356.

gehen nach Verstreichen dieser 15 Monate verloren (BAG, Urteil vom 18.09.2012, Az.: 9 AZR 623/10)[5], und Sie können auch bei einer späteren Beendigung Ihres Arbeitsverhältnisses keine Auszahlung dieses entgangenen Urlaubs verlangen.

Sofern Sie schwerbehindert sind, besteht grundsätzlich Ihr Anspruch auf den Zusatzurlaub von fünf Tagen weiter bzw. Sie können sich diesen auszahlen lassen (BAG, Urteil vom 23.03.2010, Az.: 9 AZR 128/09).[6] Allerdings kann es tarifvertragliche Vereinbarungen geben, die eine Auszahlung oder eine Verlängerung der Frist nicht vorsehen. Gleiches kann für einen eventuellen (tarif-)vertraglichen Zusatzurlaub gelten.

Machen Sie Ihre Urlaubsansprüche auf jeden Fall bei Ihrem Arbeitgeber schriftlich geltend. So geben Sie den Anstoß und verpassen in diesem Punkt keine Fristen.

10.2.1 Anrechnung Urlaubsabgeltung auf Krankengeld und ALG I, ALG II und Sozialhilfe?

Waren Sie in einem befristeten Arbeitsverhältnis angestellt, das während Ihrer Erkrankung ausläuft, muss Ihnen Ihr Arbeitgeber den nicht in Anspruch genommen Urlaub auszahlen (§ 7 Abs. 4 BUrlG). Die Abgeltung Ihres Urlaubsanspruches wird nicht auf Ihr Krankengeld angerechnet (§ 49 Abs. 1 SGB V). Gleiches gilt, falls Ihr Arbeitsverhältnis während Ihrer Erkrankung durch Ihren Arbeitgeber gekündigt wird (BSG, Urteil vom 30.05.2006, Az.: B 1 KR 26/05 R).[7] Darüber hinaus werden weitere Einmalzahlungen Ihres Arbeitgebers nicht auf Ihr Krankengeld angerechnet (§ 49 Abs. 1 SGB V).

Allerdings erfolgt eine Berücksichtigung bei sich einem eventuell anschließenden ALG-I-Bezug, sofern Sie nicht mehr krankgeschrieben sind (§ 157 Abs. 2 Satz 1 und 2 SGB III).

Sind Sie dagegen weiterhin krankgeschrieben und beziehen über das Ende Ihres Arbeitsverhältnisses hinaus Krankengeld, erfolgt keine Anrechnung der Urlaubsabgeltung auf ein sich dann eventuell anschließendes ALG I (BAG, Urteil vom 17.11.2010, Az.: 10 AZR 649/09).[8]

5   Vgl. im Internet: BAG, Urteil vom 18.09.2012, Az.: 9 AZR 623/10, BAG (2014), Link: ▶ http://juris.bundesarbeitsgericht.de/cgi-bin/rechtsprechung/document. py?Gericht=bag&Art=en&nr=16321, Stand: 10.12.2014.

6   Vgl. im Internet: BAG, Urteil vom 23.03.2010, Az.: 9 AZR 128/09, BAG (2014), Pressemitteilung des Bundesarbeitsgerichts Nr. 25/10, Link: ▶ http:// juris.bundesarbeitsgericht.de/cgi-bin/rechtsprechung/document.py?Gericht=bag&Art=pm&Datum=2014&nr=14217&linked=pm&titel=_Schwerbehindertenzusatzurlaub_und_Tarifurlaub_bei_Krankheit, Stand: 28.08.2014

7   Vgl. BSG, Urteil vom 30.05.2006, Az.: B 1 KR 26/05 R, in: SGb, 53. Jg. (2006), Heft 7, S. 417.

8   Vgl. BAG, Urteil vom 17.11.2010, Az.: 10 AZR 649/09, in: BB, 66. Jg. (2011), Heft 14, S. 894–896.

Erhalten Sie im Rahmen der Nahtlosigkeitsregelung ALG I gezahlt und Ihr Arbeitgeber leistet eine Urlaubsabgeltung, erfolgt nach allgemeiner Rechtsauffassung keine Anrechnung auf Ihr ALG I (BSG, Urteil vom 26.6.1991, Az.: 10 Rar 9/90).[9]

Einer aktuellen Entscheidung des Sozialgerichts Duisburg folgend wird eine Urlaubsabgeltung beim ALG-II-Bezug angerechnet (SG Duisburg, Urteil vom 10.03.2014, Az.: S 38 AS 4626/13). Das Gericht vertrat die Auffassung, dass ein Bezieher von ALG II entsprechend des § 2 Abs. 1 SGB II alles einsetzen müsse, um seine Hilfsbedürftigkeit zu verringern oder zu beseitigen. Die Abgeltung des Urlaubsanspruches stellte eine reine Geldleistung dar und war nicht automatisch zu Erholungszwecken einzusetzen.[10]

Beziehen Sie Sozialhilfe, erfolgt grundsätzlich eine Anrechnung Ihres Einkommens und Vermögens (§ 2 Abs. 1 SGB XII sowie § 90 SGB XII). Damit wird auch eine Urlaubsabgeltung berücksichtigt.

10.2.2 Auswirkungen einer Auszahlung Ihres Urlaubsanspruchs beim Bezug von Übergangsgeld

Wird Ihnen während des Bezugs von Übergangsgeld ein in der Vergangenheit entstandener Urlaubsanspruch durch Ihren Arbeitgeber ausgezahlt, kürzt dies nicht Ihr Übergangsgeld. Es erfolgt keine Anrechnung dieser Auszahlung, da kein zeitlicher Zusammenhang zwischen dem Zeitraum des Bezugs von Übergangsgeld und Ihrem Urlaubsanspruch besteht (§ 52 Abs. 1 Nr. 1 SGB IX i. V. m. Raa zu SGB IX § 52 R2 sowie BSG, Urteile vom 20.03.1984, Az.: 8 RK 4/83[11] und vom 27.06.1984, Az.: 3 RK 9/83[12]).

Es kann Ihnen passieren, dass Sie hier unterschiedliche Auskünfte seitens der Rentenversicherung erhalten. Berufen Sie sich explizit auf die rechtliche Arbeitsanweisung Raa zu SGB IX § 52 R2, die Sie auch unter folgenden Link abrufen können: ▸ http://www.deutsche-rentenversicherung-regional.de/Raa/Raa.do?f=SGB9_52R2.[13] Die Abgeltung Ihres Urlaubsanspruchs verlängert nicht den Zeitraum Ihrer versicherungspflichtigen Beschäftigung. Wird Ihr Arbeitsverhältnis während Ihrer Erkrankung beendet, gilt für die Berechnung des Übergangsgeldes das Enddatum Ihrer Beschäftigung (Raa zu SGB VI § 20 R3.2.2).

9   Vgl. BSG, Urteil vom 26.06.1991, Az.: 10 Rar 9/90, in: FHArbSozR, Band 38 (1992), Nr. 3951, S. 272.

10   Vgl. im Internet: SG Duisburg, Urteil vom 10.03.2014, Az.: S 38 AS 4626/13, Link: ▸ http://www.haufe.de/oeffentlicher-dienst/tvoed-office-professional/sauer-sgbii-11a-nicht-zu-beruecksichtigendes-einkommen-24-zweckbestimmte-einnahmen_idesk_PI13994_HI2656544.html, Stand: 05.01.2015.

11   Vgl. BSG, Urteil vom 20.03.1984, Az.: 8 RK 4/83, in: BSGE (1984), Band 56, S. 208.

12   Vgl. BSG, Urteil vom 27.06.1984, Az.: 3 RK 9/83, in: NZA, 2. Jg. (1985), Heft 2, S. 69–70.

13   Vgl. im Internet: Deutsche Rentenversicherung Regional (2015), Raa zu SGB IX § 52 R2, Stand: 05.02.2015.

10.2.3 Auszahlung Ihres Urlaubsanspruchs beim Bezug von Erwerbsminderungsrente

Komplizierter gestaltet sich die Behandlung einer Abgeltung eines ausgezahlten Urlaubsgeldanspruches bei Bezug von Erwerbsminderungsrente.

Ruht Ihr Arbeitsverhältnis bspw. aufgrund des Bezugs einer befristeten Erwerbsminderungsrente und wird Ihr Arbeitsvertrag währenddessen gekündigt, haben Sie einen Anspruch auf Abgeltung Ihres Urlaubs gemäß § 7 Abs. 4 BUrlG.

Grundsätzlich dürfen Sie monatlich bei einer vollen Erwerbsminderungsrente € 450,00 pro Monat hinzuverdienen (§ 96a Abs. 2 Nr. 2 SGB VI). Darüber hinausgehende Einkünfte werden grundsätzlich verrechnet (§ 96a Abs. 1 sowie Abs. 2 ff. SGB VI). Strittig war bisher, inwieweit eine Auszahlung eines Urlaubsanspruchs als Arbeitsentgeltzahlung im Sinne des § 96a Abs. 3 SGB VI gilt und damit mit der Rente zu verrechnen ist.

In der Vergangenheit erfolgte hier eine Verrechnung mit der monatlichen Rente unter Berücksichtigung der Hinzuverdienstgrenzen nach § 96a SGB VI durch die Deutsche Rentenversicherung. Das Bundessozialgericht entschied in einem Urteil vom 10.7.2012 (Az.: B 13 R 85/11 R),[14] dass eine Urlaubsabgeltung im Falle der vollen Erwerbsminderung kein rentenschädlicher Hinzuverdienst ist.

Die Deutsche Rentenversicherung konkretisierte Ihre rechtlichen Arbeitsanweisungen zu diesem Punkt unter Raa zu SGB VI § 96a R2.1.2.

Es ist mir wichtig, die verschiedenen Konstellationen zu erläutern, da Sie Ihre Krebserkrankung plötzlich und unerwartet traf und Sie in der Regel noch Urlaubsansprüche haben:

- Grundsätzlich ist einmalig gezahltes Arbeitsentgelt beim Bezug von der Erwerbsminderungsrente abzuziehen.
- Wird Ihr Beschäftigungsverhältnis vor Rentenbeginn beendet und erhalten Sie nachträglich Ihren Urlaubsanspruch ausbezahlt, erfolgt kein Abzug von Ihrer Erwerbsminderungsrente.
- Bleibt Ihr Arbeitsverhältnis während Ihres Rentenbezugs bestehen, wird Ihr ausgezahlter Urlaubsanspruch bei Ihrer Erwerbsminderungsrente abgezogen. Allerdings wird die Rente nur in dem Monat gekürzt oder ausgesetzt, in dem die Auszahlung erfolgt. Hierbei sind ebenfalls die Hinzuverdienstgrenzen nach § 96a SGB IV zu berücksichtigen.
- Ruht Ihr Arbeitsverhältnis aufgrund von arbeits- und tarifrechtlichen Regelungen während des Bezugs von Erwerbsminderungsrente und erhalten Sie Ihren Urlaubsanspruch nach dem Rentenbeginn ausgezahlt, erfolgt keine Kürzung Ihrer Erwerbsminderungsrente. Hierzu sei explizit auch noch einmal auf die

---

14   Vgl. BSG, Urteil vom 10.07.2012, Az.: B 13 R 85/11 R, in: NZA-RR, 18. Jg. (2012), Heft 6, S. 307–308.

Urteile des BSG vom 10.07.2012 (Az.: B 13 R 81/11 R[15] und Az.: B 13 R 85/11 R[16]) verwiesen.

— Wird Ihr Arbeitsverhältnis nach dem Beginn Ihrer Erwerbsminderungsrente beendet und Ihnen wird Ihr Urlaubsanspruch ausgezahlt, erfolgt eine Verrechnung mit Ihrer Rente.

Sofern eine Kürzung oder Aussetzung Ihrer Rente erfolgt, ist dies jedoch nur für den Monat zulässig, in dem die Auszahlung erfolgt. Eventuelle Bestätigungen Ihres Arbeitgebers, dass es sich um Auszahlungen für Monate vor dem Rentenbezug handelt, werden nicht berücksichtigt (SGB VI § 96a R2.1.2).

Entsprechend dieser neuen Regelungen entwickelt die Deutsche Rentenversicherung ein weiteres Formular, dass von Ihnen auszufüllen ist. Sofern Sie das Formular nicht automatisch von der Deutschen Rentenversicherung erhalten, fordern Sie dieses ab. Relevant für die Frage nach einem möglichen Abgeltungsanspruch aus Urlaubsentgelt ist der Punkt 2.6. Sie können das Formular unter folgendem Link einsehen: ▶ http://www.deutsche-rentenversicherung-regional.de/Raa/Raa.do?f=SGB6_96AANL3.[17]

10.3 Erneute Prüfung des Schwerbehindertengrades – Verschlechterungsantrag

Am 05. August 2013 stellte ich einen Antrag auf Überprüfung des Grades der Behinderung. Mit dem Rezidiv verschlechterte sich mein Gesundheitszustand, und ich verlor ein Körperteil. Per 16. Dezember 2013 wies mir das Versorgungsamt einen erhöhten GdB von 90 % zu.

Den Änderungsantrag stellen Sie bei dem jeweiligen Träger, der ebenfalls Ihre Schwerbehinderung im Erstantrag bewilligte. Einen Beispielantrag der Stadt Leipzig können Sie unter folgendem Link einsehen:

▶ http://webcache.googleusercontent.com/search?q=cache:FonQP-CXhtAcJ: ▶ www.leipzig.de/buergerservice-und-verwaltung/aemter-und-behoerdengaenge/formulare/%3Ftx_ewerkformsmanager_pi%255Buid%255D%3D229%26tx_ewerkformsmanager_pi%255Baction%255D%3Ddownload%26tx_ewerkformsmanager_pi%255Bcontroller%255D%3DForm+&cd=1&hl=de&ct=clnk&gl=de.[18]

---

15 Vgl. BSG, Urteil vom 10.07.2012, Az.: B 13 R 81/11 R, in: SGb, 59. Jg. (2012), Heft 9, S. 534.

16 Vgl. BSG, Urteil vom 10.07.2012, Az.: B 13 R 85/11 R, in: NZA-RR, 18. Jg. (2012), Heft 6, S. 307–308.

17 Vgl. im Internet: Deutsche Rentenversicherung Regional (2014a), Anlage 3 Bescheinigung/Erklärung zum Antrag auf Rente wegen verminderter Erwerbsfähigkeit, Stand: 17.11.2014.

18 Vgl. im Internet: Stadt Leipzig (2012), Änderungsantrag zur Feststellung der Schwerbehinderteneigenschaft und zur Gewährung von Leistungen nach dem Landesblindengeldgesetz, Stand: 01.12.2014.

Der Antrag unterscheidet sich nicht wesentlich von Ihrem Erstantrag. (Ich verweise an dieser Stelle noch einmal auf das Kapitel »Schwerbehindertenausweis«, ▶ Kap. 7.) Ihrem Verschlechterungsantrag sind sämtliche ärztlichen Befunde beizufügen. Darüber hinaus müssen Sie so genau als möglich erläutern, wie sich Ihr Gesundheitszustand verschlechterte.

Beschreiben Sie auf einem gesonderten Blatt sämtliche körperlichen, geistigen und seelischen Belastungen und Beeinträchtigungen im Alltag, bei der Arbeit, beim Sport, in der Freizeit. Berücksichtigen Sie auch, was sich wirklich für Sie verschlechterte. In meinem Fall kämpfe ich bspw. seit der zweiten Chemotherapie verstärkter mit extremen Konzentrationsproblemen. Das Thema Kinderlosigkeit ist mit meiner Therapeutin noch nicht verarbeitet. Ausgangspunkte zum Überlegen bildet bspw. auch der Fragebogen im »Überlebensbuch Bruskrebs« von Goldmann-Posch u. Martin (2012), S. 334–335.

Folgende Institutionen sind von Ihrem neuen GdB zu unterrichten und ggf. der Feststellungsbescheid zuzusenden:
- Arbeitgeber,
- Krankenkasse,
- diverse Versicherungen (bspw. Rentenversicherung, private Berufsunfähigkeitsversicherung),
- GEZ,
- Finanzamt im Rahmen der Steuererklärung.

In der Steuererklärung gilt Ihr höherer Schwerbehindertengrad für das vollständige etwaig begonnene Kalenderjahr.

10.4   Verpasste Prüfung bestehender Versicherungen

Gehen Sie – ggf. gemeinsam mit Ihrem Partner – Ihre Unterlagen, Kontoauszüge etc. durch, und setzen Sie sich mit Ihren Versicherungen in Verbindung. Beispielsweise können dies sein:
- Kapitallebensversicherungen,
- Risikolebensversicherungen,
- Rentenversicherungen (privat oder betrieblich),
- betriebliche Zusatzversicherungen, die ggf. auch nur von Ihrem Arbeitgeber gezahlt werden,
- Konzernvorsorgen, in die Sie bspw. nur einmal jährlich einzahlen,
- private Berufsunfähigkeitsversicherungen,
- beitragsfrei gestellte Versicherungen.

Setzen Sie sich mit den Versicherungsgesellschaften schnellstmöglich in Verbindung, um keine Fristen zu versäumen. Meist genügt ein erster Anruf oder eine E-Mail. Hierfür benötigen Sie in der Regel Ihre Versicherungsnummer, die Sie auf den Anschreiben der Versicherungsunternehmen finden. Auch die Kontaktdaten sind meist auf dem Briefkopf rechts oder unten stehend auf den Unterlagen vermerkt.

Als Krebspatientin werden Sie in der Regel keine Versicherungsgesellschaft finden, die eine neue (Risiko-)Lebensversicherungen, Rentenversicherung oder Berufsunfähigkeitsversicherung mit Ihnen abschließt. Es hilft weder Ihnen noch Ihren Angehörigen, falls Sie Ihre Erkrankung verschweigen. Spätestens im Versicherungsfall prüft das Versicherungsunternehmen Ihren Gesundheitszustand bzw. Ihre Todesursache und zahlt dann nicht.

Insbesondere in jungen Jahren denken Sie nicht an eine derartige Absicherung. Meist wird das Thema erst relevant mit der Familiengründung oder der Kreditaufnahme, bspw. für eine eigene Immobilie.

Sofern Ihre Krebserkrankung beim Vertragsabschluss noch nicht diagnostiziert wurde, zahlt Ihre Versicherung im Ernstfall. Prüfen Sie aber Ihre Versicherungsbedingungen, da einige Gesellschaften eine bestimmte Frist abwarten, in der ein Leistungsfall noch nicht abgedeckt ist.

Glücklicherweise schloss ich während meiner Bankausbildung die ganze Produktpalette ab, passte allerdings die Versicherungssummen nicht an. So erhalte ich zwar eine private Berufsunfähigkeitsrente, die allein aber nicht zum Überleben ausreichend wäre. Zudem prüft die Versicherungsgesellschaft regelmäßig einmal jährlich meinen Gesundheitszustand, und ich muss das Unternehmen über alle gesundheitlichen, arbeits- und rentenrechtlichen Änderungen in Kenntnis setzen. Während ich bei meiner Ersterkrankung erst nach Wiedereinstieg in den Job meine Ansprüche geltend machte und reibungslos die private Berufsunfähigkeitsrente nachträglich erhielt, gestaltete sich die Zahlung mit dem Rezidiv zunächst schwieriger. Neben den medizinischen Unterlagen wurden Gutachten meiner behandelnden Ärzte eingeholt, die ich gemäß Versicherungsbedingungen selbst zahlen musste.

Während meines Studiums stellte ich eine der Rentenversicherungen beitragsfrei und meldete bei meiner Ersterkrankung meine Ansprüche zu spät an, weshalb die Versicherungsgesellschaft die Zahlung in diesem Zeitraum verweigerte.

Nach der Erstdiagnose stellte ich eine Lebensversicherung beitragsfrei, da ich nicht glaubte, das Renteneintrittsalter zu erleben. Für wen sollte ich weiter sparen? Mit der Bestätigung der Beitragsfreistellung teilte mir die Versicherung ebenfalls mit, bis zu welchem Zeitpunkt ich die Beitragszahlungen wieder aufnehmen könnte. Ich selbst heftete damals das Schreiben ab, ohne es zu lesen. Als ich jetzt bei der Versicherung anfragte, wurde ich auf den Passus verwiesen. Leider war ich hier zu spät. Ein etwaiger Neuabschluss aufgrund meiner Erkrankung ist ausgeschlossen.

Da ich im öffentlichen Dienst angestellt war und bin, schloss mein Arbeitgeber eine weitere Zusatzversicherung ab. Nach der Erstdiagnose hatte ich die fünf Pflichtbeitragsjahre noch nicht erfüllt und erhielt damit keine Zahlung. Mit dem Rezidiv gelang es mir monatsgenau, die Pflichtbeitragszeit zu erfüllen, sodass mir hier ein Zahlungsanspruch aufgrund meiner Erwerbsminderung zusteht.

10.5 Trickreiches Anschreiben der Krankenkasse

Am 01. Oktober 2013 erhielt ich ein Anschreiben nebst Fragebogen meiner Krankenkasse. Unter Einbeziehung des MDK sollte ich Unterstützung bei meiner Genesung und dem Wiedereinstieg in den Beruf erhalten. Aber lesen Sie selbst:

> Sehr geehrte Frau Otto,
> unser Anliegen ist es, dafür zu sorgen, dass unsere Versicherten jederzeit die bestmögliche Behandlung und Beratung erhalten. Dafür brauchen wir Ihre Mithilfe. Bei Beratungsbedarf unsererseits zu den weiteren Maßnahmen für Sie steht uns der Medizinische Dienst der Krankenkassen (MDK) hilfreich zur Seite. Wir bitten Sie, den beiliegenden Fragebogen auszufüllen und innerhalb einer Woche an uns zurückzusenden. Unter Berücksichtigung bestimmter Angaben kann der MDK im Bedarfsfall eine auf Ihre Arbeitsunfähigkeit abgestimmte medizinische Beurteilung treffen. Selbstverständlich unterliegen wir als gesetzliche Krankenversicherung strengen Datenschutzvorschriften, so dass Sie sicher sein können, dass wir Ihre Daten vertraulich handhaben und ohne Ihr Einverständnis nicht an Dritte weitergeben.

Nur wenige Tage zuvor ließ ich mich im »Haus Leben«[19] in Leipzig durch eine Sozialmitarbeiterin beraten. Sie warnte mich vor etwaigen Schreiben zur Abgabe irgendwelcher Erklärungen. Ich bin nicht dazu verpflichtet, derartige Erklärungen abzugeben. Meist versuchen die Krankenkassen, möglichst frühzeitig eventuelle Krankengeldzahlungen zu kürzen, indem ich als Versicherungsnehmerin zur Stellung eines Rentenantrages gedrängt werde. Höflich antwortete ich meiner Krankenversicherung, dass ich mich gesundheitlich, arbeits- und sozialrechtlich bereits selbst kümmerte und gut beraten fühlte. Den Fragebogen sandte ich unausgefüllt zurück. Im weiteren Verlauf erhielt ich keine weiteren derartigen Anschreiben meiner Krankenasse.

10.6 Fazit: Jetzt wird es eng!

Mit dem Rezidiv bricht Ihre gekittete Welt ein zweites Mal. In der Regel setzt die Entgeltfortzahlung durch Ihren Arbeitgeber sofort aus. Prüfen Sie Ihren Urlaubsanspruch (bzw. Überstunden), und nutzen

---

19   Das »Haus Leben« ist eine psychoonkologische Beratungs- und Betreuungsstelle. – Vgl. im Internet: Haus Leben Leipzig im Haus Leben e.V. (o.J.), Kontakt über: info@hausleben.org, Homepage: ▶ http://hausleben.org, Telefon: 0341 4442316, Stand: 03.02.2015.

Sie diesen aus, da er sonst verfallen bzw. dessen Auszahlung bei Lohn-ersatzleistungen ggf. angerechnet werden kann. Stellen Sie einen Ver-schlechterungsantrag beim Versorgungsamt zur Prüfung Ihres GdB. Prüfen Sie vorhandene Lebens-, Renten- und Berufsunfähigkeitsver-sicherungen auf mögliche Leistungen und Ihre Benachrichtigungs-pflichten. Nutzen Sie den vollständigen Krankengeldanspruch aus, und lassen Sie sich von Ihrer Krankenkasse nicht in den Rentenantrag drängen. Durch Ihr Rezidiv wird mit Ihnen ein höheres Risiko ver-bunden. Jedoch kein Grund zur Kapitulation! Durch dieses und die nun folgenden Kapitel möchte ich Ihnen erste Anregungen geben, die Sie in dieser neuen Lebenslage für das deutsche Bürokratie-System benötigen.

78 Wochen Krankschreibung laufen aus – der Gang zum Arbeitsamt

Sandra Otto

S. Otto, *Brustkrebs – Hilfe im Bürokratie-Dschungel*,
DOI 10.1007/978-3-662-47072-5_11, © Springer-Verlag Berlin Heidelberg 2015

»Am 22. März 2014 endet Ihr Anspruch auf Krankengeld«, teilte mir meine Krankenversicherung am 16. Januar 2014 schriftlich mit. Ich war ausgesteuert. Und nun?

Folgende Fragen sollen in diesem Kapitel beantwortet werden:

- Welche finanziellen Unterstützungen zur Sicherung Ihres Lebensunterhaltes erhalten Sie bei fortdauernder Arbeitsunfähigkeit?
- Wann greift die Nahtlosigkeitsregelung?
- Wann und wie sollten Sie ALG I beantragen?
- In welchem Verhältnis stehen Ihre Krankenkasse, Ihr Arbeitgeber, die Deutsche Rentenversicherung Bund und die Bundesagentur für Arbeit zueinander?
- Wann müssen Sie zu einer amtsärztlichen Begutachtung?
- Wie hoch ist Ihr ALG I?
- Wie lange wird Ihnen ALG I gezahlt?
- Wann stellen Sie ggf. Ihren Antrag auf Erwerbsminderungsrente?
- Wer ist für das Übergangsgeld im Rahmen einer Reha-Maßnahme zuständig?
- Was müssen Sie bezüglich Ihrer Sozialversicherungspflicht beachten?
- Ist das ALG I zu versteuern?

11.1 Die Nahtlosigkeitsregelung zwischen Krankengeld und der ungewissen Zukunft

Sobald Ihr Krankengeldanspruch endet, Sie aber weiterhin arbeitsunfähig krankgeschrieben sind, greift bis zur Entscheidung über eine Erwerbsminderungsrente die Nahtlosigkeitsregelung des § 145 SGB III. Sie spielen nun eine besondere Rolle im sozialen Sicherungssystem in Deutschland, da Sie plötzlich einen potenziellen Anspruch auf ALG I haben, obwohl Sie ggf. gar nicht arbeitslos sind. So war es auch in meinem Fall.

Neben der Mitteilung auf Aussteuerung verwies mich meine Krankenversicherung im gleichen Schreiben an die Bundesagentur für Arbeit und die Deutsche Rentenversicherung Bund zur Klärung meiner finanziellen Zukunft. Telefonisch vereinbarte ich für den 06. Februar 2014 einen Beratungstermin bei der Deutschen Rentenversicherung Bund in Leipzig. Weiterhin meldete ich mich tagggleich am 16. Januar 2014 telefonisch beim Arbeitsamt unter der allgemeinen Rufnummer 0800 4555500 als arbeitssuchend. Dieses Datum gilt als Antragsdatum für meine Meldung auf Arbeitslosigkeit, obwohl ich noch immer in einem unbefristeten und ungekündigten Arbeitsverhältnis stand.

Alternativ zur telefonischen Meldung können Sie sich nach erfolgter erstmaliger Registrierung auch online über die Jobbörse unter ▶ https://jobboerse.arbeitsagentur.de/vamJB/anmeldung. html[1] oder über Ihre Agentur für Arbeit persönlich arbeitssuchend melden. Unter folgendem Link finden Sie Ihre zuständige Agentur für Arbeit: ▶ http://www.arbeitsagentur.de/apps/faces/home/pvo?_afrLoop=1852037498298429&_afrWindowMode0&_afrWindowId=BA#%40%3F_afrWindowId%3DBA%26_afrLoop%3D1852037498298429%26_afrWindowMode%3D0%26_adf.ctrl-state%3D10icnfdlj3_4.[2]

Innerhalb weniger Tage ging mir die schriftliche Bestätigung vom Arbeitsamt über die Arbeitslosigkeitsmeldung zu. Weiterhin erhielt ich Formulare zur Beantragung des ALG I.

11.2 Persönliche Voraussetzungen

Sie sind grundsätzlich einmalig verpflichtet, sich persönlich bei Ihrer Bundesagentur für Arbeit mit Ihrem Personalausweis oder Reisepass im Eingangsbereich vorzustellen (§ 137 Abs. 1 Nr. 2 i. V. m. § 141 Abs. 1 SGB III sowie § 61 SGB I). Allerdings kann auf Basis einer Einzelfallentscheidung von Ihrem persönlichen Erscheinen durch die Arbeitsagentur abgesehen werden (Geschäftsanweisung (GA) zu SGB III § 145.7)[3] bzw. Sie lassen sich durch eine mit Vollmacht ausgestattete Person vertreten (GA zu SGB III § 145.10)[4]. Berufen Sie sich auf Ihren Gesundheitszustand und Ihre besonderen schutzwürdigen Belange als von Schwerbehinderung bedroht bzw. betroffen. Als ich meinen ALG-I-Antrag inklusive der Gesundheitsunterlagen persönlich abgab, einigte ich mich mit der zuständigen Sachbearbeiterin darauf, dass dies gleichzeitig als meine persönliche Arbeitslosigkeitsmeldung galt.

Die Nahtlosigkeitsregelung soll Sie als Betroffene davor bewahren, in unserem gegliederten Sozialleistungssystem ohne finanzielle Absicherung aufgrund Ihrer Krebserkrankung dazustehen. Sofern noch keine Feststellung zu Ihrer Leistungsfähigkeit getroffen wurde bzw. noch keine Entscheidung des Rententrägers vorliegt, erhalten Sie zunächst ALG I (GA zu § 145.1 SGB III). Hierzu müssen Sie von Ihrer Krankenkasse voll ausgesteuert sein (GA zu § 145.2 SGB III).

Den zentralsten Aspekt bilden die Fragen, ob Sie weniger oder mehr als 15 Stunden pro Woche arbeiten können und dieser Zustand

---

1   Vgl. im Internet: Bundesagentur für Arbeit (o.J.a), Online-Registrierung Jobbörse, Stand: 29.10.2014.
2   Vgl. im Internet: Bundesagentur für Arbeit (o.J.b), Dienststellen vor Ort, Stand. 29.10.2014.
3   Vgl. im Internet: Bundesagentur für Arbeit (2014b), GA zu § 145 SGB III, S. 10.
4   Vgl. im Internet: Bundesagentur für Arbeit (2014b), GA zu § 145 SGB III, S. 10-11.

länger als sechs Monate andauert (§ 145 Abs. 1 SGB III). Hierbei liegt es im Ermessen der Arbeitsagentur, ob zusätzlich zu den von Ihnen eingereichten ärztlichen Befunden (GA zu § 138.110 SGB III)[5] eine amtsärztliche Begutachtung notwendig ist (GA zu § 138.112 SGB III). In der Praxis können Sie davon ausgehen, eine Einladung zum Amtsarzt zu erhalten. In seinem Gutachten schätzt der Amtsarzt ein, ob Sie weniger als 15 Stunden pro Woche arbeiten können und dieser Zustand länger als sechs Monate andauern wird (GA zu § 145.16). Erst nach dieser Beurteilung findet die Nahtlosigkeitsregelung Anwendung. Ich verweise noch einmal explizit darauf, dass der Amtsarzt zu dieser Einschätzung auch auf Basis der Aktenlage und ohne Ihre persönliche Vorstellung kommen kann. Als Indiz wird bspw. Ihr Krankengeldbezug bis zur Aussteuerung angesehen.

Die Nahtlosigkeitsregelung findet allerdings keine Anwendung, wenn der Gutachter der Arbeitsagentur zu der Einschätzung gelangt, dass sich Ihr Zustand innerhalb der nächsten sechs Monate verbessern und Ihre Leistungsfähigkeit wiederhergestellt wird (GA zu § 145.16 SGB III i. V. m. BSG, Urteil vom 26.05.1977, Az.: 12 RAr 13/77[6]).

Sofern Sie laut Amtsarzt mehr als 15, aber weniger als 30 Stunden pro Woche arbeiten können, am Arbeitsmarkt unter diesen Bedingungen aber keine Beschäftigung finden (sogenannte Marktunüblichkeit), fallen Sie ebenfalls unter die Nahtlosigkeitsregelung. Sie erhalten ALG I (GA zu § 145.19 SGB III).

Im Rahmen eines Antrages auf Erwerbsminderungsrente werden Sie ebenfalls einen Amtsarzt aufsuchen. Sofern sich die Gutachten der Arbeitsagentur und der Deutschen Rentenversicherung Bund widersprechen, erhalten Sie bis zur endgültigen Klärung weiterhin ALG I (GA zu § 145.23 und § 145.24 SGB III). Die Sozialleistungsträger verständigen sich hierbei untereinander.

Letztendlich hat Ihr Rentenversicherungsträger über Ihre Erwerbsminderung endgültig zu entscheiden (GA zu § 145.28-34 SGB III). Sie erhalten bis zum abschließenden Bescheid weiterhin ALG I im Rahmen der Nahtlosigkeitsregelung (GA zu § 145.33 SGB III). Wichtig für Sie: Innerhalb von neun Monaten sollte die Deutsche Rentenversicherung zu einem abschließenden Urteil gekommen sein (GA zu § 145.35 SGB III). In meinem Fall wurde diese Zeit voll ausgeschöpft. Zwischen der Arbeitsagentur und der Deutschen Rentenversicherung existiert zwar ein Abkommen, das Doppeluntersuchungen

---

5   Vgl. im Internet: Bundesagentur für Arbeit (2014c): Geschäftsanweisung zu § 138 SGB III, Link: ► http://www.arbeitsagentur.de/zentraler-Content/A07-Geldleistung/A071-Arbeitslosigkeit/Publikation/pdf/GA-Alg-138.pdf, Stand: 03.11.2014.

6   Vgl. BSG, Urteil vom 26.05.1977, Az.: 12 RAr 13/77, in: BSGE von seinen Richtern herausgegeben, Carl Heymanns Verlag KG Berlin, Köln, Band 44 (1978), Nr. 9, S. 29-34.

durch zwei Amtsärzte vermeiden sollte.[7] In der Praxis werden Sie allerdings mit zwei Terminen rechnen müssen.

11.3   Ablehnung, wenn …

Sofern auf Basis Ihrer ärztlichen Befunde und ggf. einer amtsärztlichen Untersuchung durch die Gutachter der Arbeitsagentur entschieden wird, dass Ihre Arbeitsunfähigkeit voraussichtlich weniger als sechs Monate anhält, haben Sie keinen Anspruch auf ALG I aus der Nahtlosigkeitsregelung. (GA zu § 145.79a). Ein entsprechender vorläufiger ALG-I-Bewilligungsbescheid wird aufgehoben (GA zu § 145.79c). Sie werden an die Arbeitsvermittlung weitergeleitet und stehen dem Arbeitsmarkt zur Verfügung (GA zu § 145.79b). Selbstverständlich können Sie gegen diese Einschätzung Widerspruch einlegen. Allerdings arbeiten die Mühlen sehr langsam.

Einigen sich die Deutsche Rentenversicherung und die Arbeitsagentur endgültig auf eine Ablehnung Ihrer Erwerbsminderung, muss sich die Arbeitsagentur zeitnah mit Ihnen in Verbindung setzen und Sie über das weitere Vorgehen beraten (GA zu § 145.81).

Die Arbeitsagentur handelt nach den allgemeinen Bestimmungen des § 137 SGB III. Die Behörde prüft zunächst, ob und ggf. in welchem Umfang Sie ALG I erhalten können. Hierzu werden Ihre Verfügbarkeit auf Basis Ihres Gesundheitszustandes (§ 138 Abs. 5 Nr. 1 SGB III) und des Arbeitsmarktes sowie Ihre versicherungsrechtlichen Zeiten geprüft (§ 137 SGB III). Sie müssen sich der Arbeitsvermittlung zur Verfügung stellen, können aber gegen die Entscheidung des Rentenversicherungsträgers nach einem ggf. erfolglosen Widerspruch gerichtlich vorgehen. Faktisch befinden Sie sich in der Situation, dass Sie in Ihrem Verhältnis zur Arbeitsagentur voll leistungsfähig und damit vermittelbar sind. Demgegenüber beanspruchen Sie gerichtlich im Verhältnis zur Rentenversicherung die Anerkennung der Erwerbsminderung, weil Sie nicht leistungsfähig sind. Dieser Widerspruch stellt keinen Nachteil für Sie dar, da die Rentenversicherung nach objektiven Kriterien zu entscheiden hat und nicht auf Basis Ihrer Willenserklärung gegenüber der Arbeitsagentur, der Vermittlung zur Verfügung zu stehen.

Unter Umständen müssen Sie ALG II beantragen. Diese Leistung können Sie erhalten, sofern Ihre Erwerbsunfähigkeit auf absehbare Zeit – laut Attest maximal sechs Monate – beseitigt wird (§ 8 Abs. 1 SGB II). Sofern Sie aufgrund Ihrer Krebserkrankung auf nicht absehbare Zeit weniger als drei Stunden täglich arbeiten können, steht Ihnen allerdings auch diese Leistung nicht zu (§ 8 Abs. 1 SGB II). Lassen Sie sich von den einschlägigen Sozialämtern etc. beraten und beantragen Sie Sozialhilfe nach SGB XII. Dies gilt auch, falls Sie die

---

7   Vgl. im Internet: Bundesagentur für Arbeit (2014b), GA zu § 145 SGB III, Anlage 1, Stand: 03.11.2014.

versicherungsrechtlichen Voraussetzungen für die Gewährung des ALG I nicht erfüllen.

11.4   Versicherungsrechtliche Voraussetzungen

Parallel zu den Vorschriften des § 145 SGB III und Ihrer Arbeitslosigkeitsmeldung müssen Sie über bestimmte Beitragszeiten einen Anspruch auf ALG I erworben haben (§ 137 SGB III). In der Rahmenfrist von zwei Jahren (§ 143 Abs. 1 SGB III) ist von Ihnen eine beitragspflichtige Beschäftigung von zwölf Monaten (Anwartschaftszeit) zu erfüllen (§ 142 Abs. 1 SGB III). Hierzu zählen auch die Zeiten der Krankengeldzahlung. Diese zwölf Monate müssen nicht zusammenhängen. Ausnahmeregelungen finden sich in § 142 Abs. 2 SGB III, bedürfen aber der individuellen Beratung und Prüfung. Im Einzelfall kann diese Frist auf sechs Monate verkürzt werden (§ 142 Abs. 2 SGB III). Weiterhin erklären Sie sich mit Ihrem ALG-I-Antrag trotzdem bereit, eine Arbeit auszuüben. Lediglich Ihr Gesundheitszustand schränkt Ihr Leistungsvermögen entsprechend ein.

Selbst wenn Sie sich in einem ungekündigten Arbeitsverhältnis befinden, erklären Sie sich mit dem ALG-I-Antrag bereit, sich dem Weisungsrecht Ihres Arbeitgebers zu entziehen. In diesem Fall sind Sie beschäftigungslos (§ 138 Abs. 1 Nr. 1 SGB III). Diese Situation galt ebenfalls für mich. Zum Zeitpunkt der Beantragung des ALG I am 16. Januar 2014 befand ich mich in einem unbefristeten und ungekündigten Arbeitsverhältnis. Im Verständnis des SGB war ich aber beschäftigungslos. Mein Arbeitgeber konnte nicht über meine Arbeitskraft verfügen. Einer Einladung meiner Arbeitsvermittlerin entsprach ich nicht. Telefonisch und per E-Mail teilte ich ihr mit, dass ich mich in einem ungekündigten Arbeitsverhältnis befände und mir bereits seitens des Amtsarztes der Arbeitsagentur volle Arbeitsunfähigkeit über sechs Monate hinaus attestiert wurde. Das Gutachten lag mir und der Arbeitsagentur zwar bereits vor, hatte aber noch nicht alle Abteilungen erreicht.

Sofern Sie sich in einer Wiedereingliederungsmaßnahme, bspw. nach dem Hamburger Modell befinden, kann hier die Nahtlosigkeitsregelung ebenfalls Anwendung finden (GA zu § 145.19a sowie BSG, Urteil vom 21.03.2007, Az.: B 11a AL 31/06 R [8] und BSG, Urteil vom 17.12.2013, Az.: B 11 AL 20/12 R[9]). Während der stufenweisen Wiedereingliederung sind Sie offiziell noch krankgeschrieben, erproben aber Ihre Arbeitsfähigkeit und bemühen sich damit im Verständnis des § 138 Abs. 1 Nr. 2 SGB III um eine Beschäftigung.

---

8   Vgl. BSG, Urteil vom 21.03.2007, Az.: B 11a AL 31/06 R, in: NZS, 17. Jg. (2008), Heft 3, S. 160 -164.

9   Vgl. BSG, Urteil vom 17.12.2013, Az.: B 11 AL 20/12 R, in: NZS, 23. Jg. (2014), Heft 9, S. 350-352.

11.5   Die Beantragung

Mit der Meldung zur Arbeitssuche bzw. Arbeitslosigkeit sendet Ihnen die Bundesagentur für Arbeit automatisch innerhalb weniger Tage den Formularsatz für die Beantragung des ALG I auf dem Postweg zu. Mit separater Post erhalten Sie ebenfalls Ihre Zugangsdaten für das Portal der Jobbörse, um Ihren Antrag auch online stellen zu können.

Neben diesen Möglichkeiten können Sie den Antrag nur durch die Registrierung bei der Jobbörse online erhalten. Für einen ersten Blick auf den sogenannten Grundantrag (ohne Zusatzblätter) verweise ich bspw. auf: ▶ https://sozialberatungkiel.files.wordpress.com/2012/10/antrag-alg-i.pdf.[10] Nutzen Sie dieses Muster nicht als Antragsformular. Es dient lediglich Ihrer Information.

Sämtliche weiteren ggf. notwendigen Formulare erhalten Sie frei verfügbar unter: ▶ http://www.arbeitsagentur.de/web/content/DE/Formulare/Detail/index.htm?dfContentId=L6019022DSTBAI519860.[11]

Für die Beantragung des ALG I im Rahmen der Nahtlosigkeitsregelung sind folgende Formulare einzureichen:

– Grundantrag (siehe oben) mit den Zusatzblättern: Dieser ist von Ihnen als Antragstellerin auszufüllen und zu unterzeichnen. Die Begleitformulare umfassen:

– Arbeitsbescheinigung nach § 312 SGB III (Link: ▶ http://www.arbeitsagentur.de/web/wcm/idc/groups/public/documents/webdatei/mdaw/mdk1/~edisp/l6019022dstbai378251.pdf?_ba.sid=L6019022DSTBAI378254)[12] nebst der entsprechenden Hinweise[13]: Diese ist von allen Ihren bisherigen Arbeitgebern der letzten fünf Jahre auszufüllen.

– Bescheinigung über Nebeneinkommen nach § 313 SGB III (Link: ▶ http://www.arbeitsagentur.de/web/wcm/idc/groups/public/documents/webdatei/mdaw/mdk1/~edisp/l6019022dstbai378259.pdf?_ba.sid=L6019022DSTBAI378262):[14] Seite 1 ist von Ihrem Arbeitgeber auszufüllen, sofern Sie bspw. Nebeneinkommen auf 165,00-Euro-Basis bezogen haben. Auf der zweiten Seite geben Sie als Arbeitnehmerin an, welche Aufwendungen, bspw. Fahrtkosten, Ihnen im Rahmen Ihrer Nebentätigkeit entstanden. Sie müssen diese Unterlage ausfüllen und unter Punkt 6 unterzeichnen.

---

10   Vgl. im Internet: Hildebrandt, H. (o.J.), ALG I – Antrag, Stand: 30.10.2014.
11   Vgl. im Internet: Bundesagentur für Arbeit (o.J.c): Formulare Arbeitslosengeld, Stand: 30.10.2014.
12   Vgl. im Internet: Bundesagentur für Arbeit (2013a), Arbeitsbescheinigung nach § 312 SGB III, Stand: 30.10.2014.
13   ▶ http://www.arbeitsagentur.de/web/wcm/idc/groups/public/documents/webdatei/mdaw/mdk1/~edisp/l6019022dstbai378255.pdf?_ba.sid=L6019022DSTBAI378258 – Vgl. im Internet: Bundesagentur für Arbeit (2013b), Hinweise Arbeitsbescheinigung, Stand: 30.10.2014.
14   Vgl. im Internet: Bundesagentur für Arbeit (2013c), Bescheinigung über Nebeneinkommen, Stand: 30.10.2014.

- Erklärung zur selbständigen Tätigkeit Land- und Forstwirtschaft (Link: ► http://www.arbeitsagentur.de/web/wcm/idc/groups/public/documents/webdatei/mdaw/mji0/~edisp/l6019022dstbai642811.pdf?_ba.sid=L6019022DSTBAI642814)[15]: Diese Unterlage ist von Ihnen auszufüllen, sofern Sie in diesem Bereich beschäftigt waren.
- Bescheinigung über den Bezug anderer Leistungen gemäß § 312 Abs. 3 SGB III – auch als »AUD-Beleg« bezeichnet (Link: ► http://www.arbeitsagentur.de/web/wcm/idc/groups/public/documents/webdatei/mdaw/mdk3/~edisp/l6019022dstbai384199.pdf?_ba.sid=L6019022DSTBAI384202):[16] Diese zentrale Unterlage ist von Ihrer privaten/gesetzlichen Krankenkasse beim Bezug von Krankengeld, von der Deutschen Rentenversicherung bzw. anderen Versorgungsleistern beim Bezug einer Rente oder von Übergangsgeld auszufüllen und zu unterzeichnen.
- Zusatzblatt bei Altersteilzeit (Link: ► http://www.arbeitsagentur.de/web/wcm/idc/groups/public/documents/webdatei/mdaw/mdk3/~edisp/l6019022dstbai382975.pdf?_ba.sid=L6019022DSTBAI382978)[17]. Dieses Dokument ist ebenfalls von Ihrem Arbeitgeber auszufüllen, falls Sie bereits in Altersteilzeit arbeiten.
- Veränderungsmitteilung (Link: ► http://www.arbeitsagentur.de/web/wcm/idc/groups/public/documents/webdatei/mdaw/mdk3/~edisp/l6019022dstbai385303.pdf?_ba.sid=L6019022DSTBAI385306):[18] Dieses Dokument ist von Ihnen auszufüllen und zu unterzeichnen, sobald sich in Ihren Verhältnissen neue Entwicklungen ergeben.
- Arbeitsbescheinigung für Gefangene gemäß § 312 Abs. IV SGB III (Link: ► http://www.arbeitsagentur.de/web/wcm/idc/groups/public/documents/webdatei/mdaw/mjmz/~edisp/l6019022dstbai666891.pdf?_ba.sid=L6019022DSTBAI666894):[19] Diese Erklärung ist von der Justizvollzugsanstalt abzugeben, sofern Sie eine Zeit Ihres Lebens im Gefängnis verbrachten.
- Weiterhin ist ein Gesundheitsfragebogen von Ihnen auszufüllen. Diese Unterlage wird in Kapitel »Gesundheitsprüfung durch die Bundesagentur für Arbeit« (► Abschn. 11.6) erörtert.

Die einzelnen Formularteile werden im Folgenden erläutert.

---

15 Vgl. im Internet: Bundesagentur für Arbeit (2014d), Einkünfte Land- und Forstwirtschaft, Stand: 30.10.2014.
16 Vgl. im Internet: Bundesagentur für Arbeit (2014e), Bescheinigung über den Bezug anderer Leistungen, Stand: 30.10.2014.
17 Vgl. im Internet: Bundesagentur für Arbeit (o.J.d), Zusatzblatt Altersteilzeit, Stand: 30.10.2014.
18 Vgl. im Internet Bundesagentur für Arbeit (o.J.e), Veränderungsmitteilungen, Stand: 30.10.2014.
19 Vgl. im Internet Bundesagentur für Arbeit (2013d), Arbeitsbescheinigung Gefangene, Stand: 30.10.2014.

Zentraler Antragsteil ist der Grundantrag mit den Zusatzblättern, den Sie nur nach der Online-Registrierung oder über die persönliche/telefonische Arbeitslosigkeitsmeldung von der Bundesagentur für Arbeit erhalten.

Dem Antrag auf ALG I müssen Sie in Kopie folgende Unterlagen beifügen:[20]

- Aussteuerungsbescheid der Krankenkasse,
- Bewilligungsbescheid Ihrer Krankenkasse über Höhe und Dauer Ihres Krankengeldbezuges,
- Mitgliedsbescheinigung Ihrer Krankenkasse bei Krankenkassenwechsel,
- ggf. vorhandene Bestätigung über den eingereichten Rentenantrag; diese Unterlage erhalten Sie mit Abgabe Ihres Rentenantrages,
- ggf. vorhandene Bestätigung über die beantragte Reha-Maßnahme,
- Sozialversicherungsausweis,
- Kopie der Lohnsteuerkarte, falls noch vorhanden; diese können Sie von Ihrem Arbeitgeber abfordern,
- Nachweise über Kinder, die in Ihrem Haushalt leben, bspw. Kindergeldbezug,
- Arbeitsnachweise der letzten fünf Jahre; ich reiche hier die Kopien meiner Arbeitsverträge ein,
- Kopien über wesentliche vorhandene Abschlüsse, bspw. Abiturzeugnis, Diplomurkunde, Promotionsurkunde, Ausbildungszeugnis der Berufsausbildung, Arbeitszeugnisse ehemaliger Arbeitgeber,
- ggf. Bescheide über den Bezug von ALG I in der Vergangenheit,
- ggf. Nachweise, falls Sie bspw. ALG II, Sozialhilfe, BAföG etc. beziehen bzw. bezogen,
- Gesundheitsfragebogen und Beifügung sämtlicher Ihnen vorliegender Befunde in Kopie.

Sofern Sie in den letzten fünf Jahren vor Ihrem Antrag auf ALG I berufstätig waren, sind sämtliche Arbeitgeber in diesem Zeitraum gesetzlich dazu verpflichtet, Ihnen die Arbeitsbescheinigung auszufüllen. Gleiches gilt, falls Sie einer oder mehrerer Nebenbeschäftigungen nachgingen bzw. noch nachgehen. Ich versuchte bspw. nach dem Rezidiv bei meinem Arbeitgeber präsent zu bleiben und auch eine Selbstmotivation für mich zu schaffen, indem ich wöchentlich am Teammeeting teilnahm, kleinere Aufgaben im Bereich des Monatsabschlusses übernahm, die ich von zu Hause abarbeiten konnte. In diesem Kontext arbeitete ich ab April 2014 im Rahmen eines Vertrages über € 165,00 pro Monat auf Basis einer Nebenbeschäftigung.

---

20 Vgl. auch im Internet Bundesagentur für Arbeit (2014f), Antrag, Link: ▶ http://www.arbeitsagentur.de/web/content/DE/BuergerinnenUndBuerger/Arbeitslosigkeit/Arbeitslosengeld/Antrag/index.htm, Stand: 03.11.2014.

Sofern Sie bereits in Altersteilzeit tätig waren, ist dies von Ihrem Arbeitgeber auf dem »Zusatzblatt zur Altersteilzeit« zu bestätigen.

Weiterhin ist der AUD-Beleg von Ihrer Krankenkasse auszufüllen. Sofern Sie (zusätzlich) über eine private Krankenversicherung Krankentagegeld erhielten, müssen Sie auch hier die Bescheinigung anfordern.

Ggf. sind mehrere AUD-Exemplare durch Ihre Person von verschiedenen Institutionen anzufordern. So bezog ich während meiner AHB 2012 Übergangsgeld von der Deutschen Rentenversicherung. Diesen Bezug musste ich mir ebenfalls bestätigen lassen. Gleiches gilt, falls Sie bspw. Rente, Pflegegeld, Sozialhilfe oder Mutterschaftsgeld erhielten. Auch hier müssen Sie sich an die jeweilige Institution wenden und sich die Einkünfte auf einer AUD-Ausfertigung bestätigen lassen.

Erzielten Sie Einkünfte aus einer selbständigen Tätigkeit in der Land- und Forstwirtschaft, ist das entsprechende Formular »Erklärung zur selbständigen Tätigkeit Land- und Forstwirtschaft« auszufüllen und mit den Steuerbescheiden sowie der Steuererklärung des letzten Jahres zu belegen.

Sie sind verpflichtet, sämtliche Veränderungen in Ihren persönlichen Verhältnissen dem Arbeitsamt zu melden. Hierzu gehören bspw.:

- Veränderungen der Bankverbindung,
- Umzug mit neuer Adresse,
- Aufnahme/Wiederaufnahme Ihrer beruflichen Tätigkeit,
- Rentenantrag/Reha-Antrag,
- Rentenbewilligung/Reha-Bewilligung,
- Bewilligung einer Weiterbildungsmaßnahme,
- Bewilligung von Krankengeld,
- Gesundschreibung.

Ich erfuhr allerdings, wie unbürokratisch die Arbeitsagentur handeln kann, sobald diese nicht mehr zahlen muss. So genügte bspw. ein Telefonanruf für eine Übersendung des Aufhebungsbescheides zum ALG I, um Übergangsgeld für eine Reha, finanziert durch die Deutsche Rentenversicherung, ausgezahlt zu bekommen. Gleichfalls meine Übersendung des Rentenbescheides per E-Mail führte innerhalb von nur drei Arbeitstagen zur Mitteilung des Aufhebungsbescheides zum ALG I.

11.6 Gesundheitsprüfung durch die Bundesagentur für Arbeit

Eines der zentralsten Zusatzblätter neben dem Grundantrag für Sie als Krebspatientin bildet der Gesundheitsfragebogen, indem Sie den Lebenslauf Ihrer Krebserkrankung schildern. Den Bogen erhalten Sie nur in Papierform durch Ihren Berater der Arbeitsagentur bzw. auf dem Postweg. Unter folgendem Link können Sie einen Überblick der Unterlage erhalten: ▶ http://www.elo-forum.org/attachments/schwerbehinderte-gesundheit-rente/27492d1260103488-rehaantrag-sowas-gesundheitsfragebogen-erwachsene-vorbereitung-begutachtung-aerztlichen-di.pdf.[21]

Alle Angaben sind freiwillig. Sie beschleunigen allerdings den bürokratischen Prozess, indem Sie die Angaben möglichst vollständig anführen. Fügen Sie hier alle Ihnen vorliegende Befunde, Reha-Berichte, bereits durchgeführte Begutachtungen bei. Darüber hinaus ist von Ihnen eine Übersicht aller Ihrer behandelnden Ärzte mit Kontaktdaten zu erstellen. In diesem Kontext erteilen Sie der Bundesagentur für Arbeit die Ermächtigung, von allen Ihren Ärzten, Reha-Einrichtungen, dem MDK, dem Gesundheitsamt oder auch dem Rentenversicherungsträger weitere Befunde und Stellungnahmen anzufordern. Den Gesundheitsfragebogen nebst Ihren Unterlagen reichen Sie in einem verschlossenen Umschlag bei der Bundesagentur für Arbeit idealerweise zusammen mit Ihrem ALG-I-Antrag ein. Diese Dokumente bilden die Ausgangsbasis für die amtsärztliche Untersuchung. In dieser lässt die Arbeitsagentur prüfen, ob Sie arbeitsunfähig sind.

Meine Arbeitsvermittlerin setzte sich telefonisch mit mir in Verbindung und legte mir nahe, die Unterlagen persönlich abzugeben. Die interne Postverteilung in der Arbeitsagentur könnte zu unnötigen Verzögerungen führen. Bei persönlicher Abgabe der Unterlagen am 25. Januar 2014 teilte sie mir mit, dass ich im Falle einer notwendigen Begutachtung im für mich 70 Kilometer entfernten Oschatz vorstellig werden müsste. Wenige Wochen später (Donnerstag, 20. Februar 2014) erhielt ich die Einladung für den 25. Februar 2014 zur Amtsärztin.

Das Einladungsschreiben war verbunden mit dem Hinweis, dass mir bei unentschuldigtem Nichterscheinen das ALG I nicht bewilligt werden könnte. Weiterhin wurde ich zwecks eines Antrages auf Erstattung der Fahrtkosten an meinen Arbeitsvermittler verwiesen. Weder telefonisch noch per E-Mail konnte ich weitere Informationen erhalten. Auch erhielt ich keinen Rückruf. Im Nachhinein wurde mir mitgeteilt, dass ich vor dem Termin einen Antrag auf Erstattung der Fahrtkosten abzugeben hätte und mir im Ermessen keine Auslagen erstattet werden können.

Ich legte schriftlich Widerspruch ein. Zudem bat ich um eine Stellungnahme, warum ich als Krebspatientin noch in der Akutbehandlung in das für mich 70 Kilometer entfernte Oschatz fahren musste, obschon dieselbe Amtsärztin regelmäßig auch im für mich 12 Kilometer entfernten Leipzig Begutachtungen für die Arbeitsagentur durchführt. Als ich nach über zwei Monaten telefonischer Erinnerungen und zahlreicher E-Mails weder eine Stellungnahme noch eine Kostenrückerstattung erfuhr, wandte ich mich an das Beschwerde-

---

21 Vgl. im Internet: Trägerverein Erwerbslosenforum Deutschland (2009), Gesundheitsfragebogen, Stand: 06.11.2014.

management der Bundesagentur. Dieses können Sie unter folgenden Link kontaktieren:

> ▶ https://www.arbeitsagentur.de/apps/faces/home/kf;jses-sionid=CUI_FIH75IEIqhgpK4tEerINBSW6ILtc1KEN9LLJotQz2R hS0cdX!-1586867677?kfid=E2-13&_afrLoop=426113561176219&_ afrWindowMode=0&_afrWindowId=null#%40%3F_afrWindo-wId%3Dnull%26kfid%3DE2-13%26_afrLoop%3D426113561176219%26_ afrWindowMode%3D0%26_adf.ctrl-state%3D1dmetmiphw_4.[22]

Hier finden Sie auch entsprechende Adressen und Telefonnummern Ihrer Arbeitsagentur vor Ort, falls Sie Ihre Beschwerde nicht per E-Mail mitteilen wollen.

Innerhalb von zwei Arbeitstagen erhielt ich vom zuständigen Teamleiter die Bewilligung der Fahrtkostenerstattung. Unverzüglich wurde mir das Geld überweisen. Die von mir erwartete Stellungnahme bedurfte noch zahlreicher weiterer Erinnerungen schriftlich, telefonisch und per E-Mail. Immerhin am 18. August 2014 erhielt ich folgende kurze Nachricht (inklusive etwaiger Schreibfehler):

> » Sehr geehrte Frau Dr. Otto
> nach eingehender Prüfung der vorliegenden Unterlagen muss ich Ihnen leider mitteilen dass Ihre sozialmedizinische Begutachtung im ÄD Leipzig auf Grund der sich im Rahmen der territorialen Neustrukturierung der Bundesagentur für Arbeit geänderten Einzugsgebiete der einzelnen Arbeitsagenturen nicht möglich ist.
> Für Sie ist die Arbeitsagentur Oschatz mit ihrem angegliederten Ärztlichen Dienst zuständig. Gern betreuen und beraten wir Sie in dieser Einrichtung.

So findet dieses Kapitel doch noch einen Abschluss mit einem Lächeln.

11.7   Beginn und Dauer

Frühestens ab dem Zeitpunkt der Aussteuerung durch Ihre Krankenkasse erhalten Sie ALG I gewährt. Grundsätzlich besteht für Sie die Möglichkeit, auch noch nach bis zu vier Jahren einen eventuellen ALG-I-Anspruch geltend zu machen (§ 45 Abs. 1 SGB I). Sie erhalten bis zur Entscheidung über das Vorliegen Ihrer verminderten Erwerbsfähigkeit und damit Ihres Rentenanspruchs durch die Deutsche Rentenversicherung (GA zu § 145.33 SGB III) maximal bis zum Auslauf Ihres Anspruchs auf ALG I diese Überbrückungsleistung gezahlt. Die gesamte Anspruchsdauer wird gemäß Ihrer individuellen Situation

---

22   Vgl. im Internet: Bundesagentur für Arbeit (o.J.f): Kundenreaktionsmanagement, Stand: 05.11.2014.

nach § 147 SGB III ermittelt und beträgt für versicherungspflichtige Arbeitnehmer vor Vollendung des 50. Lebensjahres in der Regel zwölf Monate (360 Tage). Ihre Anspruchsdauer verlängert sich um Ihre ggf. nicht voll ausgeschöpften Zeiten des ALG-I-Bezuges der letzten fünf Jahre (§ 147 Abs. 4 SGB III) auf längstens diese 360 Tage. Weisen Sie Ihren Arbeitsvermittler hierauf explizit hin. Lassen Sie Ihren ALG-I-Bescheid ggf. durch Sozialberater, Rechtsanwälte etc. prüfen.

Sofern Ihnen eine Erwerbsminderungsrente oder Übergangsgeld rückwirkend (während des ALG-I-Bezuges nach § 145 SGB III) gewährt wird, müssen Sie ein zu viel erhaltenes ALG I im Vergleich bspw. zu Ihrer Rente nicht zurückzahlen, erhalten aber auch nur den Differenzbetrag zu Ihrer gewährten Rente erstattet (§ 145 Abs. 3 Satz 1 SGB III), falls Ihre Erwerbsminderungsrente höher als das ALG I ist. Lediglich die Bundesagentur für Arbeit erhebt gegenüber Ihrem Rentenversicherungsträger einen Erstattungsanspruch (Raa zu SGB X § 103 R5.1). Sie müssen nur dann ALG I zurückzahlen, falls Ihnen die Deutsche Rentenversicherung bereits parallel Ihre Rente überwies (§ 145 Abs. 3 Satz 2 SGB III).

Wird Ihnen die Erwerbsminderungsrente abgelehnt und gehen Sie in Widerspruch, besteht Ihr Anspruch auf die Fortzahlung des ALG I bis zur endgültigen Entscheidung über den Widerspruch durch den Rentenversicherungsträger fort (Raa zu SGB X § 103 R3.15). Nach § 86a Abs. 1 SGG entfaltet Ihr Widerspruch eine aufschiebende Wirkung, und der Bescheid des Rentenversicherungsträgers ist damit noch nicht rechtskräftig (SG Leipzig, Urteil vom 21.02.2007, Az.: S 8 AL 591/05).[23] Die Sonderregelung (Nahtlosigkeitsregelung) nach § 145 SGB III gewährt Ihnen das ALG I, obwohl Sie aufgrund Ihres Gesundheitszustandes über die Arbeitsagentur nicht vermittlungsfähig sind. Dies gilt ebenfalls, sofern Sie sich in einem ungekündigten Arbeitsverhältnis befinden. Für den Anspruch auf ALG I ist Ihre tatsächliche Beschäftigungslosigkeit aufgrund Ihrer Erkrankung maßgebend (§ 138 Abs. 1 Nr. 1 SGB III).

Wie bereits angeführt (▶ Abschn. 11.2 »Persönliche Voraussetzungen«), sollte die Deutsche Rentenversicherung innerhalb von neun Monaten Ihre Erwerbsfähigkeit beurteilt haben. Sofern die zwölf Monate Bezug von ALG I ohne eine endgültige Entscheidung über Erwerbsminderung verstrichen sind, steht Ihnen die Beantragung von ALG II offen. Ggf. können Sie gegenüber der Rentenversicherung einen Vorschuss beantragen (§ 42 Abs. 1 SGB I), sofern bspw. das amtsärztliche Gutachten Ihnen bereits Erwerbsminderung attestierte, Sie aber noch keinen Rentenbescheid erhielten. In meinem Fall dauerte es neun Monate, bis ich den Rentenbescheid erhielt, obwohl das

---

23 Vgl. SG Leipzig, Urteil vom 21.02.2007, Az.: S 8 AL 591/05, Die Präsidentin des Bayerischen Landessozialgerichts (o.J.), Link: ▶ https://sozialgerichtsbarkeit. de/sgb/esgb/show.php?modul=esgb&id=68481&s0=&s1=&s2=&words=&sensitive, Stand: 10.12.2014.

amtsärztliche Gutachten bereits sieben Wochen nach Antragstellung der Erwerbsminderungsrente vorlag.

Attestiert Ihnen ein Gutachten eine Erwerbsminderung von weniger als sechs Monaten, prüft die Arbeitsvermittlung, inwieweit Sie ggf. eingeschränkt dem Arbeitsmarkt zur Verfügung stehen können. Entsprechend der Einschätzung wird ggf. Ihr ALG I gekürzt (GA zu § 145.47 SGB III i. V. m. § 151 Abs. 5 SGB III sowie GA zu § 151.50 – 50a SGB III).[24] Lassen Sie sich unbedingt individuell beraten, da jeder Fall letztendlich eine Ermessensentscheidung der Arbeitsagentur ist. Bearbeitungen, erneute Gutachten und Widersprüche können sehr viel Zeit in Anspruch nehmen.

Sobald Ihr Rentenversicherungsträger Ihre volle Erwerbsminderung festgestellt hat (GA zu § 145.1 SGB III), endet Ihre Sonderbehandlung im Rahmen der Nahtlosigkeitsregelung des § 145 SGB III. Die Feststellung Ihres Gesundheitszustandes ergab, dass Sie weniger als drei Stunden am Tag arbeiten können. Damit stehen Sie der Arbeitsvermittlung im Sinne des § 138 Abs. 5 SGB III nicht zur Verfügung. Für Sie besteht kein weiterer Rechtsanspruch auf ALG I. In diesem Zusammenhang stellt die Arbeitsagentur ebenfalls die Zahlung des ALG I ein und Sie erhalten einen Aufhebungsbescheid zugesandt. Dabei spielt es keine Rolle, ob Ihnen die Rentenversicherung ggf. schon einen Rentenbeginn mitteilte bzw. wann die erste Rentenzahlung erfolgen soll.

Die befristete Erwerbsminderungsrente wird frühestens ab dem siebten Monat nach Feststellung der Erwerbsminderung gewährt (§ 101 Abs. 1 SGB VI). So kann eine zeitliche Lücke entstehen, in der Sie noch keine Rente erhalten, aus der Sonderregelung des § 145 SGB III aber bereits herausfielen. Im schlimmsten Fall stehen Sie ohne finanzielle Absicherung da. Auch hier müssen Sie entweder ALG II oder Sozialhilfe beantragen, bis Ihr Rentenbescheid vorliegt. Lassen Sie sich auf jeden Fall beim Sozialamt, der Deutschen Rentenversicherung, einem Fachanwalt etc. individuell beraten. Alternativ können Sie sich entgegen den medizinischen Gutachten der Arbeitsvermittlung zur Verfügung stellen, um ggf. weiterhin ALG I zu erhalten.

Am 30. März 2014 erhielt ich meinen ALG-I-Bescheid zugesandt. Bereits einen Tag später forderte mich die Arbeitsagentur auf, einen Reha-Antrag zu stellen bzw. die Erwerbsminderungsrente zu beantragen. Hierfür wurde mir eine Frist von vier Wochen gesetzt.[25] Bis zum Nachweis der Beantragung würde mir kein ALG I ausgezahlt (§ 145 Abs. 2 SGB III). Ich selbst stellte bereits am 06. Februar 2014 den Rentenantrag. Hierüber erhielt ich eine Bestätigung der Deutschen Rentenversicherung, die ich umgehend der Arbeitsagentur weiterleitete.

---

24 Vgl. im Internet: Bundesagentur für Arbeit (2013e): Geschäftsanweisung zu § 151 SGB III, Link: ► http://www.arbeitsagentur.de/zentraler-Content/A07-Geldleistung/A071-Arbeitslosigkeit/Publikation/pdf/GA-Alg-151.pdf, Stand: 04.11.2014.

25 Vgl. Curtze u. Reinhold (2010), S. 19.

11.8   Unterbrechung durch eine Reha-Maßnahme

Nehmen Sie an einer Rehabilitationsmaßnahme teil, beziehen Sie während dieser Dauer Übergangsgeld durch die Deutsche Rentenversicherung und Ihr Anspruch auf ALG I ruht (§ 156 Abs. 1 Nr. 2 SGB III i. V. m. Raa zu SGB VI § 21 Abs. 4 R5.6 sowie R5.2). Als Versicherungsnehmerin sind Sie verpflichtet, der Arbeitsagentur die Bewilligung der Reha und den Bezug des Übergangsgeldes mitzuteilen. (Raa zu SGB VI § 21 Abs. 4 i. d. F. ab 01.01.2005 R5.7 sowie § 60 Abs. 1 SGB I). Ggf. müssen Sie ein zu viel erhaltenes ALG I zurückzahlen (§ 145 Abs. 3 SGB III).

Damit Ihnen die Deutsche Rentenversicherung tatsächlich das Übergangsgeld überweist, müssen Sie einen Aufhebungsbescheid auf ALG I erwirken und der Deutschen Rentenversicherung weiterleiten. (Raa zu SGB VI § 21 Abs. 4 i. d. F. ab 01.01.2005 R5.2). Für den Bewilligungsbescheid des Übergangsgeldes benötigt die Deutsche Rentenversicherung diesen Nachweis allerdings noch nicht. Ich würde Ihnen empfehlen, den Bewilligungsbescheid erst abzuwarten, bevor Sie eine Aufhebung des ALG I beantragen. Sollte sich die Deutsche Rentenversicherung weigern, Ihnen die Bewilligung mitzuteilen, verweisen Sie auf die rechtliche Arbeitsanweisung Raa zu SGB VI § 21 Abs. 4 i. d. F. ab 01.01.2005 R5.7. Kommt es zu Bearbeitungsverzögerungen, stehen Sie ggf. ohne finanzielle Mittel da. Allerdings wird Ihnen erst nach Vorlage des Aufhebungsbescheides das Übergangsgeld tatsächlich überwiesen (Raa zu SGB VI § 21 Abs. 4 i. d. F. ab 01.01.2005 R5.7). Nach Abschluss Ihrer Reha wird Ihnen wiederum ALG I gezahlt.

Entgegen den gesetzlichen Vorschriften teilte mir das Arbeitsamt schriftlich mit, dass ich mich nach Beendigung der Reha-Maßnahme wiederum persönlich arbeitslos melden müsste, verbunden mit einem erneuten Antrag auf ALG I. Diesem Bescheid widersprach ich. Gemäß § 141 Abs. 2 Punkt 1 SGB III erlischt die persönliche Arbeitslosenmeldung erst nach sechswöchiger Unterbrechung der Arbeitslosigkeit. In meinem Fall dauerte die Reha-Maßnahme lediglich drei Wochen. Weiterhin handeln alle Sozialleistungsträger nach den Grundsätzen des SGB I. Explizit hebe ich § 5 Satz 1 Punkt 1 sowie § 39 Abs. 1 und 2 SGB I hervor. Die Aufhebung des Arbeitslosengeldes erfolgte unbürokratisch, schnell und formlos. Im Hinblick auf die aus dem SGB abgeleiteten Aufgaben können Sie als Versicherungsnehmerin eine ebenso unkomplizierte Weiterzahlung des Arbeitslosengeldes I ohne weitere Initiative durch Ihre Person erwarten. § 39 Abs. 1 und 2 SGB I eröffnet den Sozialleistungsträgern einen Ermessensspielraum. Sie als Patientin haben einen Rechtsanspruch auf Entscheidungen nach pflichtgemäßem Ermessen. Insbesondere als Krebspatientin unterliegt Ihr Gesundheitszustand den schutzwürdigen Belangen (§§ 1 und 2 SGB IX). Verweisen Sie bei Widersprüchen immer wieder auf diese Punkte.

Ihr Übergangsgeld bei einer Reha-Maßnahme wird nach § 21 Abs. 4 SGB VI i. V. m. Raa zu SGB VI § 21 Abs. 4 R3.1 errechnet. Maßgebend sind die Verhältnisse bei Eintritt Ihrer Arbeitsunfähigkeit. Die Aussteuerung durch Ihre Krankenkasse (§ 47 SGB V) spielt keine Rolle. Für Sie bedeutet dies, dass Ihr Arbeitseinkommen vor der Erkrankung die Grundlage für die Berechnung des Übergangsgeldes bildet.

Endet die Bezugsdauer für Ihr ALG I während der Reha-Maßnahme, erhalten Sie trotzdem weiterhin Ihr Übergangsgeld gezahlt (Raa zu SGB VI § 21 Abs. 4 R5.1).

Arbeiten Sie während Ihres Bezugs von ALG I geringfügig weiter und übersteigt Ihr Hinzuverdienst die 165,00-Euro-Grenze, wird Ihnen Ihr ALG I anteilig gekürzt. Können Sie aufgrund Ihrer Reha Ihre Nebentätigkeit nicht ausüben, kann Ihnen auf Ihren Antrag hin das Übergangsgeld in Höhe der ALG-I-Basis gezahlt werden (Raa zu § 21 Abs. 4 i. d. F. ab 01.01.2005 R 5.1 i. V. m. Raa zu SGB VI § 21 Abs. 4 i. d. F. ab 01.01.2005 R5.4.2).[26] Ihr Berater bei der Rentenversicherung muss Sie auf diese Möglichkeit der Antragstellung hinweisen (Beratungspflicht nach § 14 SGB I).

11.9   Höhe des ALG I im Rahmen der Nahtlosigkeitsregelung

Das Arbeitslosengeld beträgt 60 % (ohne Kinder) bzw. 67 % (mit Kindern) vom letzten Nettogehalt (§ 149 SGB III).

Berechnungsbasis (= Bemessungsentgelt) bildet in der Regel Ihr durchschnittliches Arbeitsentgelt der letzten 52 Wochen vor der Arbeitslosigkeitsmeldung (§ 150 Abs. 1 SGB III).

Für die Sozialversicherungsbeiträge werden Ihnen pauschal 21 % vom Bemessungsentgelt abgezogen (§ 153 Abs. 1 Nr. 1 SGB III). Weiterhin werden Ihre in Abhängigkeit der Lohnsteuerklasse zu leistende Lohnsteuer (§ 153 Abs. 1 Nr. 2 i. V. m. Abs. 2 und 3 SGB III) und der Solidaritätszuschlag (§ 153 Abs. 1 Nr. 3 SGB III) durch die Arbeitsagentur von der Berechnungsbasis abgesetzt. Das sich daraus ergebende Nettoentgelt wird durch 30 dividiert und Ihnen taggenau mitgeteilt.

Hier ein Berechnungsbeispiel:

1.	Ermittlung sozialversicherungspflichtiges Bruttoeinkommen der letzten 12 Monate (§ 150 SGB III)	€/Monat 3408,79 × 12 = € 40.905,48
2.	Ermittlung Bemessungsentgelt pro Tag (§ 151 SGB III)	€/Jahr 40.905,48/365 Kalendertage = €/Tag 112,07
3.	Ermittlung Leistungsentgelt pro Tag (§ 153 SGB III)	
	Bemessungsentgelt pro Tag	€ 112,07

---

26   Dies findet Anwendung, sofern sich Ihr Übergangsgeld um mindestens 10 % erhöht. Lassen Sie dies unbedingt prüfen.

	abzüglich Sozialversicherungs- pauschale	(21 % von € 112,07) = € 23,53
	abzüglich Lohnsteuer (Lohn- steuerklasse III)	€ 30,29
	abzüglich Solidaritätszuschlag	€ 1,66
	= Leistungsentgelt pro Tag	€ 56,59
4.	60 % (ohne Kind) vom Leis- tungsentgelt pro Tag (§ 149 SGB III)	€ 56,59 × 60 % = € 33,95
5.	Leistungsentgelt pro Monat (§ 154 SGB III)	€ 33,95 × 30 Tage = € 1.018,50

Das ALG I wird Ihnen nachträglich zum Monatsende in einer Summe überwiesen (§ 337 Abs. 2 SGB III). Abschlagszahlungen sind möglich (§ 337 Abs. 4 SGB III).

11.10 Was bedeutet die Aussteuerung für Ihre Sozialversicherung?

Ungefähr zwei Monate vor Auslauf Ihres Krankengeldes erhalten Sie eine Mitteilung Ihrer Krankenversicherung, wann Ihr Kranken- geldanspruch endet. Sind Sie weiterhin arbeitsunfähig, müssen Sie neben der Beantragung von ALG I und dem Antrag auf Erwerbsmin- derungsrente auch eine Entscheidung zu Ihrer Sozialversicherung treffen.

Mit dem Zeitpunkt der Aussteuerung endet Ihre Mitgliedschaft in der gesetzlichen Krankenversicherung kraft Gesetz. Da vielen Versi- cherungsnehmerinnen die Bedeutung einer fehlenden Mitgliedschaft nicht bewusst ist, vornehmlich kein Anspruch auf medizinische Ver- sorgung, änderte der Gesetzgeber zum 01. August 2013 die gesetz- lichen Regelungen. So bleiben Sie obligatorisch (§ 188 Abs. 4 SGB V) im Rahmen einer Anschlussversicherung als freiwilliges Mitglied in der gesetzlichen Krankenversicherung weiterhin versichert, sofern Sie keine andere Absicherung für den Krankheitsfall haben (§ 5 Abs. 1 Nr. 13 SGB V). Ihnen entsteht keine Versorgungslücke mit medizi- nischen Leistungen. Sie können allerdings die Form Ihrer Mitglied- schaft wählen:

- Beantragung von ALG I im Rahmen der Nahtlosigkeit (§ 145 SGB III) oder
- freiwillige Versicherung bei Ihrer/einer gesetzlichen Kranken- kasse (§ 9 Abs. 1 SGB V) oder
- Familienversicherung, sofern Ihr Ehepartner gesetzlich kranken- versichert ist (§ 10 Abs. 1 SGB V).
- Darüber hinaus können Sie sich auch privat krankenversichern.

Innerhalb von zwei Wochen nach dem Aussteuerungszeitpunkt müs- sen Sie gegenüber Ihrer bisherigen Krankenkasse schriftlich erklären, ob Sie weiterhin entsprechend der oben genannten Optionen Versicherungsnehmerin bleiben wollen oder sich in anderer Weise absichern (§ 188 Abs. 2 und 3 SGB V). Erst mit dem Nachweis eines neuen (privaten oder gesetzlichen) Krankenversicherungsschutzes entlässt Sie Ihre bisherige Krankenkasse aus der Mitgliedschaft (§ 188 Abs. 4 Satz 1 und 2 SGB V). Geben Sie keine Erklärung ab, bleibt zu Ihrem Schutz Ihre bisherige Mitgliedschaft bestehen. Sie werden als freiwilliges Mitglied geführt. Sofern Sie einen Anspruch auf eine Familienversicherung haben, wird diese vorrangig gegenüber Ihrer freiwilligen Mitgliedschaft behandelt.

Unabhängig davon werden Sie mit den Beitragszahlungen Ihrer Krankenversicherung konfrontiert. Lassen Sie sich deshalb unbedingt durch Ihre Krankenversicherung vorab beraten. Die jeweilige Form der Mitgliedschaft unterscheidet sich hinsichtlich Ihres monatlichen Beitrages und der jeweiligen Leistungen. Ich wählte zunächst die Variante der Familienversicherung über meinen Ehepartner bis der Bescheid zum ALG I vorlag.

Beziehen Sie Übergangsgeld, bspw. während Ihrer Reha-Maßnahme, besteht Ihre Mitgliedschaft in der gesetzlichen Krankenversicherung fort (§ 192 Abs. 1 Nr. 3 SGB V).

Beabsichtigen Sie den Wechsel Ihrer Krankenkasse, beachten Sie die Kündigungsfrist von einem Monat nach vorangegangener mindestens 18 Monate andauernder Mitgliedschaft. Die Kündigung wird erst wirksam, wenn Sie innerhalb dieser Monatsfrist Mitglied einer anderen Krankenkasse geworden sind (§ 175 Abs. 4 SGB V).

Erhalten Sie über einen bestimmten Zeitraum keine Leistungen und reagieren nicht auf Anschreiben Ihrer Krankenversicherung, gefährden Sie Ihren Versicherungsschutz. Sie müssen mindestens mit den Beitragsforderungen Ihrer Krankenkasse für die Kranken- und Pflegeversicherung rechnen. Dies trifft bspw. zu bei:

- verspätetem Antrag auf ALG I,
- Ruhen des Arbeitslosengeldes (Sperrzeiten, Urlaubsabgeltungen durch Ihren ehemaligen Arbeitgeber),
- Aussteuerung durch die Krankenkasse,
- Ausscheiden aus dem Beschäftigungsverhältnis (§ 190 Abs. 2 SGB V),
- Auslauf ALG I oder ALG II (§ 190 Abs. 12 SGB V),
- Auslauf einer befristeten Rente bzw. rechtsgültiger Ablehnung eines Rentenantrages (§ 190 Abs. 11 SGB V).

Längstens für einen Monat nach dem Aussteuerungszeitpunkt besitzen Sie noch einen nachgelagerten Anspruch auf Leistungen Ihrer bisherigen gesetzlichen Krankenversicherung (§ 19 Abs. 2 SGB V), jedoch bspw. nicht auf Krankengeld. Klären Sie auch hier mit Ihrer Krankenversicherung Ihren Status ab.

Erhalten Sie ALG I nach § 136 SGB III im Rahmen der Nahtlosigkeitsregelung, bleibt Ihr Versicherungsschutz in der gesetzlichen

Kranken- und Pflegeversicherung bestehen (§ 5 Abs. 1 Nr. 2 SGB V sowie § 20 Abs. 1 Nr. 2 SGB XI). Weiterhin bleiben Sie über die Arbeitsagentur in der gesetzlichen Rentenversicherung versichert (§ 3 Nr. 3 SGB VI), sofern Sie in den letzten zwölf Monaten ebenfalls pflichtversichert waren. Beim Bezug von Krankengeld ist dies grundsätzlich gegeben.

Gesetzlich unfallversichert über die Bundesagentur für Arbeit sind Sie nur aufgrund einer Aufforderung der Arbeitsagentur, bspw. im Rahmen eines Termins bei Ihrem Arbeitsvermittler zur Abgabe von Unterlagen oder einer amtsärztlichen Begutachtung im Auftrag der Arbeitsagentur (§ 2 Abs. 1 Nr. 14 a und b SGB VII). Nehmen Sie bspw. einen Beratungstermin bei einem Anwalt wahr oder suchen Sie die Beratungsstelle der Deutschen Rentenversicherung auf, greift nur Ihr ggf. vorhandener privater Unfallversicherungsschutz.

Waren Sie bisher privat in der Kranken- und Pflegeversicherung versichert, übernimmt die Arbeitsagentur während des Bezugs des ALG I Ihre Beiträge in Höhe gesetzlicher Beitragszahlungen (§ 174 Abs. 2 SGB III). Die Arbeitsagentur erstattet bzw. übernimmt Ihre freiwilligen Beiträgen in die gesetzliche Rentenversicherung oder in berufsständische Versorgungseinrichtungen. Grundsätzlich müssen Sie einen Antrag auf die Erstattung stellen und Ihre freiwilligen Beiträge nachweisen (§ 173 Abs. 1 SGB III). Die Höhe der Übernahme bzw. Erstattung ist auch hier an vergleichbare gesetzliche Beiträge angelehnt (§ 173 Abs. 2 bis 4 SGB III).

Sobald Sie kein ALG I mehr beziehen, sind Sie auch nicht mehr über die Arbeitsagentur kranken- und pflegeversichert (§ 190 Abs. 12 SGB V). Mit dem Aufhebungsbescheid der Arbeitsagentur wird Ihnen dies angekündigt. Auch in diesem Fall setzt sich Ihre Krankenversicherung mit Ihnen in Verbindung. Ihren weiteren Versicherungsschutz erhalten Sie entweder im Rahmen der Erwerbsminderungsrente, dem Bezug von ALG II oder der Grundsicherung auf Basis des SGB XII. Bleiben Sie hier nicht untätig, lassen Sie sich durch Ihre Krankenversicherung, die Deutsche Rentenversicherung, das Sozialamt etc. beraten.

11.11 Praxistipp

Erfragen Sie bereits während der gutachterlichen Untersuchung die Empfehlung des Amtsarztes an die Arbeitsagentur, und fordern Sie eine Kopie des Gutachtens von der Behörde an.

Bevor Sie eine Reha-Maßnahme gewährt bekommen, prüft die Deutsche Rentenversicherung zunächst die Erfolgsaussichten einer solchen Maßnahme. Ggf. kann Ihr Reha-Antrag dann in einen Antrag auf Erwerbsminderungsrente umgedeutet werden (§ 116 Abs. 2 SGB VI i. V. m. Raa zu SGB VI § 116 R2.7).

11.12 Steuerliche Hinweise

ALG I – wie jede Lohnersatzleistung – wird in der Steuerprogression berücksichtigt (§ 32b Abs. 1 Nr. 1a EStG), aber nicht versteuert (§ 3 Nr. 2a EStG). Ihr ALG I müssen Sie in der Steuererklärung – im Gegensatz zum ALG II – angeben. Mit dem Aufhebungsbescheid durch die Arbeitsagentur erhalten Sie ebenfalls eine Bescheinigung zur Vorlage beim Finanzamt. Darüber hinaus meldet die Arbeitsagentur Ihre Daten ebenfalls der Finanzbehörde.

11.13 Fazit: Sonderfall Arbeitslosengeld trotz Arbeitsunfähigkeit

Sind Sie auch nach Aussteuerung durch Ihre Krankenkasse weiterhin arbeitsunfähig, können Sie ALG I im Rahmen der Nahtlosigkeitsregelung beantragen. Die wichtigsten Schritte nach der Mitteilung des Aussteuerungstermins für Sie sind:

- 1. Schritt: Arbeitslosigkeitsmeldung persönlich, telefonisch oder online,
- 2. Schritt: Antrag auf ALG I,
- 3. Schritt: Gesundheitsprüfung durch Amtsarzt,
- 4. Schritt: Spätestens innerhalb eines Monats nach dem Erhalt des ALG-I-Bescheides Reha-Antrag bzw. Rentenantrag stellen.

Sie erhalten ALG I bis zur Entscheidung über Ihren Rentenantrag, längstens für 360 Tage. Das ALG I beträgt 60 % (bzw. 67 % mit Kind) Ihres durchschnittlichen Nettoentgeltes der letzten zwölf Monate. Ihr ALG I wird nicht versteuert, unterliegt aber dem Progressionsvorbehalt und ist in der Steuererklärung anzugeben.

Der Rentenantrag – die Regel: Befristete Erwerbsminderungsrente

Sandra Otto

S. Otto, *Brustkrebs – Hilfe im Bürokratie-Dschungel*,
DOI 10.1007/978-3-662-47072-5_12, © Springer-Verlag Berlin Heidelberg 2015

»Krebs bedeutet nicht automatisch Rente!«, teilte mir die Onkologin der ambulanten Reha-Einrichtung mit. Hier befand ich mich im Auftrag der Deutschen Rentenversicherung Bund im Juli 2014.

Folgende Fragen sollen in diesem Kapitel beantwortet werden:
- Wann sollten Sie einen Rentenantrag stellen?
- Wo sollten Sie den Antrag stellen?
- Wie erfolgt die Beantragung?
- Welche Voraussetzungen müssen Sie erfüllen?
- Wie lange dauert die Bearbeitung?
- Wie lange wird die Rente gewährt?
- Wie hoch ist die Rente?
- Wie viel dürfen Sie zur Rente hinzuverdienen?
- Welche Bedeutung hat die amtsärztliche Untersuchung?
- Warum gilt »Reha vor Rente!«?
- Wie müssen Sie bei einem Widerspruch vorgehen?
- Wie wird Ihre Erwerbsminderungsrente steuerlich behandelt?

12.1   Die Kontenklärung

Idealerweise sollten Sie vor Beantragung Ihrer Erwerbsminderungs-rente eine Kontenklärung bei der Deutschen Rentenversicherung durchführen. Hier können Sie bereits im Voraus prüfen, ob alle Zeiten, in denen Sie Beiträge für die Rentenversicherung leisteten, berücksichtigt sind. Gleichfalls erhalten Sie einen Überblick, ob eventuelle beitragsfreie Zeiten erfasst wurden, die auf Ihre Wartezeit angerechnet werden können, bspw. beim Bezug von Arbeitslosengeld. Sie können die Zusendung Ihres Versicherungsverlaufs telefonisch, schriftlich oder per E-Mail beantragen:[1]
- kostenloses Servicetelefon der Deutschen Rentenversicherung: 0800 10004800 bzw. 030 8650
- E-Mail: info@deutsche-rentenversicherung.de
- Anschrift: Deutsche Rentenversicherung Bund, Ruhrstraße 2, 10709 Berlin.

Halten Sie zu diesem Zweck Ihre Sozialversicherungsnummer bereit. Diese finden Sie bspw. auf Ihrem Sozialversicherungsausweis oder auf den jährlichen Mitteilungsschreiben (ab dem 27. Lebensjahr) der Deutschen Rentenversicherung zu Ihrem Rentenanspruch. Daneben können Sie einen persönlichen Termin bei der Deutschen Rentenversicherung oder deren Servicestellen vereinbaren. Auch das für Sie zuständige Sozialamt hat Zugriff auf diese Daten. Idealerweise

---

1   Vgl. im Internet: Deutsche Rentenversicherung (2012-2014h), Kontakt, Link:
▶ http://www.deutsche-rentenversicherung.de/Bund/de/Navigation/0_
Home/Impressum_node.html, Stand: 10.12.2014.

vereinbaren Sie dort einen Termin und bringen alle Ihnen vorliegenden Unterlagen, bspw. Einkommensteuerbescheide, Arbeitsverträge, Ausbildungs- und Studiennachweise, Arbeitslosengeldbescheide und vorangegangene Mitteilung der Deutschen Rentenversicherung, zu diesem Termin mit.

Sind ggf. Lücken vorhanden, können Sie diese per Antragstellung prüfen und ergänzen lassen. Hierzu müssen Sie Ihre entsprechenden Nachweise (siehe vorangegangener Absatz) beifügen. Die Korrektur Ihres Versicherungskontos können Sie über folgende Formulare beantragen:

- V100 (Link: ▶ http://www.deutsche-rentenversicherung.de/Allgemein/de/Inhalt/5_Services/04_formulare_und_antraege/_pdf/V0100.pdf?__blob=publicationFile&v=18),[2] sofern Sie vor dem 01. Januar 1979 geboren sind.
- V110 (Link: ▶ http://www.deutsche-rentenversicherung.de/Allgemein/de/Inhalt/5_Services/04_formulare_und_antraege/_pdf/V0110.pdf?__blob=publicationFile&v=17)[3] dient der Erläuterung und als Ausfüllhilfe zum V100.
- V101 (Link: ▶ http://www.deutsche-rentenversicherung.de/Allgemein/de/Inhalt/5_Services/04_formulare_und_antraege/_pdf/V0101.pdf?__blob=publicationFile&v=14),[4] sofern Sie nach dem 01. Januar 1979 geboren sind.
- V111 (Link: ▶ http://www.deutsche-rentenversicherung.de/Allgemein/de/Inhalt/5_Services/04_formulare_und_antraege/_pdf/V0111.pdf?__blob=publicationFile&v=13)[5] dient der Erläuterung und als Ausfüllhilfe zum V101.
- V410 (Link: ▶ http://www.deutsche-rentenversicherung.de/Allgemein/de/Inhalt/5_Services/04_formulare_und_antraege/_pdf/V0410.pdf?__blob=publicationFile&v=15)[6] gibt Ihnen die Möglichkeiten, detaillierte Informationen zu Anrechnungszeiten zu machen. Auch hier sind die entsprechenden Nachweise von Ihnen beizufügen.

Spätestens mit der Beantragung Ihrer Erwerbsminderungsrente wird sowieso noch einmal eine Kontenprüfung durch die Deutsche Rentenversicherung durchgeführt. Ich empfehle Ihnen, bereits vorab Ihr Versicherungskonto auf den aktuellen Stand zu bringen. So ersparen Sie sich den Zeitaufwand im Rahmen des Rentenantrages.

12.2 Persönliche Voraussetzungen

Medizinische Voraussetzung ist, dass Sie nur noch weniger als sechs Stunden (halbe Erwerbsminderungsrente) bzw. weniger als drei Stun-

---

2   Vgl. im Internet: Deutsche Rentenversicherung (2013b): V100, Stand: 07.11.2014.
3   Vgl. im Internet: Deutsche Rentenversicherung (2014f): V110, Stand: 07.11.2014.
4   Vgl. im Internet: Deutsche Rentenversicherung (2013c): V101, Stand: 07.11.2014.
5   Vgl. im Internet: Deutsche Rentenversicherung (2013d): V111, Stand: 07.11.2014.
6   Vgl. im Internet: Deutsche Rentenversicherung (2013e): V410, Stand: 10.11.2014.

den (volle Erwerbsminderungsrente) aufgrund Ihrer Krebserkrankung und/oder Behinderung täglich in einem Beruf arbeiten können (§ 43 Abs. 1 und 2 jeweils 2. Satz SGB VI). Bei der Beurteilung spielt es keine Rolle, welche Tätigkeit Sie bisher ausübten.

Ausgangsbasis der Einschätzung bilden die Ihrem Rentenantrag beigefügten medizinischen Unterlagen, weitere angeforderte ärztliche Befunde sowie eine in der Regel persönliche Vorstellung bei einem Gutachter der Deutschen Rentenversicherung Bund.

Nach Stellung meines Rentenantrages am 06. Februar 2014 erhielt ich für den 11. März 2014 einen Termin zur Begutachtung. Dieser Termin wird Ihnen von der Deutschen Rentenversicherung mitgeteilt. Grundsätzlich müssen Sie diesen Termin im Rahmen Ihrer Mitwirkungspflichten wahrnehmen. Etwaige Fahrtkosten werden Ihnen erstattet. Hierzu fügt Ihnen die Rentenversicherung ein Formular bei, das vom jeweiligen Amtsarzt im Anschluss der Untersuchung zu bestätigen ist.

Informieren Sie sich vorab über die medizinischen Schwerpunkte des jeweiligen Amtsarztes. In meinem Fall wurde mir ein Rheumatologe zur Begutachtung zugewiesen. Im Telefonat mit der Praxis wurde schnell deutlich, dass ich fachlich falsch vom Sachbearbeiter der Rentenversicherung zugeordnet war. Sowohl von der Praxis als auch von mir erfolgte die unverzügliche Kontaktaufnahme mit der Deutschen Rentenversicherung. Diese korrigierte Ihr Versehen und am 31. März 2014 stand ich der Begutachtung einer Onkologin zur Verfügung.

Erfragen Sie bei dem Amtsarzt noch während der Untersuchung, welche Empfehlung er abgeben wird und wann er voraussichtlich sein Gutachten der Deutschen Rentenversicherung mitteilt. Fordern Sie von der Deutschen Rentenversicherung eine Kopie Ihres Gutachtens an.

Es gilt der Grundsatz »Reha vor Rente!« Sie werden auf jeden Fall zu einer Teilnahme an einer ambulanten oder stationären Reha-Maßnahme aufgefordert. Auch die jeweilige Reha-Klinik gibt eine Einschätzung zu Ihrer Erwerbsfähigkeit ab. Erfragen Sie in den jeweiligen Aufnahme- und Zwischengesprächen sowie im Abschlussgespräch die Einschätzung der Reha-Einrichtung und bitten auch diese um Übersendung einer Kopie des Entlassungsberichtes.

In die Beurteilung Ihrer persönlichen Voraussetzungen für die Erwerbsminderungsrente fließen neben Ihrem aktuellen Gesundheitszustand auch die Einschätzungen Ihrer behandelnden Ärzte, unabhängiger Gutachter und der Reha-Klinik ein.

Obwohl ich meinen Reha-Antrag innerhalb von zwei Tagen nach schriftlicher Aufforderung am 29. April 2014 stellte, erhielt ich erst per 10. Juni 2014 die Bewilligung. Meine präferierte ambulante Maßnahme trat ich am 08. Juli 2014 an. Am 28. Juli wurde ich voll erwerbsgemindert entlassen.

Obwohl mein Gesundheitszustand, die amtsärztlichen Gutachten der Arbeitsagentur und der Deutschen Rentenversicherung als auch die Empfehlungen der Reha-Klinik ein gleichlautendes Votum abgaben, dauerte es noch einmal bis zum 14. Oktober 2014, bis ich die

Entscheidung der Rentenversicherung erhielt. Rückwirkend zum 01. Februar 2014 wurde mir bis zum 31. Juli 2016 eine volle Erwerbsminderung zuerkannt. Die erstmalige reguläre Auszahlung sollte aber erst ab Ende Dezember 2014 nachträglich erfolgen.

Eine Erwerbsminderungsrente kann Ihnen auch zugesprochen werden, obwohl Sie zwischen drei und sechs Stunden täglich arbeiten können, aber keine geeignete Tätigkeit auf dem Arbeitsmarkt für Sie verfügbar ist (§ 43 Abs. 2 Satz 2 Nr. 1 SGB VI). D. h., eine Marktüblichkeit ist in Ihrem Fall nicht gegeben. Wenn es weder dem Rentenversicherungsträger noch der Arbeitsvermittlung innerhalb eines Jahres gelingt, Ihnen eine entsprechende Tätigkeit zu vermitteln, gilt der Teilzeitarbeitsmarkt für Sie als geschlossen an. Allerdings kann es zu Einzelfallprüfungen kommen, bspw. falls Sie noch relativ jung sind (Raa zu SGB VI § 43 R3.2.2.2).

Der Arbeitsmarkt kann für Sie auch verschlossen sein, falls Sie sechs Stunden täglich arbeiten könnten, allerdings bei Ihnen schwere Leistungseinschränkungen bzw. Leistungsbehinderungen kumuliert auftreten. Auch dann können Sie eine Erwerbsminderungsrente erhalten. Aufgrund der besonderen Spezifik gibt es hier keine eindeutige Rechtssprechung. Es ist immer eine Einzelfallprüfung erforderlich (Raa zu SGB VI § 43 R2.5.4).

Wichtig für Sie: Ihr beruflicher Status muss nicht erhalten werden, d. h., es gibt keinen Berufsschutz mehr (Raa zu SGB VI § 43 R2.5.3). Die Verweigerungsklausel gilt nur noch, sofern Sie vor dem 02. Januar 1961 geboren sind (Bestandsschutz nach Raa zu SGB VI § 44 R3 i. V. m. § 302b Abs. 1 SGB VI sowie § 240 SGB VI i. V. m. Raa zu SGB VI § 240 R1). In Konsequenz bedeutet dies für Sie, dass Sie jede zumutbare Tätigkeit annehmen müssen. Hier kann Ihnen nur eine bereits abgeschlossen private Berufsunfähigkeitsversicherung helfen, sofern diese Ihnen eine ausreichende finanzielle Absicherung bietet.[7]

12.3   Versicherungsrechtliche Voraussetzungen

Beurteilt werden zwei Kriterien: ihre Pflichtbeitragszeiten (§ 43 SGB VI) und die Erfüllung Ihrer Wartezeit von mindestens fünf Jahren (Raa zu SGB VI § 43 R4.3.1).

In den letzten fünf Jahren (§ 43 Abs. 1 Nr. 3 bzw. Abs. 2 Nr. 3 SGB VI) vor dem Eintritt Ihrer Erwerbsminderung müssen Sie mindestens drei Jahre Pflichtbeiträge (§ 43 Abs. 1 Nr. 2 bzw. Abs. 2 Nr. 2 SGB VI) gezahlt haben.

Auf diese dreijährige Pflichtbeitragszeit werden bspw. angerechnet:

- Pflichtbeitragszeiten als Arbeitnehmerin und Selbständige (§§ 1 und 2 SGB VI i. V. m. Raa zu SGB VI § 43 R4.1),
- Pflege eines Kindes (§ 55 Abs. 1 SGB VI),

---

7   Vgl. Curtze u. Reinhold (2010), S. 27-30.

- Kindererziehungszeiten (§ 56 SGB VI i. V. m. Raa zu SGB VI § 43 R4.1),
- Zeiten für die Pflege eines Angehörigen (§ 3 Nr. 1a SGB VI i. V. m. Raa zu § 43 R4.1),
- Zeiten des Krankengeldbezugs (§ 3 Nr. 3 SGB VI i. V. m. Raa zu SGB VI § 43 R4.1),
- Zeiten des Bezugs von ALG I (§ 3 Nr. 3 SGB VI i. V. m. Raa zu SGB VI § 43 R4.1),
- Zeiten während des Bezugs von Übergangsgeld, bspw. bei einer Reha-Maßnahme oder Phasen der Wiedereingliederung (§ 3 Nr. 3 SGB VI i. V. m. Raa zu SGB VI § 43 R4.1).

Zu den weiteren Sonderfällen der Anerkennung von Pflichtbeitragszeiten verweise ich explizit auf die rechtliche Arbeitsanweisung Raa zu SGB VI § 43 R4.1. Eine persönliche Beratung ist für Sie unumgänglich.

Der Beurteilungszeitraum der Fünf-Jahres-Frist kann verlängert werden. Sofern Sie bestimmte Ereignisse nicht »verschuldeten«, bspw. ein Rentenbezug aufgrund einer Erwerbsminderung. D. h., bei der Berechnung Ihrer Erwerbsminderungsrente werden auch Pflichtbeitragszeiten berücksichtigt, die über diese fünf Jahre hinausgehen.

Beispiel:

Volle Erwerbsminderung	14.10.2013
Fünf-Jahres-Zeitraum	14.10.2008 – 13.10.2013
Pflichtbeiträge	14.10.2008 – 31.12.2010
Verlängerungszeit	01.01.2011 – 20.02.2013

Im Fünf-Jahres-Zeitraum sind lediglich 26 Monate mit Pflichtbeiträgen vorhanden, folglich die notwendigen 36 Monate Pflichtbeitragszeit noch nicht erfüllt. Allerdings sind 26 Monate Verlängerungszeit zu berücksichtigen. Der Beginn des Fünf-Jahres-Zeitraums verschiebt sich auf den 14. August 2006. Jetzt prüft die Rentenversicherung, ob im Zeitraum vom 14. August 2006 bis 14. Oktober 2008 noch Pflichtbeiträge für die fehlenden zehn Monate zur Erfüllung der Drei-Jahres-Pflichtbeitragszeit (36 Monate) von Ihnen zu berücksichtigen sind.

Mögliche Verlängerungszeiten können sein (Raa zu SGB VI § 43 R4.2.1):

- Anrechnungszeiten (§§ 58, 252 SGB VI), bspw. beim Bezug von Krankengeld oder Mutterschutz,
- Zeiten des Bezuges einer Rente wegen verminderter Erwerbsfähigkeit (§ 33 Abs. 3 SGB VI i. V. m. Raa zu SGB VI § 43 R4.2.1.2),
- Berücksichtigungszeiten (§ 43 Abs. 4 S. 1 Nr. 2 SGB VI i. V. m. Raa zu SGB VI § 43 R4.2.1.3.1), bspw. für die Kindererziehung,
- Bezugszeiten von ALG II nach dem 31.12.2010 (§ 58 Abs. 1 Nr. 6 SGB VI i. V. m. Raa zu SGB VI § 43 R4.2.1.1),
- Zeiten, die nur deshalb keine Anrechnungszeiten sind, weil durch sie eine versicherte Beschäftigung oder selbständige Tä-

tigkeit nicht unterbrochen ist (Raa zu SGB VI § 58 Abs. 2 R0),
wenn in den letzten sechs Kalendermonaten vor Beginn dieser
Zeiten wenigstens ein Pflichtbeitrag für eine versicherte Beschäftigung oder Tätigkeit (Raa zu SGB VI § 43 R4.1) oder eine An-
rechnungszeit/Zeit des Bezuges einer Rente wegen verminderter
Erwerbsfähigkeit/Berücksichtigungszeit liegt,

- Zeiten einer schulischen Ausbildung nach Vollendung des 17. Lebensjahres bis zu sieben Jahren (auch für Fachschul-, Fachhoch-
  schul- oder Hochschulausbildung ist nicht Voraussetzung, dass
  diese abgeschlossen ist), gemindert um Anrechnungszeiten wegen schulischer Ausbildung (§ 43 Abs. 4 S. 1 Nr. 4 SGB VI i. V. m.
  Raa zu SGB VI § 43 R4.2.1.5),
- Ersatzzeiten (§§ 250, 251 i. V. m. § 241 Abs. 1 SGB VI sowie Raa
  zu SGB VI § 43 R4.2.1.6), bspw. beim Militärdienst,
- Zeiten des Bezuges einer Knappschaftsausgleichsleistung (§ 98a
  RKG[8] i. V. m. § 241 Abs. 1 SGB VI i. V. m. Raa zu SGB VI § 43
  R4.2.1.7), die nicht auch Pflichtbeitragszeiten sind.

Neben den drei Jahren Pflichtbeitragszeit müssen Sie für einen Anspruch auf Erwerbsminderungsrente mindestens eine fünfjährige
Wartezeit vorweisen können (Raa zu SGB VI § 43 R4.3.1).

Auf diese Wartezeit (§ 43 Abs. 1 Nr. 3 bzw. Abs. 2 Nr. 3 SGB VI)
werden angerechnet:

- Kalendermonate mit Pflichtbeitragszeiten (Raa zu SGB VI § 51
  R5),
- die volle Monatsanzahl bei einem Versorgungsausgleich im Rahmen einer Scheidung, sofern die Ehe vor Eintritt der Erwerbsminderung endete (Raa zu SGB VI § 52 R2),
- die volle Monatsanzahl bei einem ab dem 01. Januar 2002 möglichen Rentensplitting unter Ehegatten/Lebenspartnern, sofern
  die Ehe vor Eintritt der Erwerbsminderung endete (Raa zu SGB
  VI § 52 R3),
- die volle Monatsanzahl aus einer geringfügigen versicherungs-
  freien Beschäftigung, sofern die Zeiten vor dem Eintritt der Erwerbsminderung liegen (Raa zu SGB VI § 52 R4),
- Kalendermonate mit Ersatzzeiten, bspw. bei politischen Verfol-
  gungen in der DDR (Raa zu SGB VI § 51 R7),
- Mutterschutz und Zeiten des Beschäftigungsverbots aufgrund
  einer Schwangerschaft (§ 58 Abs. 1 Nr. 2 SGB VI),
- freiwillige Beitragszeiten (§ 55 Abs. 2 Nr. 1 SGB VI),
- Zeiten der häuslichen nicht erwerbsmäßigen Pflege vom 01.
  Januar 1992 bis 31. März 1995 ist auf Antrag zu berücksichtigen
  (Raa zu SGB VI § 43 R4.2.1.3.2).

---

8   Vgl. im Internet: RKG (Reichsknappschaftsgesetz): Reichsknappschaftsgesetz
     vom 23.06.1923, Reichsgesetzblatt (RGBl.) Jahrgang 1923 Teil I Nr. 47, ausgege-
     ben zu Berlin am 04.07.1923, S. 431–454. Link: ▶ http://alex.onb.ac.at/cgi-con-
     tent/alex?aid=dra&datum=19230004&seite=00000431, Stand: 06.01.2015.

Auch hier gilt, Sie müssen sich individuell beraten lassen. Unter Umständen erfüllen Sie die Wartezeit bereits vorzeitig (§§ 53, 245 SGB VI i. V. m. Raa zu SGB VI § 43 R4.3.2) und müssen auch nicht die dreijährige Pflichtbeitragszeit einhalten (§ 43 Abs. 5 SGB VI), sofern Sie erwerbsgemindert sind aufgrund:

- eines Arbeitsunfalls oder einer Berufskrankheit (§ 53 Abs. 1 Nr. 1 SGB VI),
- einer Wehrdienstbeschädigung (§ 53 Abs. 1 Nr. 2 SGB VI),
- einer Zivildienstbeschädigung (§ 53 Abs. 1 Nr. 3 SGB VI),
- eines Gewahrsams (§ 53 Abs. 1 Nr. 4 SGB VI).

Grundsätzlich ist ein einziger Beitrag zur Rentenversicherung notwendig. Voraussetzung ist, dass Sie zum Zeitpunkt der Berufserkrankung bzw. des Unfalls versicherungspflichtig waren. Andernfalls müssen Sie innerhalb der letzten zwei Jahre mindestens 12 Pflichtbeitragsmonate nachweisen können. (§ 53 Abs. 1 Satz 2 SGB VI i. V. m. Raa zu SGB VI § 53 R2.3.2).

Ein weiterer Ausnahmetatbestand ist gegeben, falls Sie innerhalb von sechs Jahren nach Ausbildungsende voll erwerbsgemindert sind (Raa zu SGB VI § 53 R3.2.4). Auch hier müssen Sie innerhalb der letzten zwei Jahre mindestens zwölf Pflichtbeitragsmonate erfüllen. Der Zeitraum von zwei Jahren vor Eintritt der Erwerbsminderung verlängert sich um Zeiten einer schulischen Ausbildung nach Vollendung des 17. Lebensjahres, längstens jedoch um sieben Jahre (§ 53 Abs. 2 SGB VI i. V. m. Raa zu SGB VI § 53 R3.2.6). Unter einer Ausbildung werden nach SGB VI Schul-, Fachschul-, Hochschul- oder Berufsausbildungen, Weiterbildungen nach § 81 SGB III (bis 31.03.2012: § 77 ff. SGB III) und Umschulungen verstanden, die nicht abgeschlossen sein müssen (Raa zu SGB VI § 53 R3.2.3).

Sofern Sie bisher ALG II bezogen, gilt die Neuregelung durch das Sparpaket des Haushaltsbegleitgesetzes, dass ab 2011 keine gesetzliche Rentenversicherungspflicht mehr für Sie besteht. Es werden keine Beiträge für Sie in die Rentenversicherung mehr eingezahlt. Sofern Sie innerhalb der fünfjährigen Wartezeit nicht mindestens drei Jahre mit Pflichtbeiträgen nachweisen können, haben Sie keinen Anspruch auf eine Erwerbsminderungsrente.[9] Gleichzeitig stehen Sie ggf. nicht der Arbeitsvermittlung zur Verfügung, falls Sie nicht mindestens drei Stunden arbeiten können. Damit besteht für Sie kein Anspruch auf ALG II, sodass Sie Sozialhilfe beantragen müssen. Auslaufende Sonderregelungen gelten für den Bezug von ALG II bis zum 31. Dezember 2010. Hier kann noch eine Berücksichtigung als Pflichtbeitragszeit und/oder Wartezeit auf die Erwerbsminderungsrente erfolgen. Damit ist Ihr Einzelfall zu prüfen. Ab dem 01. Januar 2011 werden Ihre Zei-

---

9   Vgl. im Internet: Kubon u. Kattenbach (2011): Zeiten des Bezugs von Arbeitslosengeld II – Auswirkungen auf die Rente. Link: ▶ http://www. deutsche-rentenversicherung.de/cae/servlet/contentblob/211844/ publicationFile/40673/08-2011_AloGeldII_DL.pdf, S. 6, Stand: 22.10.2014.

ten des ALG-II-Bezugs nur noch als Verlängerungstatbestand bei der »Suche« nach Pflichtbeiträgen über den Fünf-Jahres-Zeitraum hinaus angesehen (§ 43 Abs. 4 Nr. 1 SGB VI).

Eine Ausnahme für die neue Regelung durch das Haushaltsbegleitgesetz besteht für Sie, wenn Sie zwischen 17 und 25 Jahren alt sind. Dann kann Ihnen diese Zeit des ALG-II-Bezugs nicht nur als Verlängerungstatbestand nach § 43 Abs. 4 Nr. 1 SGB VI angerechnet werden. Sofern Sie gleichzeitig arbeitslos gemeldet waren und sich der Arbeitsvermittlung zur Verfügung stellten, wird Ihnen diese Zeit auch als Pflichtbeitragszeit angerechnet. So erwerben Sie einen höheren Rentenanspruch (§ 58 Abs. 1 Nr. 1a SGB VI).

12.4 Die Beantragung

Unter folgendem Link finden Sie das Formularpaket für die Erwerbsminderungsrente, das im folgenden Abschnitt erläutert wird:

▶ http://www.deutsche-rentenversicherung.de/Allgemein/de/ Inhalt/5_Services/04_formulare_und_antraege/01_versicherte/02_rente/_ DRV_Paket_Rente_Erwerbsminderung.html.[10]

Weiterhin können Sie die Antragsunterlagen auch telefonisch, per E-Mail, postalisch u. a. wie folgt erhalten:
- von dem Sozialmitarbeiter der Sie behandelnden Klinik,
- von Ihrer Krankenkasse,
- von der Deutschen Rentenversicherung Bund,
- vom Sozialamt,
- von Ihrer Arbeitsagentur,
- vom Integrationsamt,
- von den Reha-Servicestellen (Link: ▶ http://www.reha-service-stellen.de).[11]

Ich selbst vereinbarte einen Beratungstermin bei der Deutschen Rentenversicherung Bund, Außenstelle Leipzig. Dieser Termin galt gleichzeitig als Datum der Rentenantragstellung, und die dortige Mitarbeiterin füllte mit mir gemeinsam den Rentenantrag aus. Zudem erhielt ich eine Liste noch nachzureichender Unterlagen für einen weiteren Beratungstermin.

Das Formularpaket umfasst folgende Dokumente:
- R100: Antrag auf Versichertenrente. Dies ist Ihr eigentlicher Rentenantrag, der von Ihnen auszufüllen und zu unterzeichnen ist.
- R101: Erläuterungen zum Antrag auf Versichertenrente.
- R210: Anlage zum Rentenantrag zur Feststellung der Erwerbsminderung. Diese ist von Ihnen auszufüllen.

---

10 Vgl. im Internet: Deutsche Rentenversicherung (2012–2015d), Formularpaket Erwerbsminderungsrente, Stand: 06.02.2015.
11 Vgl. im Internet: Deutsche Rentenversicherung (2014e), Reha-Servicestellen, Stand: 08.12.2014.

- R215: Selbsteinschätzungsbogen zur Feststellung der Erwerbsminderung. Hier können Sie freiwillig Angaben machen.
- R240: Fragebogen zur Prüfung der Vertrauensschutzregelungen. Dieser ist nur relevant, falls Sie bestimmte Altersgrenzen überschreiten.
- R810: Meldung zur Krankenversicherung der Rentner (KVdR) nach § 201 Absatz 1 SGB V. Sie selbst und Ihre bisherige Krankenversicherung müssen hier Angaben machen.
- R811: Ergänzungsblatt zur Meldung zur Krankenversicherung der Rentner (KVdR) nach § 201 Absatz 1 SGB V.
- R815: Merkblatt Krankenversicherung der Rentner (KVdR) und Pflegeversicherung.
- R820: Antrag auf Zuschuss zur Krankenversicherung außerhalb des Rentenantragsverfahrens (§ 106 SGB VI i. V. m. Raa zu SGB VI § 106 R2.1). Neben Ihrer Person hat auch das Krankenversicherungsunternehmen, bei dem Sie ggf. privat krankenversichert sind, einen Antragsteil auszufüllen.
- R821: Bescheinigung des privaten Krankenversicherungsunternehmens zur Krankenversicherung. Hier muss lediglich die Sie ggf. privat versichernde Krankenkasse eine Bestätigung abgeben.
- R870: Ermittlungsfragebogen gemäß §§ 116–119 SGB X, §§ 1542, 640 RVO, § 110 SGB VII. Diese Unterlage dient den Angaben bei einem Unfall oder einem ähnlichem Schadenereignis, aus dem für Sie ggf. eine Erwerbsminderung resultiert. R870 wird lediglich der Vollständigkeit halber angeführt.
- R990: Aufstellung über eingereichte bzw. nachzureichende Unterlagen. Diese Liste wird Ihnen von der Deutschen Rentenversicherung ausgestellt und gibt einen Überblick über die einzureichenden Unterlagen für Ihren Rentenantrag.

Die Formulare werden im Folgenden erläutert.

R100 stellt Ihren zentralen Rentenantrag dar. Die Unterlage umfasst 17 Seiten. Daneben gibt Ihnen das Blatt R101 umfangreiche Informationen zum Ausfüllen. In diesem Kapitel soll das Thema Erwerbsminderungsrente aufgrund Ihrer Krebserkrankung im Fokus der Erläuterungen stehen. Somit sind nicht alle 22 Seiten der Unterlage R101 relevant.

Mit dem Antrag R210, der zwölf Seiten umfasst, ermächtigen Sie die Deutsche Rentenversicherung, sämtliche ärztlichen Unterlagen anzufordern und diese Informationen zur Auswertung einem Gutachter vorzulegen. Ebenfalls darf die Deutsche Rentenversicherung Kontakt mit Ihrer Krankenversicherung und Sozialleistungsträgern (bspw. Arbeitsagentur oder Jobcenter) aufnehmen. Sofern Sie mit diesem Datenaustausch nicht einverstanden sind, unterschreiben Sie nicht das Formular R210. Allerdings verzögern bzw. unterbinden Sie eine Bewilligung Ihrer Erwerbsminderungsrente aufgrund Ihrer fehlenden Mitwirkung (§ 66 SGB I). In der Unterlage R210 erläutern Sie zunächst ausführlich Ihren bisherigen schulischen und beruflichen Werdegang inklusive der Zeiten von Weiterbildungen sowie Arbeitslosigkeit. Fokus liegt auf Ihren tatsächlichen beruflichen Tätigkeiten. In diesem Zusammenhang beschreiben Sie ausführlich, wie durch Ihre Krebserkrankung Ihre Arbeitsfähigkeit momentan eingeschränkt ist. Weiterhin skizzieren Sie Ihren Krankheitsverlauf, Zeiten stationärer Behandlungen/Reha-Maßnahmen, führen sämtliche Ihrer behandelnden Ärzte mit Kontaktdaten an. Sind Sie schon einmal bei einem Gutachter vorstellig geworden, ist auch dies von Ihnen zu vermerken. Ein ggf. vorhandener Schwerbehindertenstatus ist von Ihnen gleichfalls anzugeben und nachzuweisen.

Ergänzend zum Antrag R210 können Sie im Formular R215 freiwillig ausführlich Ihren Gesundheitszustand aus Ihrer Perspektive erläutern: Wie schränkt Sie Ihre Krebserkrankung im Alltag, in der Ausübung Ihrer beruflichen Tätigkeiten ein. Was belastet Sie darüber hinaus. Im Rahmen Ihrer Erkrankung durften Sie auch Behandlungen und Maßnahmen erfahren, die Ihnen guttaten. In meinem Fall waren dies bspw. die Akupunktur, Krankengymnastik, psychoonkologische Betreuung oder auch eine AHB. Sie als betroffene Patientin können selbst am besten einschätzen, was Sie beibehalten, ändern oder auch sich neu aneignen müssen, um mit Ihrer Erkrankung leben zu lernen. Auch wenn die Deutsche Rentenversicherung in erster Linie an der Wiederherstellung Ihrer Erwerbsfähigkeit interessiert ist, nutzen Sie dieses Dokument R215, um neben einer Erwerbsminderungsrente oder Reha-Maßnahme auch Ausgangsargumente für eine entsprechende Einrichtung Ihres Arbeitsplatzes oder eine berufliche Neuorientierung zu legen. Grundsätzlich sind Sie nicht dazu verpflichtet, diese Angaben zu machen. Allerdings werden Sie spätestens beim Amtsarzt der Deutschen Rentenversicherung eben diese Frage beantworten müssen. Ich empfehle Ihnen, sich ausführlich für das zweiseitige Dokument Zeit zu nehmen. Sammeln Sie Ihre Argumente, diskutieren Sie diese auch mit Ihren behandelnden Ärzten, mit dem Partner, der Familie und Freunden. Gerade Ihr unmittelbares soziales Umfeld beobachtet Sie genau, kann Ihnen hier ein wertvolles Feedback geben.

Durch das Rentenversicherungs-Altersgrenzenanpassungsgesetz[12] werden die Altersgrenzen für die Beantragung einer Altersrente, vorzeitigen Rentenbeginn für Schwerbehinderte, für Arbeitslose, langjährig Versicherte etc. stufenweise angehoben (§ 7a SGB II). Allerdings genießen ältere Versicherte der Deutschen Rentenversicherung einen Vertrauensschutz. Ob diese Regelungen auf Ihre Situation zutreffen, soll mit dem Formular R240 geklärt werden. Sofern Sie im Zeitraum vom 01. Januar 1952 bis zum 31. Dezember 1954 geboren sind, kann für Sie der Vertrauensschutz greifen. Füllen Sie die Unter-

---

12 RV-Altersgrenzenanpassungsgesetz (Gesetz zur Anpassung der Regelaltersgrenze an die demografische Entwicklung und zur Stärkung der Finanzierungsgrundlagen der gesetzlichen Rentenversicherung) (2007) vom 20.04.2007: in der Fassung der Bekanntmachung vom 30.04.2007 (BGBl. I Nr. 16 S. 554–575).

lage R240 aus und fügen Sie die entsprechenden Nachweise, bspw. Altersteilzeitvereinbarung, Bescheid zum Schwerbehindertenstatus, bei.

Umfangreiche Angaben sind notwendig, um Ihren Versicherungsschutz in der Kranken- und Pflegeversicherung während eines eventuellen Rentenbezugs sicherzustellen. Über das Dokument R810 erörtern Sie Ihren gesamten bisherigen Versicherungsverlauf in einer Krankenversicherung (gesetzlich, privat, im Ausland, in der DDR, über Familienversicherung etc.). Sollte R810 nicht ausreichen, steht Ihnen R811 als Ergänzungsblatt zur Verfügung. Ihre Krankenversicherung füllt die Seite 6 des Antrages R810 aus. Mit der Beantragung Ihrer Erwerbsminderungsrente beginnt bei einer etwaigen Bewilligung Ihre Mitgliedschaft in der Krankenversicherung der Rentner (KVdR). Zu diesem Zweck bestätigt Ihnen die jeweilige Institution, bei der Sie Ihren Rentenantrag stellen, diesen Zeitpunkt auf Seite 7 des Formularpakets R810. Erläuterungen zu Ihren Rechten und Pflichten als Antragsteller der KVdR vermittelt Ihnen zusätzlich die Unterlage R815.

Um unbillige Härten für Sie zu vermeiden, können Sie einen Beitragszuschuss zu Ihrer freiwilligen gesetzlichen oder privaten Krankenversicherung über das Formular R820 beantragen. Der Antragsteil A ist dabei von Ihnen auszufüllen. Ihre private Krankenversicherung bestätigt den inhaltlichen Umfang Ihres Krankenversicherungsschutzes in den Teilen B und C. Darüber hinaus sind in R821 von Ihrer privaten Krankenversicherung noch einmal die Mitgliedschaft und der Umfang Ihrer versicherten Leistungen anzugeben.

Mit der Liste R990 bestätigt Ihnen die den Rentenantrag aufnehmende Stelle die Vollständigkeit und den Abgabetermin der von Ihnen eingereichten Unterlagen. Sie erhalten aber auch einen Verweis auf eventuell noch einzureichende Nachweise. Aufgrund der Umfänglichkeit der Antragsunterlagen und Nachweise können sowohl Sie selbst als auch der Sachbearbeiter als Ihrem Gegenüber leicht den Überblick verlieren. R990 dient Ihnen als Beweismittel, sollten Unterlagen innerhalb der Deutschen Rentenversicherung verloren gehen und sich aus diesem Grund Bearbeitungen Ihres Antrages ggf. verzögern. Sie können damit belegen, dass Sie Ihren Mitwirkungspflichten nachkamen und ggf. auch Ansprüche gegenüber der Deutschen Rentenversicherung ableiten.

Folgende Nachweise sind beispielhaft Ihrem Rentenantrag beizufügen:

- sämtliche Ihnen vorliegende ärztliche Befunde, insbesondere Epikrisen,
- Reha-Entlassungsberichte,
- Nachweis des Schwerbehindertenstatus,
- Kopien sämtlicher Arbeitsverträge ggf. mit Änderungen,
- Entgeltnachweise, falls sich Lücken in Ihrem Versicherungskonto ergaben,
- Nachweise zum Bezug von Krankengeld, Mitteilungsschreiben Ihrer Krankenkasse,
- AUD-Beleg Ihrer Krankenkasse,

- Ihre Geburtsurkunde im Original,
- Heiratsurkunde im Original bzw. eine beglaubigte Kopie,
- Nachweise über Beitragszeiten zur Deutschen Rentenversicherung,
- Krankenversicherungskarte,
- Sozialversicherungsausweis,
- Steuerbescheide,
- Bescheide über ALG I, ALG II, Kindergeld, weitere Sozialleistungen in Kopie,
- Zeugnisse bspw. zu Schul- und Studienabschlüssen im Original,
- Studienbescheinigungen/Immatrikulationsbescheinigungen,
- Ihre Bankverbindung, dokumentiert bspw. in einem Kontoauszug,
- etc.

Wie bereits angemerkt, gab ich meine Unterlagen in einem Folgetermin persönlich bei der Deutschen Rentenversicherung Bund in Leipzig ab. Die Sichtung der Unterlagen und die Erstellung der Bestätigung R990 durch die mich beratende Mitarbeiterin dauerten über drei Stunden. Schlussendlich fehlte dann doch noch der Nachweis über die rentenrechtlichen Zeiten aus dem Jahr 2013. Erstaunt musste ich vernehmen, dass innerhalb der Deutschen Rentenversicherung die einzelnen Abteilungen keinen Zugriff auf Daten untereinander haben. Ich konnte diesen Beleg auf dem Postweg unter Angabe meiner Sozialversicherungsnummer nachreichen.

Wichtig: Lassen Sie sich von allen Formularen von der Kontenklärung bis zu R990 Kopien bei Einreichung der Unterlagen aushändigen und sich die Abgabe der Unterlagen mit Ort, Datum und Unterschrift bestätigen. Im Zweifelsfall müssen Sie sich bei länger andauernden Rentenverfahren auf Ihre Angaben berufen bzw. Änderungsmeldungen durchführen.

Ich empfehle Ihnen die persönliche Abgabe Ihres Rentenantrages und der einzureichenden Nachweise. So können die Kopien von Ihren Originalunterlagen direkt und kostenlos durch die Deutsche Rentenversicherung angefertigt werden. Etwaige beiderseitige Nachfragen und fehlenden Unterlagen können unmittelbar persönlich geklärt werden.

12.5   Beginn und Dauer

Mit dem Datum Ihrer ersten Anfrage stellen Sie Ihren Rentenantrag bei der Deutschen Rentenversicherung. Darüber hinaus besteht für Sie die Möglichkeit, Ihren Antrag bspw. auch bei der Arbeitsagentur und Ihrer Krankenkasse zu stellen.[13]

---

13   Vgl. Deutsche Rentenversicherung Bund Geschäftsbereich Presse und Öffentlichkeitsarbeit, Kommunikation (2013), Ihr Rentenantrag – so geht´s, S. 4–6.

Die Rente wird Ihnen frühestens ab dem siebten Monat nach Feststellung der Erwerbsminderung (§ 101 Abs. 1 SGB VI) gewährt, sofern Sie die Rente innerhalb von drei Monaten nach Feststellung der Erwerbsminderung beantragten (§ 99 Abs. 1 SGB VI). Die Beantragungsfrist beginnt zum jeweiligen Monatsende. Andernfalls gilt der Zeitpunkt der Rentenbeantragung (Raa zu SGB VI § 101 Abs. 1 und 2 R2.2) als Rentenbeginn.

Beispiel:

Eintritt der befristeten vollen Erwerbsminderung	Antragstellung am	Rentenbeginn ab
19.01.2013	25.04.2013	01.08.2013
	23.05.2013	01.08.2013
	09.09.2013	01.09.2013 (Antragsmonat)

Ihre Rente wird Ihnen nachträglich zum Monatsende auf Ihr Konto überwiesen (§ 118 Abs. 1 SGB VI). Erstmals erhalten Sie Ihre Rentenzahlung in dem Monat gezahlt, in dem alle Anspruchsvoraussetzungen von Ihnen erfüllt wurden (Raa zu SGB VI § 99 R2.1.1). Allerdings kann sich die tatsächliche Auszahlung verzögern. Ich erhielt zum 14. Oktober 2014 meinen Rentenbescheid rückwirkend zum 01. Februar 2014. Die reguläre Rentenzahlung erfolgte erst im Dezember 2014 nachträglich. Zunächst forderte die Deutsche Rentenversicherung meine Krankenversicherung und die Arbeitsagentur auf, eventuelle Ansprüche geltend zu machen. Beide Institutionen sicherten vom Februar bis Oktober 2014 meinen Lebensunterhalt. Eine mir entsprechend zustehende Nachzahlung aus der Erwerbsminderungsrente wurde mit den Ansprüchen der Krankenversicherung und der Arbeitsagentur verrechnet. Erst danach erhielt ich das verbliebene Guthaben überwiesen. Eine Differenz hätte ich allerdings nicht zurückzahlen müssen (§ 50 Abs. 1 Satz 2 SGB V).

Seit 2002 werden alle Erwerbsminderungsrenten grundsätzlich nur noch befristet als Zeitrente gewährt (§ 102 Abs. 2 Satz 1 SGB VI). Die Befristung dauert längstens drei Jahre (§ 102 Abs. 2 Satz 2 SGB VI). Mindestens vier Monate vor Ablauf dieser Frist sollten Sie einen Antrag auf Verlängerung stellen. In der Regel fordert Sie die Deutsche Rentenversicherung vorab schriftlich dazu auf. Sie müssen auf dieses Schreiben aber nicht warten. Die Deutsche Rentenversicherung prüft Ihren Zustand vor Ablauf dieser Frist, indem wiederum ärztliche Gutachten eingeholt werden, Sie ggf. Termine beim Amtsarzt wahrnehmen müssen.

Der Antrag auf Weiterzahlung Ihrer Erwerbsminderungsrente besteht aus folgenden Vordrucken:

- R120: Antrag auf Weiterzahlung einer Rente wegen Erwerbsminderung/Berufsunfähigkeit/Erwerbsunfähigkeit/Rente für Bergleute über den Wegfallmonat hinaus (Link: ▶ http://www.deutsche-rentenversicherung.de/Allgemein/de/Inhalt/5_

Services/04_formulare_und_antraege/_pdf/R0120.pdf;jsessio-
nid=32A5302DDFEC1D87DAB40ABCE9C8893E.cae04?__blob=publi-
cationFile&v=14).[14]
- R215: Selbsteinschätzungsbogen (Link: ▶ http://www.deutsche-
rentenversicherung.de/Allgemein/de/Inhalt/5_Services/04_formula-
re_und_antraege/_pdf/R0215.pdf?__blob=publicationFile&v=17).[15]

Ihre Angaben im Vordruck R120 entsprechen im Wesentlichem Ihrem Erstantrag auf Erwerbsminderungsrente. Chronologisch sind
von Ihnen Ihre medizinischen Behandlungen, Reha-Maßnahmen,
Krankenhausaufenthalte, erstellte Gutachten aufzulisten. Darüber hinaus werden Angaben zu Ihrer Einkommenssituation, Ihrem Schwerbehindertenstatus und Ihrer Arbeitssituation erwartet. Ich empfehle
Ihnen auch hier, alle Ihnen aktuell vorliegenden Nachweise beizufügen, um die Bearbeitung zu beschleunigen. Über den Selbsteinschätzungsbogen R215 schätzen Sie wiederum Ihren Gesundheitszustand
und Ihre Erwerbsfähigkeit ein. Allerdings sind Sie nicht verpflichtet,
die Unterlage R215 auszufüllen. Holen Sie sich zum Antrag auf Weiterzahlung ggf. Unterstützung bei Ihren Ärzten und einschlägigen Beratungsstellen. Zudem empfehle ich Ihnen, Ihre Absichten mit Ihren
behandelnden Medizinern im Voraus zu erörtern.

Eine Verlängerung der befristeten Rente erfolgt wiederum nur
für längstens drei Jahre. (§ 102 Abs. 2 S. 4 SGB VI). Insgesamt darf
die Deutsche Rentenversicherung Ihre Rente lediglich neun Jahre befristen (§ 102 Abs. 2 S. 5, letzter Teilsatz SGB VI). Danach muss Ihnen
eine unbefristete Erwerbsminderungsrente zugesprochen werden.

Aber: Erhalten Sie eine volle Erwerbsminderungsrente nur, weil
Ihnen kein Zugang zum Arbeitsmarkt mit einer Belastungsfähigkeit
zwischen drei und sechs Stunden gegeben ist, wird diese Rente auch
über die Neun-Jahres-Grenze hinaus befristet als Zeitrente gewährt
(Raa zu SGB VI § 102 R3.2). So können Sie ggf. eine unbefristete
Teilerwerbsminderungsrente aufgrund Ihrer dauerhaft geminderten
Arbeitsfähigkeit von unter sechs Stunden und gleichzeitig eine befristete Erwerbsminderungsrente mangels Zugang zum Arbeitsmarkt
erhalten, da Sie zwischen drei und sechs Stunden täglich belastbar
wären. In dieser Konstellation erhalten Sie bis zum siebten Kalendermonat Ihre Rentenzahlung aufgrund Ihrer unbefristeten teilweisen
Erwerbsminderung und ab dem siebten Monat in Höhe der befristeten vollen Erwerbsminderung Ihre Rente gezahlt. Voraussetzung
ist auch hier wieder Ihre rechtzeitige Antragstellung (Raa zu SGB VI
§ 102 Abs. 2 R3).

Im Ausnahmefall kann Ihnen eine unbefristete Erwerbsminderungsrente von Beginn an als Dauerrente gewährt werden, sofern
unwahrscheinlich ist, dass Ihre Erwerbsminderung behoben werden
kann (Raa zu SGB VI § 102 Abs. 2 R3). Ausschlaggebend ist dabei die

---

14 Vgl. im Internet: Deutsche Rentenversicherung (2014g), R120, Stand: 12.11.2014.
15 Vgl. im Internet: Deutsche Rentenversicherung (2014h), R215, Stand: 12.11.2014.

rein medizinische Beurteilung Ihres Zustandes durch entsprechende Gutachter (Raa zu SGB VI § 102 R3.2).

Sowohl die Zeitrente als auch die Dauerrente werden Ihnen längstens nur bis zum Beginn Ihrer regulären Altersrente (§ 43 Abs. 1 und 2 SGB VI) gewährt. Drei Monate vor dem Erreichen Ihrer Regelaltersgrenze erhalten Sie den Aufhebungsbescheid durch die Deutsche Rentenversicherung zugesandt. Gleichzeitig werden Sie aufgefordert, ggf. neue Tatsachen für die Gewährung Ihrer Altersrente mitzuteilen. Zunächst zahlt Ihnen die Deutsche Rentenversicherung Ihre bisherige Rente als Vorschuss auf die Regelaltersrente weiter (§ 42 SGB I). Reagieren Sie nicht auf die Mitteilung der Deutschen Rentenversicherung, wird Ihre Regelaltersrente nach Aktenlage berechnet und festgestellt. Gehen Sie in Widerspruch zum Aufhebungsbescheid der Erwerbsminderungsrente und ziehen Sie diesen nach einer Aufklärung durch die Deutsche Rentenversicherung nicht zurück, wird die Rentenzahlung eingestellt und ein geleisteter Vorschuss von Ihnen zurückgefordert (Raa zu SGB VI § 115 Abs. 3 Satz 1 R4.1 i. V. m. § 42 Abs. 2 SGB I).

Die Erwerbsminderungsrente greift maximal bis zum 67. (bzw. 65. Lebensjahr) gemäß § 43 Abs. 1 Satz 1 bzw. Abs. 2 Satz 2 SGB VI. Anschließend erhalten Sie Regelaltersrente gemäß § 35 SGB VI. Entscheiden Sie sich auf Antrag für einen früheren Renteneintritt in die Regelaltersrente zwischen dem 65. und 67. Lebensjahr, müssen Sie pro Kalendermonat eine Kürzung um 0,3 % berücksichtigen (§ 77 Abs. 2 Nr. 3 SGB VI). Liegt im Zeitpunkt der Antragstellung auf Altersrente noch ein Schwerbehindertenstatus von mehr als 50 % vor, können Sie ohne Abschläge früher Altersrente beantragen, d. h. mit 65 Jahren (stufenweise Anhebung vom 63. Lebensjahr auf das 65. Lebensjahr) gemäß § 37 SGB VI. Sollten Sie wiederum früher die Altersrente in Anspruch nehmen wollen, müssen Sie Abschläge von 0,3 % pro Monat akzeptieren (§ 77 Abs. 2 Nr. 2 SGB VI). Dies ist frühestens nach Vollendung des 63. Lebensjahres und bei einem noch bestehenden GdB von mindestens 50 % gegeben.

Abschließend folgender Hinweis: Fordern Sie Ihren Rechtsanspruch gemäß § 109a Abs. 1 SGB VI (Fragen zur Grundsicherung) auf Beratung durch die Deutsche Rentenversicherung ein. In jeder Phase Ihres Rentenverfahrens kann es für Sie zu finanziellen Engpässen kommen. Sofern Sie sich vorab informieren, können Sie rechtzeitig Gegenmaßnahmen einleiten.

12.6   Höhe

Ihre Erwerbsminderungsrente errechnet sich zum Rentenbeginn aus (§ 63 Abs. 6, § 64 SGB VI):

> **Persönliche Entgeltpunkte unter Berücksichtigung des Zugangsfaktors × Rentenartfaktor × aktueller Rentenwert** Hinter der einfachen Formel verbirgt sich ein komplexes Berechnungssystem, in dem sich Ihr individueller Einzelfall abbilden lässt. Aus diesem Grund versuche ich im Folgenden, die wesentlichsten Aspekte zu erläutern. Die exakte Höhe Ihrer Erwerbsminderungsrente kann Ihnen nur die Deutsche Rentenversicherung berechnen und mitteilen.

Zentralen Einfluss auf die Höhe Ihrer Erwerbsminderungsrente hat Ihr bisheriges Arbeitseinkommen (§ 63 Abs. 1 SGB VI). Für jedes Versicherungsjahr wird Ihr durchschnittliches Arbeitsentgelt ermittelt und mit dem Durchschnittseinkommen aller Versicherungsnehmer der deutschen Rentenversicherung gemäß Anlage 1 zum SGB VI verglichen. In Relation zu diesem Vergleich erhalten Sie entsprechende Entgeltpunkte (§ 63 Abs. 2 SGB VI).

Beispiel: Pflichtbeitragszeit 2007

Individuelles Einkommen 2007	€ 35.686,81
Durchschnittseinkommen aller Versicherten 2007 laut Anlage 1 SGB VI	€ 29.951,00
Entgeltpunkte für 2007	€ 35.686,81/€ 29.951,00 = 1,1915 Entgeltpunkte für 2007

Beispielhaft für das Jahr 2007 ergäben sich somit 1,1915 Entgeltpunkte. Jedes Ihrer zurückgelegten Jahre, in denen Sie Beiträge in die gesetzliche Rentenversicherung einzahlten, wird entsprechend geprüft, und es werden die jeweiligen Entgeltpunkte ermittelt (Raa zu SGB VI § 63 Abs. 2 R3).

Für beitragsfreie Zeiten (bspw. Zeiten des Bezugs der Erwerbsminderungsrente) und beitragsgeminderte Zeiten (bspw. Ausbildung) werden Ihnen ebenfalls persönliche Entgeltpunkte (§ 63 Abs. 3, §§ 66, 54, 71 SGB VI) als Zurechnungszeiten bzw. Anrechnungszeiten gutgeschrieben (§§ 58, 59 SGB VI).

Ihre Leistungsfähigkeit ist bei Gewährung einer vollen (teilweisen) Erwerbsminderungsrente eingeschränkt. Diese Einschätzung in Relation zu einer Altersrente fließt in den Rentenartfaktor ein (§ 63 Abs. 4 SGB VI). Der Rentenartfaktor für Ihre persönlichen Entgeltpunkte beträgt bei einer vollen Erwerbsminderungsrente 1,0 und bei einer teilweisen Erwerbsminderung 0,5 (§ 67 Nr. 3 bzw. Nr. 2 SGB VI).

Zur Nivellierung einer Ungleichbehandlung Ihrer individuellen Situation in Relation zu einem voll erwerbsfähigen Menschen berücksichtigt der Zugangsfaktor mögliche Vor- und Nachteile (§ 63 Abs. 5 SGB VI). Arbeiten Menschen über Ihre Altersgrenze hinaus weiter, werden Sie über den Zuschlagsfaktor für Ihre Leistung belohnt. Für Sie hingegen bedeutet Ihre verminderte Leistungsfähigkeit einen Abschlag um 0,003 Punkte auf den Wert 1,0 für jeden Monat, den Sie vor dem 65. Lebensjahr Erwerbsminderungsrente beanspruchen (§ 77 Abs. 2 Nr. 3 SGB VI). Wird Ihnen eine Erwerbsminderungsrente vor dem 62. Lebensjahr bewilligt, werden Sie so gestellt, als hätten Sie bis zum 62. Lebensjahr gearbeitet. Diese Situation wird im Zugangsfaktor abgebildet. (§ 77 Abs. 2 Nr. 4 Satz 2 und 3 SGB VI). Daraus resultiert ein Abschlag für insgesamt 36 Monate zu je 0,003 = 0,108. Der Zugangsfaktor beträgt 1,0 − 0,108 = 0,892. Dieser Zugangsfaktor wird mit Ihren persönlichen Rentenpunkten multipliziert und beeinflusst so die Höhe Ihrer Erwerbsminderungsrente.

Während Ihre individuelle Lebensarbeitsleistung Einfluss auf Ihre Entgeltpunkte hat, werden der Rentenartfaktor und der aktuelle Rentenwert auf Basis der durchschnittlichen Einkommensentwicklung aller Versicherungsnehmer ermittelt. Der Rentenwertfaktor wird jährlich zum 01. Juli neu errechnet (§ 65 SGB VI) und an die individuelle Einkommensentwicklung angepasst (§ 63 Abs. 7, § 68 SGB VI). Der aktuelle Rentenwert beträgt ab 01. Juli 2014 € 28,61 pro Monat für die alten Bundesländer.[16] Zwischen den alten und neuen Bundesländern werden unterschiedliche Rentenwerte ermittelt, die sich perspektivisch angleichen sollen (§ 255a SGB VI). Der Rentenwert steht für den Euro-Betrag eines Entgeltpunktes, den Sie während Ihrer Erwerbstätigkeit erzielten.

Zusammenfassendes Beispiel aus den obigen Angaben unter Annahme der Entgeltpunkte von 42,0976:

Summe der persönlichen Entgeltpunkte × Zuschlagsfaktor (1 − Abschlag)	42,0976 × (1 − 0,108) = 37,5511
Rentenartfaktor bei voller Erwerbsminderung	1,0
Aktueller monatlicher Rentenwert	€ 28,61
Monatliche Rente = Persönliche Entgeltpunkte × Rentenartfaktor × aktueller Rentenwert	37,5511 × 1,0 × € 28,61 = € 1.074,34

Die maximale Höhe Ihrer täglichen Erwerbsminderungsrente ist nach oben begrenzt. Für 2015 beläuft sich Ihr kalendertägliches Höchstregelentgelt als Ausgangsbasis für die Ermittlung Ihrer Rente auf € 201,67 (alte Bundesländer) bzw. € 173,33 (neue Bundesländer). Das Höchstregelentgelt wird jährlich angepasst (§ 159 i. V. m. § 68 SGB VI sowie Raa zu SGB VI § 159 R2).

In den Anlagen zu Ihrem Rentenbescheid werden sämtliche Berechnungen transparent und nachvollziehbar für Sie dargestellt. So umfasste mein Bescheid inklusive Anlagen bspw. 32 Seiten.

---

16   Ab 01.07.2014 beträgt der Wert für die alten Bundesländer € 28,61 pro Monat bzw. für die neuen Bundesländer € 26,39 pro Monat. – Vgl. im Internet: Deutsche Rentenversicherung (2012-2014i), Werte der Rentenversicherung, Link: ► http://www.deutsche-rentenversicherung.de/Allgemein/de/Navigation/6_Wir_ueber_uns/02_Fakten_und_Zahlen/01_werte_der_rentenversicherung/werte_der_rv_node.html, Stand: 13.11.2014.

Ab 01. Juli 2014 greift eine neue Regelung (RV-Leistungsverbesserungsgesetz)[17] zur Rentenhöhe bei Erwerbsminderung, die insbesondere relevant für junge Versicherungsnehmerinnen ist. Bis zu diesem Stichtag erfolgte die Hochrechnung Ihres durchschnittlichen Einkommens, als hätten Sie bis zum 60. Lebensjahr gearbeitet. Mit der Neuregelung werden Sie so gestellt, als hätten Sie bis zum 62. Lebensjahr gearbeitet (§ 59 SGB VI). D. h., Ihre Zurechnungszeit für Ihre Erwerbsminderungsrente wurde zu Ihren Gunsten angepasst.

Zudem werden durch dieses RV-Leistungsverbesserungsgesetz die letzten vier Jahre vor Eintritt Ihrer Erwerbsminderung bei der Zurechnungszeit nicht mehr berücksichtigt, sofern dies für Sie günstiger ist (§ 73 SGB VI). Für Sie bedeutet dies, dass sich Einkommenseinbußen unmittelbar vor dem Beginn Ihrer Erwerbsminderung nicht mehr negativ auswirken, bspw. durch Krankengeldzahlungen, Übergangsgeldzahlungen, Wechsel in Teilzeitarbeit. Durch diese Neuregelung erhöht sich die Erwerbsminderungsrente um durchschnittlich € 40,00 pro Monat. Die Regelung greift für alle Renten, die ab dem 01. Juli 2014 beginnen.[18]

Sofern Ihnen Ihre Krankenkasse Krankengeld nach Bewilligung Ihrer vollen Erwerbsminderungsrente durch die Deutsche Rentenversicherung weiterhin zahlt, müssen Sie dieses Krankengeld nicht zurückzahlen (§ 50 Abs. 1 SGB V). Dieser Fall trat bei mir ein. Von der Krankenkasse wurde ich zum 22. März 2014 ausgesteuert. Am 14. Oktober 2014 erhielt ich den Rentenbescheid, der mir eine befristete Erwerbsminderungsrente rückwirkend ab dem 01. Februar 2014 bewilligte. Das im Zeitraum Februar und März 2014 erhaltene Krankengeld durfte die Krankenkasse nicht von mir zurückfordern (Raa zu SGB X § 103 R4.2). Bei Gewährung einer teilweisen Erwerbsminderungsrente besteht hingegen ein anteiliger Erstattungsanspruch der Krankenkasse (Raa zu SGB X § 103 R4.1). Allerdings erhalten Sie nicht Krankengeld und eine Erwerbsminderungsrente für den gleichen Zeitraum. Ihre Krankenkasse meldet der Deutschen Rentenversicherung ggf. vorhandene Verrechnungsansprüche. Dies klären die Leistungsträger untereinander.

12.7 Möglichkeiten und Grenzen des Hinzuverdienstes

Grundsätzlich müssen Sie zwei Aspekte betrachten: die Höhe Ihres Hinzuverdienstes und Ihr zeitlicher Arbeitsumfang.

---

17 RV-Leistungsverbesserungsgesetz (Gesetz über Leistungsverbesserungen in der gesetzlichen Rentenversicherung) vom 23.06.2014 in der Fassung der Bekanntmachung vom 26.06.2014 (BGBl. I, Nr. 27, S. 787–790).

18 Vgl. im Internet: Deutsche Rentenversicherung (2012–2015e), Erwerbsminderung, Link: ▶ http://www.deutsche-rentenversicherung.de/Allgemein/de/Inhalt/Allgemeines/FAQ/Rente/erwerbsminderung/00_faq_liste_erwerbsminderung.html, Stand: 06.02.2015.

12.7.1 Anrechenbares und anrechnungsfreies Einkommen

Während des Bezugs einer vollen Erwerbsminderungsrente dürfen Sie bis zu € 450,00 pro Monat hinzuverdienen (§ 96a Abs. 2 Nr. 2 SGB VI), ohne dass Sie eine Anrechnung Ihres Einkommens auf Ihre Rente befürchten müssen. Zweimal jährlich darf diese Grenze auf maximal € 900,00 pro Monat überschritten werden (§ 96a Abs. 1 i. V. m. Abs. 2 Nr. 2 SGB VI). Berücksichtigen Sie in diesem Zusammenhang einmalige Zahlungen, bspw. Zahlungen von Urlaubs- oder Weihnachtsgeld, Urlaubsabgeltungen oder Tantiemen (Raa zu SGB VI § 96a R2.1.1). Darüber hinaus können Sie aufgrund Ihrer Tätigkeit auch saisonal bedingt oder wegen Überstunden diese Grenze überschreiten (Raa zu SGB VI § 96a R5.2).

Folgende weitere Zahlungen werden auf Ihre volle Erwerbsminderungsrente angerechnet und kürzen diese:

- Verletztengeld (§ 96a Abs. 3 Satz 2 Nr. 1 SGB VI),
- Übergangsgeld aus einer gesetzlichen Unfallversicherung (§ 96a Abs. 3 Satz 2 Nr. 2 SGB VI),
- einmalig gezahltes Arbeitsentgelt, bspw. Auszahlung von Urlaubsansprüchen, aus Ihrem Beschäftigungsverhältnis nach Rentenbeginn werden grundsätzlich auf Ihre Erwerbsminderungsrente angerechnet (Raa zu SGB VI § 96a R2.1.1. a, c, d). Eine Ausnahme stellen bspw. tarif- oder arbeitsrechtliche Regelungen dar, falls Ihr Arbeitsverhältnis im Rentenbeginn bereits ruhte und Sie nach dem Rentenbeginn diese Einmalzahlungen erhalten (Raa zu SGB VI § 96a R2.1.1. c). Wurde darüber hinaus Ihr Arbeitsverhältnis bereits vor dem Rentenbeginn beendet und Sie erhalten nach dem Rentenbeginn noch eine Zahlung von Ihrem ehemaligen Arbeitgeber, stellt dies keinen Hinzuverdienst dar und mindert nicht Ihre Erwerbsminderungsrente (Raa zu SGB VI § 96a R2.1.1. b).
- ruhende Sozialleistungen, die nicht aufgrund Ihrer Rentenzahlung ruhen (§ 96a Abs. 3 Satz 3 SGB VI), bspw. Sperren des ALG-I-Bezugs, Ruhen aufgrund der Auszahlung von Urlaubsentgelten (Raa zu SGB VI § 96a R2.5.6).

Diese Regelungen finden ebenfalls Anwendung, falls Sie vergleichbare Einkünfte aus dem Ausland erhalten (§ 96a Abs. 4 SGB VI).

Weiterhin werden sogenannte vergleichbare Einkommen dem Hinzuverdienst hinzugerechnet (Raa zu SGB VI § 96a R2.3). Dazu gehören bspw.:

- Vorruhestandsgeld i. S. v. § 3 S. 1 Nr. 4 SGB VI,
- Einkünfte von geschäftsführenden Gesellschaftern einer GmbH (sogenannte Gesellschafter-Geschäftsführer), die sozialversicherungsrechtlich als selbständig Tätige gelten und steuerrechtlich Einkünfte aus nichtselbständiger Arbeit (EStG) beziehen,

- Bezüge aus einem öffentlich-rechtlichen Amtsverhältnis, bspw. als Minister, Senator, Parlamentarischer Staatssekretär,
- Entschädigungen (Diäten), die Abgeordnete des Deutschen Bundestages, der Länderparlamente oder des Europaparlaments erhalten.

Berücksichtigen Sie auch hier, dass die Bruttobezüge als Hinzuverdienst angerechnet werden.

Demgegenüber nicht mit dem Einkommen gleichgesetzt und damit nicht auf Ihre Erwerbsminderungsrente angerechnet werden (Raa zu SGB VI § 96a R2.3)

- das Übergangsgeld bzw. die Altersentschädigung, welche den Abgeordneten des Bundestages oder der Länderparlamente nach ihrem Ausscheiden zustehen, und
- der vom Arbeitgeber gezahlte steuerfreie Aufstockungsbetrag (netto) bei Ausübung von Altersteilzeitarbeit nach § 3 Abs. 1 Nr. 1a AltTZG[19].

Nicht als Arbeitsentgelt/Hinzuverdienst im Sinne des § 96a SGB VI gelten gemäß rechtlicher Arbeitsanweisung Raa zu SGB VI § 96a R2.1.2:

- Leistungen als Pflegeperson (§ 96a Abs. 1 Nr. 1 SGB VI), sofern Sie diese Pflege nicht gewerbsmäßig ausüben und nicht mehr als das in der jeweiligen Pflegestufe zugeordnete Pflegegeld erhalten (Raa zu SGB VI § 96a R2.1.2 i. V. m. § 37 SGB XI). Dies gilt auch für das ab 01. Januar 2013 gezahlte Pflegegeld in Höhe von € 120,00 (Pflegestufe 0) pro Monat. Sofern bei Ihnen eine Versicherungspflicht in der gesetzlichen Rentenversicherung aus Ihrer Pflegetätigkeit vorliegt (§ 3 Satz 1 Nr. 1a SGB VI), prüfte die Pflegekasse bereits, dass es sich in Ihrem Fall nicht um eine erwerbsmäßige Pflegetätigkeit handelte.[20]
- Einkünfte aus Behindertenwerkstätten, Blindenwerkstätten (§ 1 Nr. 2 SGB VI) oder ähnlichem, sofern Sie behindert sind (§ 96a Abs. 1 Nr. 2 SGB VI). Hier setzt Ihnen der Gesetzgeber keine Grenze in der Bezugshöhe. Dagegen werden Ihre Einkünfte aus Integrationsprojekten oder ein Tarifentgelt aus dem Modell »Budget für Arbeit« als Hinzuverdienst angerechnet (Raa zu SGB VI § 96a R2.1).
- Teile Ihres Arbeitsentgeltes im Rahmen der Entgeltumwandlung für Ihre betriebliche Altersversorge, soweit diese kein Arbeitsentgelt im Sinne des § 14 Abs. 1 S. 2 SGB IV i. V. m. § 1 Abs. 1

---

19 AltTZG (Altersteilzeitgesetz): Ausfertigungsdatum: 23.07.1996. Altersteilzeitgesetz vom 23.07.1996 (BGBl. I S. 1078), das zuletzt durch Artikel 6 des Gesetzes vom 10.12.2014 (BGBl. I S. 2082) geändert worden ist.
20 Übersteigt Ihr Einkommen aus der Pflegetätigkeit die Grenzen der jeweiligen Pflegegeldstufe 0–III, wird Ihre Pflege gewerbsmäßig eingestuft und voll auf Ihre Erwerbsminderungsrente angerechnet.

S. 1 Nr. 9 SvEV[21] sind. Hier handelt es sich insbesondere um steuerfreie Zuwendungen an Pensionskassen, Pensionsfonds oder Direktversicherungen nach § 3 Nr. 63 Satz 1 und 2 EStG im Kalenderjahr bis zur Höhe von insgesamt 4 % der Beitragsbemessungsgrenze in der allgemeinen Rentenversicherung; dies gilt auch für darin enthaltene Beträge, die aus einer Entgeltumwandlung (§ 1 Abs. 2 Nr. 3 BetrAVG (Betriebsrentengesetz))[22] stammen.

— Zahlungen nach Beginn der Rente aus einer Beschäftigung, die Sie bereits vor Rentenbeginn aufgaben;

— eine von Ihrem Arbeitgeber zusätzlich zum monatlichen Arbeitsentgelt gezahlte Fahrtkostenerstattung, wenn sie nach § 40 Abs. 2 Satz 2 EStG pauschal versteuert wird oder nach § 3 EStG steuerfrei ist;

— steuerfreie Sonntags-, Feiertags- und Nachtzuschläge (ab 01.07.2006: soweit sie auf einem Grundlohn von bis zu € 25,00 je Stunde beruhen);

— Arbeitnehmersparzulagen,

— Betriebsrenten, Zusatzrenten im öffentlichen Dienst (bspw. aus der Versorgungsanstalt des Bundes und der Länder – VBL), beamtenrechtliche Versorgungsbezüge;

— Abfindungen, die wegen der Beendigung des Arbeitsverhältnisses gezahlt werden. Wird ein vom Arbeitgeber gezahlter Betrag lediglich als »Abfindung« bezeichnet, stellt dieser aber tatsächlich Arbeitsentgelt im Sinne des § 14 SGB IV dar (bspw. rückständiges Arbeitsentgelt anlässlich einer einvernehmlichen Beendigung von Arbeitsverhältnissen oder ihrer gerichtlichen Auflösung im Kündigungsschutzprozess), wird Ihnen dieser Betrag als Hinzuverdienst auf Ihre Erwerbsminderungsrente angerechnet.

— Werkspensionen, Übergangsgelder oder Überbrückungsgelder etc. nach tariflichen oder freiwilligen Regelungen, die wegen Beendigung der Beschäftigung geleistet werden. Dies gilt auch in Fällen, in denen die Beschäftigung während des Rentenbezugs ausgeübt wird und noch während des Rentenbezugs bzw. vor Vollendung des 65. Lebensjahres aufgegeben wird.

— Arbeitsentgelt, auf das die Rente angerechnet wird;

---

21   SvEV (Sozialversicherungsentgeltverordnung – Verordnung über die sozialversicherungsrechtliche Beurteilung von Zuwendungen des Arbeitgebers als Arbeitsentgelt): Sozialversicherungsentgeltverordnung vom 21.12.2006 (BGBl. I S. 3385), die zuletzt durch Artikel 1 der Verordnung vom 24.11.2014 (BGBl. I S. 1799) geändert worden ist.

22   BetrAVG (Betriebsrentengesetz – Gesetz zur Verbesserung der betrieblichen Altersversorgung): Ausfertigungsdatum: 19.12.1974. Betriebsrentengesetz vom 19.12.1974 (BGBl. I S. 3610), das zuletzt durch Artikel 3 des Gesetzes vom 23.06.2014 (BGBl. I S. 787) geändert worden ist.

- die Karenzentschädigung nach § 74 HGB[23], die ggf. Ihre (gewerbliche) Tätigkeit nach Ende Ihres Beschäftigungsverhältnisses im Sinne eines Wettbewerbsverbots einschränkt;
- ggf. ein Ausgleichsgeld nach § 9 Abs. 1 FELEG (Gesetz zur Förderung der Einstellung der landwirtschaftlichen Erwerbstätigkeit)[24], sofern Sie (bzw. Sie als Familienangehörige) in einem Unternehmen der Landwirtschaft beschäftigt waren, das stillgelegt wurde bzw. das Flächen abgeben musste und Sie deshalb Ihre Beschäftigung verloren (§§ 2, 3 FELEG);
- Geldbeträge, die durch Abarbeiten von Geldstrafen durch gemeinnützige Arbeit erzielt werden (Artikel 293 Abs. 2 EGStGB – Einführungsgesetz zum Strafgesetzbuch);[25]
- vom Arbeitgeber übernommene Beitragszahlungen zum Ausgleich von Rentenabschlägen nach § 187a SGB VI. Dies gilt, sofern Sie vor Erreichen der Regelaltersgrenze eine vorzeitige Altersrente beanspruchen wollen (Raa zu SGB VI § 187a G1). Die individuelle Höhe wird Ihnen auf Ihre Nachfrage von der Deutschen Rentenversicherung berechnet.
- die sogenannte »Startprämie«, die aufgrund der vorzeitigen Beendigung einer Beschäftigung bei einer Beschäftigungs- und Qualifizierungsgesellschaft (auch als Transfergesellschaften bezeichnet) gezahlt wird;
- die steuerfreien Ehrenamtspauschalen nach § 3 Nr. 26a EStG ab 01. Januar 2008;
- sofern Sie bei der Bundeswehr tätig waren und aufgrund von Umstrukturierungen von der Beschäftigung freigestellt sind, erhalten Sie Ausgleichszahlung nach § 11 TV UmBw.[26] Werden dieser Ausgleich und die damit im Zusammenhang stehende

---

23 HGB (Handelsgesetzbuch): Ausfertigungsdatum: 10.05.1897. Handelsgesetzbuch in der im Bundesgesetzblatt Teil III, Gliederungsnummer 4100-1, veröffentlichten bereinigten Fassung, das zuletzt durch Artikel 1 des Gesetzes vom 22.12.2014 (BGBl. I S. 2409) geändert worden ist.

24 FELEG (Gesetz zur Förderung der Einstellung der landwirtschaftlichen Erwerbstätigkeit): Ausfertigungsdatum: 21.02.1989. Gesetz zur Förderung der Einstellung der landwirtschaftlichen Erwerbstätigkeit vom 21.02.1989 (BGBl. I S. 233), das zuletzt durch Artikel 6 des Gesetzes vom 12.04.2012 (BGBl. I S. 579) geändert worden ist.

25 EGStGB (Einführungsgesetz zum Strafgesetzbuch): Ausfertigungsdatum: 02.03.1974. Einführungsgesetz zum Strafgesetzbuch vom 02.03.1974 (BGBl. I S. 469; 1975 I S. 1916; 1976 I S. 507), das zuletzt durch Artikel 1 des Gesetzes vom 20.12.2012 (BGBl. I S. 2756) geändert worden ist.

26 Vgl. im Internet: TV UmBw (Tarifvertrag über sozialverträgliche Begleitmaßnahmen im Zusammenhang mit der Umgestaltung der Bundeswehr): Tarifvertrag über sozialverträgliche Begleitmaßnahmen im Zusammenhang mit der Umgestaltung der Bundeswehr (TV UmBw) vom 18.07.2001 in der Fassung des 3. Änderungstarifvertrages vom 10.12.2010 (nicht amtliche Lesefassung). Deutscher Bundeswehr-Verband e.V. Interessenvertretung aller Soldaten (o.J.), Link: ▶ https://www.dbwv.de/C125747A001FF94B/vwContentByKey/W28KBAMR036DBWNDE/$FILE/TV%20UmBw%203.%20C3 % 84nd%20-%20Lesefassung.pdf, Stand: 11.12.2014.

ergänzende Einmalzahlung bei Ihrer Freistellung vor dem 01. Juli 2009 von der Krankenkasse nicht als Arbeitsentgelt eingestuft (Raa SGB VI § 96a R2.1), werden diese nicht auf Ihre Erwerbsminderungsrente angerechnet.

– Aufwandsentschädigungen für kommunale Ehrenbeamte (bspw. ehrenamtliche Bürgermeister, Ortsvorsteher), ehrenamtlich in kommunalen Vertretungskörperschaften Tätige, Mitglieder der Selbstverwaltungsorgane, Versichertenälteste oder Vertrauenspersonen der Sozialversicherungsträger bis 30. September 2017, sofern dadurch kein konkreter Verdienstausfall ersetzt wird;

– der von Ihrem Arbeitgeber geltend gemachte Forderungsübergang, wenn bspw. für Zeiten der Arbeitsunfähigkeit nach Rentenbeginn gezahlte Beträge als Vorschuss auf diese Rente gelten. Dies ist der Fall, wenn der Arbeitgeber während der Arbeitsunfähigkeit Zuschüsse zum Krankengeld (bspw. nach § 22 TVöD) zahlt. Die Entscheidung, ob ein Forderungsübergang geltend gemacht wird, trifft der Arbeitgeber aufgrund der für ihn geltenden tarifrechtlichen Vorschriften oder sonstigen Vereinbarungen. Zu beachten ist, dass ein Forderungsübergang nur für Zeiten nach Ablauf der gesetzlichen Entgeltfortzahlung von sechs Wochen möglich ist.

Beachten Sie zudem, dass immer das Bruttoeinkommen als ggf. anrechenbares bzw. nicht anrechenbares Arbeitsentgelt herangezogen wird (§ 14 SGB IV i. V. m. Raa zu SGB VI § 14 R2).

Weiterhin werden nicht auf Ihre Erwerbsminderungsrente angerechnet (Raa zu SGB VI § 96a R3):

– Elterngeld,
– Streikgelder und Aussperrungsunterstützungen,
– Wintergeld,
– Verdienstausfallerstattungen bspw. für Angehörige, die Ihnen während eines Reha-Aufenthaltes den Haushalt führen.

Einkünfte aus Vermietung und Verpachtung – sofern diese nicht gewerblicher Art sind – als auch Einkünfte aus Kapitalvermögen werden ebenfalls nicht auf Ihre Erwerbsminderungsrente angerechnet.

Sofern Sie Selbständige waren, Ihre Tätigkeit vor dem Rentenbeginn steuerrechtlich aufgaben und nach dem Rentenbeginn noch Einmalzahlungen aus Ihrer Selbständigkeit erzielen, liegt kein Hinzuverdienst vor, und Ihre Erwerbsminderungsrente wird nicht gekürzt (Raa zu SGB VI § 96a R2.2.1 Nr. 1). Geben Sie hingegen Ihre Selbständigkeit steuerrechtlich bzw. vollständig erst nach dem Rentenbeginn auf und erzielen danach noch einmalige Zahlungen, wird Ihre Erwerbsminderungsrente gekürzt (Raa zu SGB VI § 96a R2.2.1 Nr. 2 und 3).

Bei Gewährung einer befristeten teilweisen Erwerbsminderungsrente erhalten Sie mit Ihrem Rentenbescheid die Informationen über Ihre individuellen Hinzuverdienstgrenzen nach § 96a Abs. 2 Nr. 1 SGB VI. Die jeweiligen Hinzuverdienstgrenzen werden jährlich individuell angepasst und unterscheiden zwischen den alten und den neuen Bundesländern (Raa zu SGB VI § 96a R4.4.1).

Auf eine teilweise Erwerbsminderungsrente werden Ihnen neben den bereits oben angeführten Arbeitsentgelten zudem angerechnet:

- Krankengeld (§ 96a Abs. 3 Nr. 1 SGB VI); hierzu gehört jedoch nicht das Krankentagegeld aus einer privaten Krankenversicherung (Raa zu SGB VI § 96a R2.5.1),
- Versorgungskrankengeld (§ 96a Abs. 3 Nr. 2 SGB VI),
- Übergangsgeld (§ 96a Abs. 3 Nr. 3 SGB VI).

12.7.2 Hinzuverdienstgrenzen

Ihre individuelle Hinzuverdienstgrenze berechnet sich nach folgender Formel (Raa zu SGB VI § 96a R4.4.1):

Für die alten Bundesländer:
Hinzuverdienstfaktor × jeweils geltende monatliche Bezugsgröße × Entgeltpunkte der letzten drei Jahre vor Eintritt der (verminderten) Erwerbsfähigkeit (mindestens 1,5)

Für die neuen Bundesländer:
Hinzuverdienstfaktor × (jeweils geltende monatliche Bezugsgröße × aktuellem Rentenwert (Ost)/aktuellen Rentenwert; gerundet auf 2 Dezimalstellen) × Entgeltpunkte der letzten drei Jahre vor Eintritt der (verminderten) Erwerbsfähigkeit (mindestens 1,5)

Der Hinzuverdienstfaktor (siehe ◨ Tab. 12.1) ist gesetzlich festgelegt (§ 96a SGB VI und Raa SGB VI § 96a R4.4.1.1).

Die monatliche Bezugsgröße ergibt sich einheitlich aus dem Durchschnittsentgelt der gesetzlichen Rentenversicherung im vorvergangenen Versicherungsjahr, dividiert durch 420. Für die neuen Bundesländer wird zusätzlich eine Anpassungsdynamik zum ersten eines jeden Kalenderjahres berücksichtigt (§ 18 SGB IV i. V. m. Raa zu SGB VI § 96a R4.4.1.2). Jährlich verabschiedet das Bundeskabinett mit Zustimmung des Bundesrates die neuen Bezugsgrößen für die

Tab. 12.1 Hinzuverdienstfaktoren für die Erwerbsminderungsrente	
Volle Erwerbsminderungsrente	**Hinzuverdienstfaktor**
In Höhe von 3/4	0,17
In Höhe von 1/2	0,23
In Höhe von 1/4	0,28
Teilweise Erwerbsminderung	**Hinzuverdienstfaktor**
In voller Höhe	0,23
In Höhe von 1/2	0,28

Sozialversicherung, die maßgebend für die Ermittlung Ihres individuellen Hinzuverdienst sind. Für 2015 betragen diese:[27]

— für die alten Bundesländer: € 2835,00
— für die neuen Bundesländer: € 2415,00.

Sobald Sie in einem Monat ein Arbeitsentgelt aus einer abhängigen Beschäftigung beziehen bzw. Arbeitseinkommen aus einer selbständigen Tätigkeit erhalten, prüft die Rentenversicherung, ob und in welcher Höhe ggf. Ihre individuelle Hinzuverdienstgrenze überschritten wird. Entsprechend wird Ihre Erwerbsminderungsrente gekürzt. D. h., Ihr Hinzuverdienst in einem Kalendermonat wird Ihrer individuell ermittelten monatlichen Hinzuverdienstgrenze gegenübergesellt.

Beispiel aus den vorangegangen Angaben unter Annahme einer vollen Erwerbsminderung in den alten Bundesländern (€ 2.835,00, Stand: 2015) sowie Höhe der persönlichen Entgeltpunkte 4,5815.

Hinzuverdienstgrenze	**Betrag**
In voller Höhe	€ 450,00
In Höhe von 3/4 des 0,17-Fachen der maßgebenden monatlichen Bezugsgröße, vervielfältigt mit den Entgeltpunkten	$0,17 \times € 2835,00 \times 4,5815 =$ € 2208,05
In Höhe von 1/2 des 0,23-Fachen der maßgebenden monatlichen Bezugsgröße, vervielfältigt mit den Entgeltpunkten	$0,23 \times € 2835,00 \times 4,5815 =$ € 2987,37
In Höhe von 1/4 des 0,28-Fachen der maßgebenden monatlichen Bezugsgröße, vervielfältigt mit den Entgeltpunkten	$0,28 \times € 2835,00 \times 4,5815 =$ € 3636,79

Ihr individuelles monatliches Arbeitsentgelt bzw. Arbeitseinkommen wird nun mit den für Sie individuell ermittelten Hinzuverdienstgrenzen verglichen. Sofern Ihr monatlicher Verdienst eine dieser Hin-

---

27   Vgl. im Internet: Deutsche Rentenversicherung Bund (2012–2015), Tabelle Bezugsgrößen in Euro. Link: ► http://www.deutsche-rentenversicherung. de/Allgemein/de/Navigation/6_Wir_ueber_uns/02_Fakten_und_Zahlen/01_ werte_der_rentenversicherung/werte_der_rv_node.html, Stand: 16.01.2015.

zuverdienstgrenzen überschreitet, wird Ihnen Ihre Erwerbsminderungsrente nur noch zu drei Viertel, zur Hälfte oder zu ein Viertel für den betreffenden Monat ausgezahlt.

Beispiel:

Sie stehen in einem unbefristeten Arbeitsverhältnis. Ab 01. September 2013 besteht für Sie ein Anspruch auf eine volle Erwerbsminderungsrente in Höhe von € 1700,00 pro Monat. Im Dezember 2013 erhalten Sie Ihren Rentenbescheid übersandt. Die monatliche Hinzuverdienstgrenze beträgt für Ihre Rente:

	Einfache Hinzu-verdienstgrenze	Doppelte Hinzu-verdienstgrenze
In voller Höhe	€ 450,00	€ 900,00
In Höhe von 3/4	€ 650,00	€ 1300,00
In Höhe von 1/2	€ 850,00	€ 1700,00
In Höhe von 1/4	€ 1040,00	€ 2080,00

Für den November 2013 zahlt Ihnen Ihr Arbeitgeber ein Weihnachtsgeld in Höhe von € 1500,00. Gemäß § 96a SGB VI wird dieses Weihnachtsgeld als einmalige Zahlung eingestuft und Ihre Hinzuverdienstgrenze für diesen Monat verdoppelt. Im Monat November überschreiten Sie durch das Weihnachtsgeld sowohl Ihre Hinzuverdienstgrenze von € 900,00 für Ihre volle Erwerbsminderungsrente als auch für die Erwerbsminderungsrente von drei Viertel (€ 1300,00). Sie halten aber die doppelte Hinzuverdienstgrenze für die halbe Erwerbsminderungsrente (€ 1700,00) ein. Für den Monat November erhalten Sie Ihre Erwerbsminderungsrente in Höhe der Hälfte von € 850,00 neben Ihrem Weihnachtsgeld ausgezahlt.[28]

Überschreiten Sie innerhalb eines Kalenderjahres mehr als zweimal Ihre individuelle Hinzuverdienstgrenze gemäß Ihrem Rentenbescheid, prüft die Deutsche Rentenversicherung von Amts wegen, ob Ihnen überhaupt noch eine (teilweise) Erwerbsminderungsrente zusteht (Raa zu SGB VI § 96a R5.1).

Sofern Sie eine teilweise Erwerbsminderungsrente beziehen und gleichzeitig ein Einkommen aus einer abhängigen Beschäftigung oder aus Selbständigkeit erhalten, erfolgt in der Regel jährlich, spätestens aber nach Ablauf von zwei Jahren eine Überprüfung Ihres Einkommens (Raa zu SGB VI § 96a R8.2.2). Diese Prüfung erfolgt automatisch durch die Deutsche Rentenversicherung. Ergibt die Prüfung keine Änderung Ihres Rentenbescheides, erhalten Sie ein allgemeines Informationsschreiben zugesandt, das Sie auch unter folgendem Link

---

28 Vgl. auch im Internet: Deutsche Rentenversicherung Regional (2014b): Raa zu SGB VI § 96a Anlage 1 Verfahrensbeschreibung zur Prüfung des Überschreitens der Hinzuverdienstgrenzen (Stand: 17.11.2011), Link: ▶ http://raa. deutsche-rentenversicherung-regional.de/Raa/Raa.do?f=SGB6_96AANL1, Stand: 17.11.2014.

einsehen können: ▶ http://raa.deutsche-rentenversicherung-regional.de/Raa/Raa.do?f=SGB6_96AANL4.[29]

Andernfalls erhalten Sie einen Änderungsbescheid zu Ihrer Rente zugesandt. Beachten Sie ebenfalls, dass Sie sämtliche Änderungen in Ihren Arbeits- und Einkommensverhältnissen dem Rentenversicherungsträger mitteilen müssen. Kommen Sie Ihrer Mitteilungspflicht nicht nach, müssen Sie bei einer Überprüfung Ihres Falles mit einer Rückzahlung Ihrer Erwerbsminderungsrente rechnen (Raa zu SGB VI § 96a R9).

Höhe und Zeitraum Ihres Hinzuverdienstes sind von Ihrem Arbeitgeber (Punkte 2 bis 2.8) bzw. von Ihnen als Selbständige (Punkt 3 bis 3.4) auf der »Bescheinigung/Erklärung zum Antrag auf Rente wegen verminderter Erwerbsfähigkeit« zu bestätigen. Um einen Einblick in diese Unterlage zu erhalten, hier der Link: ▶ http://raa.deutsche-rentenversicherung-regional.de/Raa/Raa.do?f=SGB6_96AANL3.[30]

Dieses Dokument erhalten Sie zugesandt, sobald Ihnen Ihre Rente intern bereits von der Deutschen Rentenversicherung bewilligt wurde. Vor der offiziellen Erteilung Ihres Rentenbescheides prüft die Deutsche Rentenversicherung noch einmal im Detail. Werten Sie die Übersendung dieses Formulars als positives Zeichen für Ihre Rentenbewilligung.

12.7.3 Arbeitszeit

Neben der Betragsgrenze von € 450,00 pro Monat sollte Ihre tägliche Arbeitszeit weder die Drei-Stunden-Grenze pro Tag noch die 15 Stunden pro Woche bei einer vollen Erwerbsminderungsrente überschreiten (§ 43 SGB VI). Für die objektive Beurteilung Ihrer Leistungsfähigkeit zur Gewährung Ihrer vollen Erwerbsminderungsrente wird grundsätzlich auf rein quantitative Faktoren abgestellt. Für die Gewährung der vollen Erwerbsminderungsrente ist Ihr Leistungsvermögen auf unter drei Stunden täglich bei einer Fünf-Tage-Arbeitswoche für länger als sechs Monate abgesunken.

Hingegen bei einer teilweisen Erwerbsminderungsrente besteht bei Ihnen noch eine Leistungsfähigkeit von drei bis sechs Stunden täglich.

Überschreiten Sie die Arbeitszeiten, kann Ihre Erwerbsfähigkeit einer erneuten Prüfung durch die Deutsche Rentenversicherung unterzogen werden. Die rechtliche Arbeitsanweisung Raa zu SGB VI § 43 R2.3 merkt hierzu an:

---

29   Vgl. im Internet: Deutsche Rentenversicherung Regional (2014c), Raa zu SGB VI § 96a Anlage 4 Informationsschreiben nach Prüfung des Hinzuverdienstes, Stand: 17.11.2014.

30   Vgl. im Internet: Deutsche Rentenversicherung Regional (2014a), Anlage 3 Bescheinigung/Erklärung zum Antrag auf Rente wegen verminderter Erwerbsfähigkeit, Stand: 17.11.2014.

» Dem Umstand, dass ein Versicherter eine berufliche Tätigkeit konkret ausübt, kann jedoch im Einzelfall ein stärkerer Beweiswert zukommen als den medizinischen Feststellungen, da der Versicherte durch die Ausübung der Tätigkeit dokumentiert, dass er in der Lage ist, noch in einem bestimmten Umfang erwerbstätig zu sein.

Arbeiten Sie hingegen auf Kosten Ihrer Gesundheit oder ermöglicht Ihnen Ihr Arbeitgeber eine Weiterbeschäftigung, obwohl Sie aufgrund Ihrer gesundheitlichen Einschränkungen durch die Krebserkrankung nicht mehr den Leistungsanforderungen entsprechen, bleiben diese qualitativen Faktoren seitens der Deutschen Rentenversicherung ohne Berücksichtigung (Raa zu SGB VI § 43 R2.3). Es zählen lediglich die drei Stunden täglich bei einer vollen Erwerbsminderungsrente bzw. die maximal unter sechs Stunden bei einer teilweisen Erwerbsminderungsrente.

12.7.4 Ihre Mitwirkungspflichten

Sowohl die Begrenzung Ihres Hinzuverdienstes als auch Ihrer Arbeitszeit dienen Ihnen zur Genesung und der Solidargemeinschaft, die Ihre Genesungszeit trägt. Durch Ihre Krebserkrankung können Sie nicht mehr voll arbeiten. Die Erwerbsminderungsrente soll Ihnen eine finanzielle Absicherung ermöglichen. Indem Ihnen zeitliche als auch finanzielle Grenzen gesetzt werden, soll vermieden werden, dass Sie durch Ihre Erwerbsminderungsrente und einem Nebeneinkommen mehr finanzielle Mittel zur Verfügung haben im Vergleich zu Ihrer vollständigen Erwerbstätigkeit. Umgekehrt dient Ihnen die Möglichkeit eines begrenzten Hinzuverdienstes, Ihre Arbeitsfähigkeit auszutesten, soziale Kontakte aufrechtzuerhalten und einen leichteren Wiedereinstieg in den Beruf zu finden. Die Ihnen gewährte »freie Zeit« nutzen Sie für Ihren Heilungsprozess, länger andauernde Therapien und Behandlungen.

Deshalb ist jedwede Beschäftigung von Ihnen dem Rentenversicherungsträger im Rahmen Ihrer Mitwirkungspflichten zu melden (Raa zu SGB VI § 96a R9). Bedenken Sie allerdings ebenfalls die Außenwirkung für eine eventuelle Verlängerung Ihrer Erwerbsminderungsrente. Ebenfalls schränken vorhandene private Berufsunfähigkeitsversicherungen ggf. Ihre Zahlungen ein oder prüfen Ihren Fall erneut.

Sobald Sie die Regelaltersgrenze von 67 Jahren erreichen, dürfen Sie unbegrenzt hinzuverdienen (§§ 35, 235 SGB VI sowie Raa zu SGB VI § 35 R3). Beziehen Sie bereits früher eine Altersrente, gelten für Sie ebenfalls entsprechende individuelle Hinzuverdienstregelungen (§ 34 SGB VI) in Form einer Voll- oder Teilrente (§ 42 SGB VI i. V. m. Raa zu SGB VI § 34 R3.2.1), die Sie bspw. unter folgenden Link einsehen können: ► http://www.deutsche-rentenversicherung.de/Allgemein/de/

Navigation/6_Wir_ueber_uns/02_Fakten_und_Zahlen/01_werte_der_rentenversicherung/werte_der_rv_node.html#doc183748bodyText5.[31]

12.8 Vorzeitige Altersrente

Sind Sie im Zeitpunkt Ihres Rentenantrages noch schwerbehindert, haben Sie einen Rechtsanspruch auf eine vorzeitige unbefristete Altersrente nach § 37 SGB VI. Voraussetzungen hierfür sind:

- Sie vollendeten das 65. Lebensjahr.
- Sie sind bei Beginn der Altersrente schwerbehindert im Sinne des § 2 Abs. 2 SGB IX mit einem Schwerbehindertengrad von mindestens 50 %.
- Sie erfüllen die Wartezeit von 35 Jahren.
- Sie dürfen bis zum Erreichen des 67. Lebensjahres nicht die Hinzuverdienstgrenze von € 450,00 pro Monat überschreiten (Raa zu SGB VI § 37 R2), sofern Sie nach dem 31. Dezember 1963 geboren sind. Bei einer Teilrente gelten die individuell zu berechnenden Hinzuverdienstgrenzen nach § 34 Abs. 3 Nr. 2 SGB VI.

Sie können bereits eine Altersrente mit Abschlägen beziehen, sofern Sie

- das 62. Lebensjahr vollendeten (§ 37 Satz 2 SGB VI),
- bei Beginn der Altersrente schwerbehindert im Sinne des § 2 Abs. 2 SGB IX mit einem Schwerbehindertengrad von mindestens 50 % sind,
- die Wartezeit von 35 Jahren erfüllen,
- bis zum Erreichen des 67. Lebensjahres nicht die Hinzuverdienstgrenze von € 450,00 pro Monat überschreiten (Raa zu SGB VI § 37 R2), sofern Sie nach dem 31. Dezember 1963 geboren sind. Bei einer Teilrente gelten die individuell zu berechnenden Hinzuverdienstgrenzen nach § 34 Abs. 3 Nr. 2 SGB VI.

Ihnen wird Ihre Rente um 0,3 % pro Monat gekürzt, maximal um 10,8 % über den gesamten Zeitraum, sofern Sie unmittelbar nach dem 62. Geburtstag in Rente gehen (Raa zu SGB VI § 37 R3 i. V. m. Raa zu SGB VI § 77 R2.2). Diese Minderungen können Sie durch freiwillige Zahlungen ausgleichen (§ 187a SGB VI). Sie müssen eine formlose Absichtserklärung auf einen vorzeitigen Rentenbezug der Altersrente abgeben. Diese Erklärung erteilen Sie auch indirekt, sobald Sie einen Rentenantrag auf vorzeitige Altersrente stellen bzw. direkt über das Formular V 210 »Antrag auf Auskunft über die Höhe der Beitragszahlung zum Ausgleich einer Rentenminderung bei vorzeitiger In-

---

31   Vgl. im Internet: Deutsche Rentenversicherung (2012-2014i), Werte der Rentenversicherung, Stand: 17.11.2014.

anspruchnahme einer Rente wegen Alters«.[32] Unabhängig von Ihrer gewählten Erklärungsform wird Ihnen die zu zahlende Summe durch die Deutsche Rentenversicherung mitgeteilt. Sie sind jedoch nicht dazu verpflichtet, tatsächlich früher die Altersrente in Anspruch zu nehmen, selbst wenn Sie das entsprechende Kapital zusätzlich einzahlten (Raa zu SGB VI § 187a R2.1). Allerdings können Sie das eingezahlte Geld auch nicht zurückfordern (Raa zu SGB VI § 187a R4).

12.9 Sozialversicherung

Grundsätzlich sind nun zwei Phasen zu unterscheiden: die Phase der Rentenantragstellung und die Phase des potenziellen Bezugs einer Erwerbsminderungsrente. Mit der Rentenantragstellung befinden Sie sich in einem Schwebezustand. In der Regel sind Sie in diesem Zeitpunkt von Ihrer Krankenkasse ausgesteuert bzw. teilte Ihnen Ihre Krankenkasse den Aussteuerungszeitpunkt bereits mit. Nach der Aussteuerung müssen sowohl Ihre medizinische Weiterbehandlung in der Krankenversicherung als auch Ihre Absicherung in der Pflegeversicherung bis zur Entscheidung über Ihre Erwerbsminderungsrente aufrechterhalten werden.[33]

Bereits mit Ihrem Rentenantrag füllen Sie das Formular R810 aus, mit dem Sie Ihren Antrag auf Ihre Mitgliedschaft in der KVdR stellen (§ 201 Abs. 1 SGB V). Als Rentenantragstellerin besteht für Sie eine Rentenantragstellermitgliedschaft in der KVdR (§ 189 SGB V sowie Raa zu SGB V § 5 ff. R13) sofern Sie ebenfalls die Vorversicherungszeit erfüllten (Raa zu SGB V §§ 5 ff. R3, R3.1, R3.2, R3.3). Eine gute Übersicht gewährt Ihnen Raa zu SGB V § 201 Anlage 1.[34]

Die Deutsche Rentenversicherung leitet Ihren Antrag auf die Mitgliedschaft in der KVdR an Ihre bisherige Krankenkasse weiter. Diese prüft dann, ob Sie die Voraussetzungen einer Pflichtmitgliedschaft auf Basis folgender Aspekte erfüllen (Raa zu SGB V §§ 5 ff. R3):

- Stellten Sie einen Rentenantrag?
- Besteht für Sie ein Rentenanspruch?
- Erfüllen Sie die Vorversicherungszeit?

---

32 Link zum Formular: ▶ http://www.deutsche-rentenversicherung.de/Allgemein/de/Inhalt/5_Services/04_formulare_und_antraege/_pdf/V0210.pdf?__blob=publicationFile&v=11 – Vgl. im Internet: Deutsche Rentenversicherung (2014i), Formular V 210. Antrag auf Auskunft über die Höhe der Beitragszahlung zum Ausgleich einer Rentenminderung bei vorzeitiger Inanspruchnahme einer Rente wegen Alters, Stand: 07.11.2014.

33 Durch Ihre Mitgliedschaft in der Krankenversicherung begründen Sie automatisch auch Ihren Versicherungsschutz in der Pflegeversicherung (§§ 20–25 SGB XI).

34 Vgl. im Internet: Deutsche Rentenversicherung Regional (2012), Anlage 1 Übersicht über die Versicherungsverhältnisse vor/ab der Rentenantragstellung, Link: ▶ http://raa.deutsche-rentenversicherung-regional.de/Raa.do?f=SGB5_201ANL1, Stand: 20.11.2014.

Während die ersten beiden Punkte Ihnen relativ trivial erscheinen mögen, stellt die Klärung der Vorversicherungszeit höhere Anforderungen. Um diese Zeit zu erfüllen, prüft Ihre Krankenversicherung den Zeitraum zwischen der ersten Aufnahme Ihrer Erwerbstätigkeit bis zum Zeitpunkt der Rentenantragstellung (Raa zu SGB V §§ 5 ff. R3.3.2). Diese Phase wird auch als Rahmenfrist bezeichnet. In der zweiten Hälfte der Rahmenfrist müssen Sie mindestens neun Zehntel der Zeit

- pflichtversichert in der gesetzlichen Krankenversicherung (§ 5 SGB V),
- freiwillig in der gesetzlichen Krankenversicherung (§ 9 SGB V) oder
- familienversichert (§ 10 SGB V)

gewesen sein. Dann erfüllen Sie ebenfalls das Kriterium der Vorversicherungszeit (§ 5 Abs. 1 Nr. 11 SGB V).

Dabei wird als Erwerbstätigkeit jede Beschäftigung im In- und Ausland, auch eine Berufsausbildung oder selbständige Tätigkeit angesehen. Waren Sie nicht erwerbstätig, gilt grundsätzlich der Zeitpunkt Ihrer Eheschließung bzw. die Vollendung des 18. Lebensjahres als Beginn der Rahmenfrist, falls Sie nicht verheiratet sind/waren (Raa zu SGB V §§ 5 ff. R3.3.1).

Kommt eine Pflichtmitgliedschaft in der KVdR für Sie nicht infrage oder aber wünschen Sie einen anderen Versicherungsschutz, bestehen für Sie weiterhin folgende Optionen:

- Familienversicherung (§ 10 SGB V),
- freiwillige Mitgliedschaft in der gesetzlichen Krankenversicherung (§ 9 SGB V i. V. m. Raa zu SGB V §§ 5 ff. R11),
- Wechsel der Mitgliedschaft zu einer anderen gesetzlichen respektive privaten Krankenversicherung (§ 8 Abs. 2, § 5 Abs. 9 SGB V),
- Versicherungsschutz über eine private Krankenversicherung (§ 8 SGB V i. V. m. Raa zu SGB V §§ 5 ff. R10).

Zudem prüft die Krankenversicherung einen möglichen Krankenversicherungsschutz außerhalb der KVdR unter Ausnutzung aller denkbaren Optionen (Raa zu SGB V §§ 5 ff. R3). Im Zweifelsfall besteht nach abschließender Prüfung für Sie eine Versicherungspflicht in der gesetzlichen Krankenversicherung nach § 5 Abs. 1 Nr. 13 i. V. m. Abs. 8a SGB V.

Mit dem Antrag R810 (»Meldung zur Krankenversicherung der Rentner (KVdR) nach § 201 Absatz 1 SGB V«) stellen Sie die Weichen zur Sicherstellung Ihres Versicherungsschutzes in der Kranken- und Pflegeversicherung. Sobald es Probleme in Ihrer individuellen Situation gibt, setzt sich Ihre Krankenversicherung mit Ihnen in Verbindung. Bei mir trat dieser Fall ein, nachdem ich ausgesteuert war und meine Anträge auf Erwerbsminderungsrente und ALG I (Nahtlosigkeitsregelung) gestellt hatte, aber noch keine Bewilligungen vorlagen.

Ggf. müssen Sie hier bei der Arbeitsagentur und der Deutschen Rentenversicherung intervenieren, um die Bearbeitung zu beschleunigen.

Grundsätzlich können Sie kein Mitglied in der KVdR werden, wenn Sie

a. bereits anderweitig versicherungspflichtig sind, bspw. als Bezieherin von ALG I oder ALG II (§ 5 Abs. 1 Nr. 2, 2a SGB V),

b. eine selbständige Tätigkeit hauptberuflich ausüben (§ 5 Abs. 5 SGB V),

c. von der gesetzlichen Krankenversicherung befreit sind, bspw. als Beamter (§ 6 Abs. 1 Nr. 2 SGB V) oder bei Überschreiten der Beitragsbemessungsgrenzen (§ 6 Abs. 1 Nr. 1 SGB V) von € 54.900,00 bzw. € 4575,00 pro Monat (Stand: 2015)[35], gemäß § 6 Abs. 6 SGB V,

d. von der Krankenversicherungspflicht befreit sind, weil Sie sich bspw. privat absicherten (§ 8 Abs. 1 Nr. 4 SGB V) oder das 55. Lebensjahr bereits vollendeten und in den letzten fünf Jahren nicht versicherungspflichtig waren (§ 6 Abs. 3a SGB V).

Sobald die Tatbestände a) bis d) für Sie auslaufen, sind Sie automatisch in der KVdR versichert, sofern Sie den Antrag R810 stellten.

Ihre Beitragssätze betragen für die (Stand: 2015)

- gesetzliche Krankenversicherung: 14,6 % (§§ 241, 247, 248, 228 SGB V) auf Arbeitseinkommen, ein ermäßigter Beitragssatz von 14,0 % auf sonstige Bezüge (§§ 243, 248 SGB V), bspw. ALG II,

- gesetzliche Pflegeversicherung: 2,35 % (für Kinderlose: 2,60 %)[36] (§ 55, Abs. 1, 3 SGB XI),

- ggf. einkommensabhängiger kassenindividueller Zusatzbeitrag, der von Ihrer Krankenversicherung erhoben wird (§§ 242, 242a SGB V).

Während der Phase der Rentenantragstellung müssen Sie Ihre Beiträge für die Kranken- und Pflegeversicherung für die KVdR grundsätzlich selbst aufbringen (§ 250 Abs. 2 SGB V). Sobald Sie Ihre Erwerbsminderungsrente erhalten, greift spätestens ab dem Tag Ihrer Rentenantragstellung (ggf. rückwirkend) Ihre Mitgliedschaft in der KVdR. Die Krankenversicherung erstattet Ihnen Ihren Beitragsanteil auf Antrag zurück (§ 26 Abs. 2 und 3 SGB IV).

Erhalten Sie in der Phase der Rentenantragstellung weiterhin ALG I (bspw. im Rahmen der Nahtlosigkeitsregelung) oder ALG II gezahlt, übernimmt die Arbeitsagentur bzw. der jeweilige Sozialträger die Beiträge für die Kranken- und Pflegeversicherung für Sie (§ 251 Abs. 4, 4a SGB V sowie § 59 Abs. 1 SGB XI).

---

35 Ebenfalls muss die Jahresarbeitsentgeltgrenze des Vorjahres – aus 2014 von € 53.550,00 – überschritten sein.

36 Abweichend gilt für das Bundesland Sachsen für den Arbeitgeber ein Beitragsanteil von 0,675 % (Stand: 2015) für die Pflegeversicherung.

Beziehen Sie während der Phase der Rentenantragstellung Sozialhilfe, Grundsicherung im Alter oder bereits eine Erwerbsminderungsrente, übernimmt das für Sie zuständige Sozialamt bzw. der jeweilige Leistungsträger diese Beiträge für Sie (§ 32 SGB XII). Allerdings müssen Sie sich mit Ihrem Sozialträger eigenständig und spätestens mit Ihrem Antrag auf Erwerbsminderungsrente in Verbindung setzen.

Mit dem Gesetz zur Weiterentwicklung der Finanzstruktur und der Qualität in der gesetzlichen Krankenversicherung (GKV-FQWG) vom 21. Juli 2014 wurde die Finanzierung der gesetzlichen Krankenkassen neu geregelt.[37] Der einkommensunabhängige Zusatzbeitrag wurde abgeschafft. Ab 01. Januar 2015 kann Ihre Krankenversicherung individuelle einkommensabhängige Zusatzbeiträge erheben. Über dessen Höhe informiert Sie Ihre Krankenkasse schriftlich. Während der Phase der Rentenantragstellung darf Ihre gesetzliche Krankenkasse allerdings nur den durchschnittlichen Zusatzbeitrag erheben (§ 242a i. V. m. § 242 Abs. 3 SGB V). Grundsätzlich ist dieser von Ihnen allein zu tragen (§ 250 Abs. 2 SGB V). Beim Bezug von ALG I während der Rentenantragsphase übernimmt die Bundesagentur für Arbeit Ihren kassenindividuellen Zusatzbeitrag für die Krankenversicherung (§ 251 Abs. 4a SGB V). Erhalten Sie in dieser Phase ALG II, wird Ihr Zusatzbeitrag vom Jobcenter übernommen (§ 251 Abs. 4 SGB V). Sind Sie als ALG-II-Bezieherin nicht in der gesetzlichen Krankenversicherung versichert, erhalten Sie während Ihrer Erkrankung von Ihrem Sozialträger einen Zuschuss zu Ihren Versicherungsbeiträgen, sofern Sie hilfsbedürftig würden (§ 26 Abs. 3 SGB II). Über das Formular R820 »Antrag auf Zuschuss zur Krankenversicherung (§ 106 SGB VI)« können Sie diese Unterstützung anfordern. Ebenfalls können Sie Ihren Antrag über das Formular R100, Punkt 12.3, Seite 14 stellen.

Mit der Gewährung Ihrer (vollen) Erwerbsminderungsrente übernimmt die Deutsche Rentenversicherung die Hälfte Ihrer Versicherungsbeiträge für die Krankenversicherung. Sie tragen die andere Hälfte (§ 249a SGB V). Zudem leisten Sie allein den ggf. anfallenden Zusatzbeitrag für Ihre Krankenkasse. Für die Pflegeversicherung müssen Sie die Beiträge grundsätzlich allein übernehmen. Der Beitragszuschlag für Kinderlosigkeit in der Pflegeversicherung ist von Ihnen allein zu tragen (§ 59 Abs. 5 SGB X). Sowohl für die Kranken- als auch für die Pflegeversicherung können Sie einen Zuschuss bzw. eine Beitragsübernahme beantragen, sofern Sie durch die Beiträge bspw. hilfsbedürftig würden (§ 32 SGB XII).

Für die Bemessung der Beiträge in der gesetzlichen Kranken- und Pflegeversicherung (Beitragsbemessungsgrenze) gilt sowohl eine Untergrenze von € 945,00 pro Monat (Stand: 2015, § 240 Abs. 4 SGB V) als auch eine Obergrenze von € 4125,00 pro Monat (bzw. € 49.500,00

---

37 Gesetz zur Weiterentwicklung der Finanzstruktur und der Qualität in der gesetzlichen Krankenversicherung (GKV-Finanzstruktur- und Qualitäts-Weiterentwicklungsgesetz – GKV-FQWG) vom 21.07.2014 (BGBl. I, Nr. 33, S. 1133–1141).

pro Jahr, Stand: 2015).[38] Diese Bemessungsgrenzen werden jährlich neu durch die Bundesregierung festgelegt (§ 68 Abs. 2 Satz 1 SGB VI). Als beitragspflichtiges Einkommen werden herangezogen (§ 223 SGB V):

- Renten aus gesetzlichen Rentenversicherungen aus In- und Ausland (§ 237 SGB V),
- Versorgungsbezüge (§§ 229, 237 SGB V),
- Arbeitseinkommen (§ 237 SGB V).

Sind Sie freiwillig gesetzlich versichert, werden auch sämtliche weiteren Einkünfte, bspw.
- Einkünfte aus Vermietung und Verpachtung
- Kapitaleinkünfte

für die Beitragsbemessung bis zur Bemessungsobergrenze berücksichtigt (§§ 238, 238a, 240 SGB V).

Beziehen Sie mehrere Einkünfte parallel, bspw. weil Sie noch ein Arbeitseinkommen oder eine Rente aus dem Ausland beziehen, erfolgt eine getrennte Beitragsabrechnung für die Kranken- und Pflegeversicherung (§§ 230, 240 Abs. 3 SGB V). Ggf. zahlen Sie mehr Versicherungsbeiträge im Vergleich zur maximalen Beitragsbemessungsgrenze. Nur auf Antrag bei Ihrer gesetzlichen Krankenkasse können Sie sich die zu viel gezahlten Beiträge zurückerstatten lassen (§ 231 SGB V).

Sofern Sie freiwillig gesetzlich versichert sind und zusätzlich eine private (Zusatzversicherung) Krankenversicherung haben, beteiligt sich die Deutsche Rentenversicherung nur an Ihrem freiwilligen gesetzlichen Versicherungsschutz (§ 106 Abs. 2–4 SGB VI).

Sind Sie privat kranken- und pflegeversichert (§§ 247, 241, 228 SGB V), ist Ihr Beitragssatz von dem jeweiligen Versicherungsunternehmen abhängig. Die Deutsche Rentenversicherung beteiligt sich in Höhe der Hälfte der vergleichbaren gesetzlichen Beträge (7,30 %, Stand: 2015) an der Beitragszahlung (§ 106 SGB VI). Hierfür müssen Sie rechtzeitig Ihren Antrag stellen (§ 21 Abs. 1 SGB I i. V. m. § 19 SGB IV sowie Raa zu SGB VI § 106 R2.1). Dieser ist bereits im Formular R810 unter Punkt 5 auf Seite 5 integriert. Ebenfalls können Sie Ihren Antrag über das Formular R100, Punkt 12.3, Seite 14 stellen. Hier ist von Ihnen lediglich ein Kreuz zu setzen. Sind Sie bei einem privaten Krankenversicherungsunternehmen versichert, muss dieses zusätzlich die Bestätigung im Formular R821 abgeben.

---

38 Vgl. bspw. im Internet: BaFin (Bundesanstalt für Finanzdienstleistungsaufsicht) (o.J.): Wie ist die Unterscheidung zwischen Beitragsbemessungsgrenze und Versicherungspflichtgrenze? Link: ▶ http://www.bafin.de/SharedDocs/FAQs/DE/Verbraucher/Versicherungen/PrivatKrank/04_beitragsbemessungsgrenze_versicherungspflichtgrenze.html, Stand: 20.11.2014 bzw. Raa zu SGB VI § 106 Anlage 1 Beitragsbemessungsgrenzen (KV) Jahresarbeitsentgeltgrenzen.

Während des Bezugs einer vollen Erwerbsminderungsrente sind Sie grundsätzlich weiterhin in der gesetzlichen Arbeitslosenversicherung versichert (§ 26 Abs. 2 Nr. 3 SGB III). In dieser Zeit trägt die Deutsche Rentenversicherung Ihre Beiträge (§ 347 Nr. 7 SGB III).

Mit dem Auslaufen Ihrer Erwerbsminderungsrente endet ebenfalls Ihre Mitgliedschaft in der KVdR (§§ 189, 190 SGB V sowie Raa zu SGB V §§ 5 ff. R14). Kümmern Sie sich bereits rechtzeitig um einen neuen Versicherungsschutz, bspw. durch die (Wieder-)Aufnahme Ihrer Erwerbstätigkeit, einen neuen Rentenantrag, Antrag auf andere Entgeltersatzleistungen (ALG I, ALG II).

12.10 Praxistipp

Eventuell fordert Sie Ihre Krankenkasse während des Bezugs von Krankengeld auf, einen Antrag auf Erwerbsminderungsrente zu stellen. Lehnen Sie dies ab und verweisen Sie auf den gesetzlichen Grundsatz »Reha vor Rente!« (§ 9 Abs. 1 Satz 2 SGB VI sowie § 8 SGB IX). In der Regel wird Ihre Erwerbsminderungsrente geringer als Ihr Krankengeld ausfallen. Gehen Sie auf das Ansinnen Ihrer Krankenkasse ein, erleiden Sie finanzielle Einbußen. Sie müssen allerdings innerhalb einer Frist von vier Wochen in Form eines Widerspruchs auf das Anschreiben Ihrer Krankenversicherung reagieren (§ 84 SGG).

Stellen Sie sich auf lange Wartezeiten bis zur Entscheidung über Ihre Erwerbsminderungsrente ein. Im Zweifelsfall können Sie eine Untätigkeitsklage beim zuständigen Sozialgericht einreichen, wenn die Bearbeitung länger als sechs Monate andauert (§ 88 Abs. 1 SGG). Legen Sie Widerspruch gegen die Ablehnung Ihrer Erwerbsminderungsrente ein, muss die Rentenversicherung innerhalb von drei Monaten Ihren Widerspruch bearbeiten (§ 88 Abs. 2 SGG). In meinem Fall dauerte es neun Monate, bis ich den Rentenbescheid erhielt.

12.11 Steuerliche Aspekte

Gemäß Urteil des Bundesfinanzhofes sind Erwerbsminderungsrenten mit Leibrenten gleichzusetzen und damit der Besteuerung nach § 22 Nr. 1 Satz 3 Buchstabe a Doppelbuchstabe aa EStG zu unterwerfen (BFH, Urteil vom 13.4.2011, Az.: X R 33/09).[39]

Ihre Erwerbsminderungsrente wird in Abhängigkeit des Zeitpunktes Ihres Renteneintritts anteilig besteuert (§ 22 Nr. 1 Satz 3 Buchstabe a Doppelbuchstabe aa EStG). Bis zum Jahr 2005 wurden nur 50 % der Rente der Besteuerung unterworfen. Seit diesem Zeitpunkt wird bis zum Jahr 2040 der Rentenfreibetrag jährlich um zwei

---

39 Vgl. im Internet: BFH, Urteil vom 13.04.2011, Az.: X R 33/09. Bundesfinanzhof, Pressemitteilung Nr. 56/11 vom 27.07.2011, Link: ▶ http://www.bundesfinanzhof.de/pressemitteilungen, Stand: 11.12.2014.

Prozentpunkte auf 0 % abgeschmolzen. D. h., alle Personen, die ab 2040 in Rente gehen, müssen Ihre Rente – abzüglich des jährlich anzupassenden Grundfreibetrages – voll versteuern. Zu diesem Zweck meldet die Deutsche Rentenversicherung Ihre Daten und Ihre bezogene Rente an das für Sie zuständige Finanzamt (§ 22a Abs. 1 EStG). Hierüber erhalten Sie im ersten Quartal des Folgejahres eine Mitteilung durch die Deutsche Rentenversicherung zugesandt (§ 22a Abs. 3 EStG).

Im Zweifelsfall kann eine allgemeine Rentenerhöhung dazu führen, dass Sie individuell mehr Steuern zahlen müssen. Umgekehrt können Sie – wie jeder andere Steuerpflichtige ebenfalls – Ihre Beiträge für Vorsorgeaufwendungen, bspw.

- Beiträge für die Krankenversicherung,
- Beiträge für die Pflegeversicherung,
- Beiträge für eine private Unfallversicherung,
- Beiträge für eine private Haftpflichtversicherung,

steuerlich geltend machen.

12.12 Ablehnung der Erwerbsminderungsrente

Aufgrund meines Geburtsjahres 1977 bereiteten mich sowohl die ambulante Reha-Klinik als auch ein konsultierter Anwalt für Versicherungsrecht darauf vor, dass ich mit einer Ablehnung meines Rentenantrages rechnen müsse.

Nach Zugang des Ablehnungsbescheides gehen Sie schriftlich in Widerspruch. Teilen Sie mit, dass Sie die Begründung nachreichen und verlangen Sie gleichzeitig Akteneinsicht. Hierauf haben Sie einen Rechtsanspruch gemäß § 25 Abs. 5 SGB X und nach dem Patientenrechtegesetz. Sie können in diesem Kontext auch die Übersendung der Unterlagen anfordern.

Prüfen Sie bspw. gemeinsam mit Ihren behandelnden Ärzten, die mit Ihrem Fall bereits vertrauten Sozialberatern, dem Sozialverband VdK Deutschland e.V. oder ggf. mit einem spezialisierten Fachanwalt die Begründung der Ablehnung durch die Deutsche Rentenversicherung.

Sind Sie noch jünger, müssen Sie erneut mit einer Ablehnung rechnen. Die inhaltliche Begründung wird sich zum ersten Bescheid nicht wesentlich verändern.

Sofern sich Ihre gesundheitliche Situation nicht gebessert hat bzw. Ihre Ärzte Ihnen von einer beruflichen Tätigkeit im aktuellen Zeitpunkt (noch) abraten, klagen Sie vor dem Sozialgericht. Hier können Sie über die Rechtsanwaltskammern der jeweiligen Bundesländer, bspw. für Sachsen, ▶ http://www.datev.de/kasus/First/Start?KammerId=25&Suffix1=RAKSachsen&Suffix2=RAKSachsen&Truncation=162

einen Anwalt suchen oder telefonisch unter 0351 318590 bzw. per E-Mail unter info@rak-sachsen.de geeignete Anwälte finden.[40]

Scheuen Sie diesen Gang nicht. Es geht um Ihr Überleben, um Ihre Gesundheit! Vor Gericht können Sie sich kostenlos selbst vertreten. Sie können einen Anwalt beauftragen. Lassen Sie sich ein schriftliches Angebot zum Honorar geben, und prüfen Sie, inwieweit eine etwaig vorhandene private Rechtsschutzversicherung die Kosten trägt. Sofern Sie finanzielle Unterstützung benötigen, können Sie Prozesskostenhilfe (Formularlink: ▶ http://www.justiz.de/formulare/zwi_bund/zp1a.pdf)[41] bzw. Beratungshilfe (Formularlink: ▶ http://www.justiz.de/formulare/zwi_bund/agl1.pdf)[42] beim für Sie zuständigen Amtsgericht (Link für Suche nach Amtsgericht: ▶ http://www.deutschejustiz.de/)[43] beantragen. Speziell in Sachsen gibt es für eine anwaltliche Erstberatung kostenlose Anlaufstellen unter ▶ http://www.rak-sachsen.de/Fuer-Buerger/anwaltliche-Beratungsstellen[44] bzw. telefonisch unter 0351 3185927. Ggf. bietet auch Ihre Gemeinde kostenlose juristische Beratungen an. Hier lohnt sich ein Blick in das Amtsblatt, Stadtjournale etc.

Ansprechpartner für Beratungen in sozialen Fragestellungen sind darüber hinaus:

- Rehabilitationseinrichtungen,
- Sozialer Dienst in den Krankenhäusern,
- örtliche Verbände,
- Integrationsamt,
- Ihre gesetzliche Krankenkasse,
- Deutsche Rentenversicherung,
- Bundesagentur für Arbeit,
- zugelassene private Rentenberater gegen Honorar,
- Bundesministerium für Arbeit und Soziales (Bürgertelefon nach Themen gegliedert: ▶ http://www.bmas.de/DE/Service/Buergertelefon/inhalt.html;jsessionid=DEDACC23CD2BCA78DD8B3D21483B5F22).[45]

Allerdings erhalten Sie bei den größeren Institutionen eher nur allgemeine Auskünfte. Zudem ist der rechtliche Nachweis schwierig, falls

---

40   Vgl. im Internet: Rechtsanwaltskammer Sachsen (2015a), Homepage, Link: ▶ http://www.rak-sachsen.de, Stand: 06.02.2015.

41   Vgl. im Internet: Land Nordrhein-Westfalen vertreten durch das Justizministerium (2014a), Antrag Prozesskostenhilfe, Stand: 25.08.2014.

42   Vgl. im Internet: Land Nordrhein-Westfalen vertreten durch das Justizministerium (2014b), Antrag Beratungshilfe, Stand: 25.08.2014.

43   Vgl. im Internet: Poppensieker (2002–2015), Verzeichnis der Internetadressen der Justiz, Stand: 06.02.2015.

44   Vgl. im Internet: Rechtsanwaltskammer Sachsen (2015b), Anwaltliche Beratungsstellen – schnelle Hilfe für einkommensschwache Bürgerinnen und Bürger, Link: ▶ http://www.rak-sachsen.de/Fuer-Buerger/anwaltliche-Beratungsstellen, Stand: 06.02.2015.

45   Vgl. im Internet: BMAS Öffentlichkeitsarbeit und Internet (o.J.a), Bürgertelefon des BMAS, Stand: 25.08.2014.

Sie falsch beraten wurden oder etwas missverstanden haben. Lassen Sie sich ggf. von einer Person Ihres Vertrauens begleiten. Erstellen Sie zumindest eine Gesprächsnotiz bzw. Telefonnotiz mit Datum, Namen des Gesprächspartners und wesentlichen Inhalten des Gesprächs. Bei Anfragen per E-Mail müssen Sie mit langen Antwortzeiten rechnen.

12.13   Fazit: Ein Marathon kann leichter sein …

Ziel unserer deutschen Solidargemeinschaft ist die Wiederherstellung Ihrer Erwerbsfähigkeit. Hierauf sind alle Maßnahmen gerichtet. Die wichtigsten Punkte im Vorgehen:
- 1. Schritt: Kontenklärung
- 2. Schritt: Rentenantrag unter Beifügung sämtlicher medizinischer Unterlagen
- 3. Schritt: Klärung Sozialversicherungsstatus
- 4. Schritt: Reha-Antrag (Grundsatz »Reha vor Rente!«)
- 5. Schritt: Klärung Hinzuverdienstmöglichkeiten hinsichtlich Höhe und Arbeitszeit
- 6. Schritt: Prüfung Rentenbescheid
- 7. Schritt: Mindestens vier Monate vor Auslauf der befristeten Erwerbsminderungsrente Stellung eines neuen Rentenantrages.

Ihre Erwerbsminderungsrente wird in Abhängigkeit Ihres Renteneintrittsalters anteilig versteuert und ist bei der Steuererklärung anzugeben. Wird Ihnen die Rente abgelehnt, stehen Ihnen die Widerspruchsmöglichkeit und der weitere Rechtsweg offen.

Auslauf ALG I: Beantragung ALG II – damit es weitergeht!

Sandra Otto

S. Otto, *Brustkrebs – Hilfe im Bürokratie-Dschungel*,
DOI 10.1007/978-3-662-47072-5_13, © Springer-Verlag Berlin Heidelberg 2015

»Dann müssen Sie wahrscheinlich Hartz IV beantragen«, entgegnete mir die Sozialarbeiterin der ambulanten Reha-Klinik. Von allen Seiten wurde ich auf eine Ablehnung der Erwerbsminderungsrente aufgrund meines Geburtsjahrgangs vorbereitet. Aber wie sollte es finanziell für mich weitergehen?

Folgende Fragen sollen in diesem Kapitel beantwortet werden:
- Wann kann es Situationen in Ihrer Erkrankungsphase geben, in denen Sie ALG II beantragen müssen?
- Welche Voraussetzungen müssen Sie für die Gewährung von ALG II erfüllen?
- Wo stellen Sie den Antrag?
- Wie erhalten Sie die Antragsunterlagen?
- Wann müssen Sie Sozialhilfe beantragen?

13.1   Warum Beantragung von ALG II?

Nach 360 Tagen (siehe Bewilligungsbescheid des ALG I) endet Ihr Anspruch auf ALG I. Sofern Ihre Erwerbsminderungsrente noch nicht bewilligt wurde bzw. Sie sich im Widerspruch befinden oder aber bereits eine Klage vor dem Sozialgericht einreichten, können Sie ALG II beantragen.[1]

Sie können aber ebenfalls in diese Situation gelangen, falls Ihnen das ALG I abgelehnt wird. Aber auch die amtsärztliche Attestierung einer Besserung Ihres Gesundheitszustandes innerhalb von sechs Monaten führt zur Ablehnung von ALG I im Rahmen der Nahtlosigkeitsregelung. Ggf. müssen Sie dann ALG II beantragen.

Da ich letztendlich ALG II nicht erfahren durfte, verweise ich auf die grundsätzlichen Voraussetzungen und die Antragsformulare.

13.2   Persönliche Voraussetzungen

Das ALG II ist im SGB II geregelt, und es gelten andere Bestimmungen für dessen Bezug. In der Konsequenz führt das ALG II für Sie zu enormen finanziellen Einbußen. Es soll Ihnen ein menschenwürdiges Dasein ermöglichen (§ 1 Abs. 1 SG II) und Ihnen Ihre Erwerbsfähigkeit sichern (§ 1 Abs. 2 Satz 1 und 2 SGB II), wobei Sie als behinderte Person und als Frau besondere Beachtung verdienen (§ 1 Abs. 2 Satz 3 sowie Satz 4 Nr. 5 SGB II).

Erwerbsfähigkeit nach § 8 Abs. 1 SGB II liegt vor, wenn Sie

» nicht wegen Krankheit oder Behinderung auf absehbare Zeit außerstande (sind), unter den üblichen Bedingungen des allge-

---

1   Vgl. Delbrück, H. 2009, S. 214.

meinen Arbeitsmarktes mindestens drei Stunden täglich erwerbstätig zu sein.

Hier gilt eine andere Definition im Vergleich zum Anspruch auf ALG I (§ 138 Abs. 5 SGB i. V. m. § 145 Abs. 1 III). Beim ALG I steht neben der wöchentlichen Leistungsfähigkeit auch die Frage des absehbaren Endes Ihrer Erwerbsunfähigkeit im Raum. Sofern ein Amtsarzt zu der Überzeugung gelangt, dass Sie zwar momentan arbeitsunfähig unter drei Stunden sind, sich Ihre gesundheitliche Situation aber innerhalb der nächsten sechs Monate soweit stabilisiert, dass Sie wieder arbeiten können, stecken Sie aus finanzieller Sicht in der Sozialfalle. Sie haben keinen Anspruch auf ALG I im Rahmen der Nahtlosigkeit. Denn Sie können momentan keine 15 Stunden pro Woche oder mehr arbeiten und stehen damit der Arbeitsvermittlung nach SGB III nicht zur Verfügung. Andererseits endet Ihre Arbeitsunfähigkeit in absehbarer Zeit und zwar innerhalb der nächsten sechs Monate. Damit erfüllen Sie nicht die Anspruchsvoraussetzungen für den Bezug von ALG nach der Nahtlosigkeitsregelung.

Gemäß der Definition von Erwerbsfähigkeit nach SGB II endet Ihre Einschränkung auf absehbare Zeit, innerhalb der nächsten sechs Monate laut Gutachter. Ihnen bleibt nur die Möglichkeit, ALG II zu beantragen. Nach § 44a Abs. 1 SGB II stellt die Arbeitsagentur Ihre Erwerbsfähigkeit fest. Sofern bereits eine Beurteilung durch die Deutsche Rentenversicherung erfolgte, ist die Arbeitsagentur grundsätzlich an dieses Gutachten gebunden (§ 44a Abs. 1a Satz 2 SGB II).

Einen Leistungsanspruch auf ALG II können Sie anmelden, wenn Sie (§ 7 Abs. 1 SGB II)

- das 15. Lebensjahr vollendet und noch keinen Anspruch auf Altersrente haben (§ 7a SGB II),
- erwerbsfähig sind,
- hilfebedürftig sind und
- Ihren gewöhnlichen Aufenthalt in der Bundesrepublik Deutschland haben sowie
- keine Ausländerin, Asylbewerberin etc. sind.

Auch wenn Sie diese persönlichen Voraussetzungen erfüllen, werden sowohl Ihre persönliche Verhältnisse als auch die Einkommens- und Vermögensverhältnisse der Menschen geprüft, mit denen Sie zusammenleben (sogenannte Bedarfsgemeinschaft nach § 7 Abs. 2, 3 SGB II).

13.3 Versicherungsrechtliche Voraussetzungen

Um ALG II zu erhalten, müssen Sie hilfebedürftig sein (§ 9 Abs. 1 SGB II), d. h., Sie können Ihren Lebensunterhalt nicht durch eigenes Einkommen und Vermögen bzw. durch Unterstützung von anderen, bspw. Angehörigen, sichern. Zum einen müssen Sie Ihre sämtlichen

Einkommens- und Vermögensverhältnisse offenlegen (§§ 11, 11a, 11b, 12 SGB II) und ggf. aufbrauchen. Hierbei gibt es allerdings Freibeträge und nicht anrechenbares Vermögen. Zum anderen prüft der Sozialträger, ob Sie finanzielle Unterstützung von den Menschen erhalten können, mit denen Sie in einer Bedarfsgemeinschaft tatsächlich zusammenleben (§ 9 Abs. 1, 2 SGB II). Dies können sein:

— Ihr Ehepartner/Lebenspartner,
— Ihre Eltern,
— Ihre Kinder,
— weitere Angehörige (bspw. Schwiegereltern),
— andere Personen, mit denen Sie zusammenleben.

Ebenfalls werden weitere Angehörige oder Sozialleistungsträger herangezogen (§ 9 Abs. 1, 3. Halbsatz SGB II).

13.4   Die Beantragung

Sämtliche Antragsunterlagen finden Sie unter folgendem Link:
► http://www.arbeitsagentur.de/web/content/DE/Formulare/Detail/index.htm?dfContentId=L6019022DSTBAI516946.[2]

Weiterhin können Sie die Antragsunterlagen bspw. erhalten bei
— Arbeitsagentur,
— Jobcenter,
— Rentenservicestellen,
— Sozialämter,
— Integrationsämter,
— Sozialmitarbeiter,
— Gemeinde- und Stadtverwaltungen.

13.5   Dauer und Höhe

Der Regelbedarf für Sie als Alleinstehende bzw. Alleinerziehende beträgt € 399,00 pro Monat (Stand 2015). Sofern Sie mit einer Person über 18 Jahren zusammenleben, beträgt der Regelbedarf € 360,00 pro Monat (Stand: 2015) für jeden von Ihnen (§ 20 Abs. 2, 4, 5 SGB II). Für weitere Regelungen verweise ich auf den § 20 SGB II. Mit dem Regelbedarf sollen Ihre Ausgaben für Ernährung, Kleidung, Körperpflege, Hausrat, Haushaltsenergie abgedeckt werden (§ 20 Abs. 1 SGB II).

Weiterhin können Sie einen Zuschuss für die Heizung und Ihre Unterkunft, inklusive ggf. notwendiger Reparaturen (§ 22 SGB II), sowie für Mehrbedarfe, bspw. für gesundheitsbedingte spezielle Ernährung (§ 21 SGB II), beantragen.

---

2   Vgl. im Internet: Bundesagentur für Arbeit (o.J.g): Formulare Arbeitslosengeld II, Stand: 20.11.2014.

Darüber hinaus können Sie Dienstleistungen, wie Beratungen oder Sachleistungen, bspw. in Form von Weiterbildungsmaßnahmen oder Einrichtung eines behindertengerechten Arbeitsplatzes (§ 16 SGB II), einfordern (§ 4 SGB II).

ALG II wird in der Regel befristet für sechs Monate gewährt, kann aber auf bis zu zwölf Monate verlängert werden (§ 41 Abs. 1 SGB II). Anschließend müssen Sie einen Folgeantrag stellen.

Grundsätzlich trägt der Bund bzw. das Jobcenter Ihre Beiträge für die gesetzliche Kranken- und Pflegeversicherung (§ 251 Abs. 4 SGB V i. V. m. § 59 Abs. 1 SGB XI), sofern Sie versicherungspflichtig nach § 5 Abs. 1 Nr. 2a SGB V sind. Dies ist dann gegeben, wenn Sie bereits vor dem Bezug von ALG II in der gesetzlichen Krankenversicherung pflichtversichert waren. Waren Sie vor dem Beginn des Bezugs von ALG II privat versichert, behalten Sie diesen Status und können einen Antrag auf die Halbierung des Basistarifs bei Ihrer privaten Krankenversicherung beantragen (§ 26 SGB II i. V. m. § 12 Abs. 1c Satz 5 und 6 VAG). Darüber hinaus und in allen anderen Fällen können Sie einen Zuschuss bei Ihrem Sozialträger beantragen (§ 26 SGB II). Lassen Sie sich unbedingt bspw. von Ihrem Sozialträger oder Ihrer Krankenkasse beraten!

13.6 Die letzte Option: Sozialhilfe

Steht Ihnen kein ALG II zu, prüft die Agentur für Arbeit, ob Ihnen ggf. Sozialhilfe gezahlt werden kann (§ 44a Abs. 4 SGB II). Der jeweilige kommunale Träger legt fest, in welcher Höhe Ihnen aufgrund Ihrer Hilfsbedürftigkeit soziale Leistungen zustehen können (§ 44a Abs. 5,6 SGB II).

Sind Sie bspw. vorübergehend erwerbsgemindert auf unter drei Stunden pro Tag, können Sie – in Abgrenzung zum ALG II – die Sozialhilfe in Form der Grundsicherung zum Lebensunterhalt beantragen (§ 19 Abs. 1 SGB XII).

Erhält Ihr Ehepartner/Lebenspartner bspw. Arbeitslosengeld II und Sie selbst sind nicht erwerbsfähig, können Sie nur Sozialgeld über das Jobcenter erhalten (§ 19 Abs. 1 SGB II). Durch die Vereinheitlichung der Zuständigkeiten für ALG II und Sozialgeld beim Jobcenter sollen Ihnen und Ihrem Ehepartner/Lebenspartner unterschiedliche Behördenzuständigkeiten erspart werden (§ 97 Abs. 2 SGB XII). Eigentlich ist für die Sozialhilfe das Sozialamt bzw. der örtliche Träger zuständig (§§ 97–99 SGB XII).

Folgende Leistungen umfasst die Sozialhilfe (§ 28 Abs. 1 SGB I i. V. m. § 8 SGB XII):

- Hilfe zum Lebensunterhalt (§§ 27–40 SGB XII),
- Grundsicherung im Alter und bei Erwerbsminderung (§§ 41–46a SGB XII),
- Hilfen zur Gesundheit (§§ 47–52 SGB XII),

- Eingliederungshilfe für behinderte Menschen (§§ 53–60 SGB XII),
- Hilfe zur Pflege (§§ 61–66 SGB XII),
- Hilfe zur Überwindung besonderer sozialer Schwierigkeiten (§§ 67–69 SGB XII),
- Hilfe in anderen Lebenslagen (§§ 70–74 SGB XII)
- sowie die jeweils gebotene Beratung und Unterstützung.

Im Kontext Ihrer Krebserkrankung eröffnet Ihnen das SGB XII einen Rechtsanspruch auf Sozialhilfe (§ 8 Nr. 6 i. V. m. §§ 67 und 68 bzw. § 73 sowie § 19 Abs. 3 Satz 1 SGB XII), falls Ihr laufendes Einkommen (§ 89 SGB XII) und Vermögen (§ 90 SGB XII) – auch das der anderen Haushaltsmitglieder nicht ausreicht. Sie dürfen allerdings keine anderweitigen Leistungen beziehen (§ 2 Abs. 1 SGB XII). Erhalten Sie bspw. Wohngeld, kann dies bereits zur Überwindung Ihrer Hilfsbedürftigkeit dienen. Beachten Sie bitte, dass die Hilfe in besonderen Lebenslagen (§ 67 SGB XII) unabhängig von Ihrer Einkommenssituation zu gewähren ist.

Um die Leistungen der Sozialhilfe zu erhalten, muss der Sozialleistungsträger, bspw. die für Sie zuständige Gemeinde, lediglich Kenntnis über Ihre Hilfebedürftigkeit erlangen. D. h., Sie müssen keinen expliziten schriftlichen Antrag stellen. Bspw. können Sie telefonisch oder persönlich Ihre Hilfsbedürftigkeit kundtun (§ 18 Abs. 1 und 2 SGB XII).

Anders verhält es sich, falls Sie Grundsicherung bei voller Erwerbsminderung benötigen. Ist Ihre Erwerbsfähigkeit dauerhaft voll gemindert (§ 19 Abs. 2 SGB XII), erhalten Sie die Grundsicherung bei Erwerbsminderung nach § 41 Abs. 1, 3 SGB XII als eine Sonderform der Sozialhilfe. Hier ist ein expliziter Antrag erforderlich (§ 18 Abs. 1 SGB XII), den Sie unter folgendem Link finden können:

- ▶ http://www.deutsche-rentenversicherung.de/Allgemein/de/Inhalt/5_Services/04_formulare_und_antraege/_pdf/S2410.pdf?__blob=publicationFile&v=8,[3]
- Hinweise zum Antrag auf Grundsicherung: ▶ http://www.deutsche-rentenversicherung.de/Allgemein/de/Inhalt/5_Services/04_formulare_und_antraege/_pdf/S2412.pdf?__blob=publicationFile&v=6.[4]

Die Beantragung erfolgt bei der zuständigen Gemeinde, der Deutschen Rentenversicherung, dem Sozialamt etc. Dabei erfolgt die Feststellung Ihrer vollen dauerhaften Erwerbsminderung durch die Deutsche Rentenversicherung und ist unabhängig vom Bezug einer Rente (§ 45 SGB XII).

---

3   Vgl. im Internet: Deutsche Rentenversicherung (2014j), Antrag auf Leistungen der Grundsicherung im Alter und bei Erwerbsminderung (SGB XII), Stand: 28.08.2014.

4   Vgl. im Internet: Deutsche Rentenversicherung (2011b), Hinweise zum Antrag auf Leistungen der Grundsicherung im Alter und bei Erwerbsminderung nach dem Vierten Kapitel des Zwölften Buches des Sozialgesetzbuches (SGB XII), Stand: 28.08.2014.

Einkünfte der Kinder im Verständnis des Elternunterhalts (§§ 1601, 1602 BGB), die nicht mehr in Ihrem Haushalt leben, werden nur herangezogen, wenn diese mehr als € 100.000,00 im Jahr verdienen (§ 2 Abs. 1 SGB XII i. V. m. § 43 Abs. 3 SGB XII).

Es ist zwischen der laufenden Sozialhilfe und einmaligen Unterstützungen bei außergewöhnlichen Belastungen zu unterscheiden.[5] Bestimmte Leistungen können Ihnen auch als Darlehen gewährt werden (§§ 37 und 38 SGB XII).

Bspw. können Sie folgende konkrete Leistungen erhalten:

- Sicherung des Existenzminimums, insbesondere Ernährung, Kleidung, Körperpflege, Hausrat, Haushaltsenergie (§ 27a SGB XII),
- angemessene Aufwendungen für Wohnen und Heizen (§ 35 SGB XII),
- Mehrbedarfe aufgrund einer Behinderung, bspw. für Pflegemittel (§ 30 SGB XII),
- Übernahme von Kranken- und Pflegeversicherungsbeiträgen, Versorgungsbeiträgen, Zusatzbeiträgen (§ 32 SGB XII),
- ggf. können Beiträge für die Altersvorsorge übernommen werden (§ 33 SGB XII),
- Berücksichtigung von Mehrbedarfen aufgrund Ihrer Krebserkrankung (§ 30 SGB XII),
- Berücksichtigung von Einmalbedarfen aufgrund Ihrer Krebserkrankung (§ 31 SGB XII),
- Hilfen zum Schutz gegen Zwangsräumungen Ihrer Unterkunft (§ 36 SGB XII),
- Darlehensgewährung für Sonderanschaffungen (§§ 37, 38 SGB XII),
- Reha-Leistungen (§ 14 SGB XII).

Die Höhe der regelmäßigen Zahlungen wird an Ihrer individuellen Situation und den sogenannten Regelbedarfssätzen festgelegt (§ 27a Abs. 3 i. V. m. § 28 SGB XII). Die Ermittlung der Regelbedarfsstufe für Sie als Beantragende finden Sie unter: ▶ http://www.bmas.de/SharedDocs/Downloads/DE/regelsaetze-lebenshaltung.pdf?__blob=publicationFile.[6] Die monatlichen Regelsätze bewegen sich zwischen € 399,00 und € 234,00 pro Monat (Stand 2015).

Eine kostenlose umfassende Informationsbroschüre zum Thema finden Sie zudem auf den Seiten des Bundesministeriums für Arbeit und Soziales unter ▶ http://www.bmas.de/SharedDocs/Downloads/DE/PDF-Publikationen/a207-sozialhilfe-und-grundsicherung.pdf?__blob=publicationFile.[7]

---

5 Vgl. Delbrück (2009), S. 204.
6 Vgl. im Internet: BMAS (o.J.b), Anlage zu § 28 des Zwölften Buches Sozialgesetzbuch (SGB XII), Link: ▶ http://www.bmas.de/SharedDocs/Downloads/DE/regelsaetze-lebenshaltung.pdf?__blob=publicationFile, Stand: 28.08.2014.
7 Vgl. im Internet: BMAS (2014), Sozialhilfe und Grundsicherung im Alter und bei Erwerbsminderung, Stand: 29.10.2014.

13.7 Fazit: Existenzminimum und nicht mehr

Obwohl Sie keine Schuld an Ihrer Krebserkrankung tragen, können Sie sehr schnell in den Bürokratie-Strudel gelangen und müssen ALG II oder Sozialhilfe beim zuständigen Träger beantragen. Sie fallen damit auf ein Existenzminimum zurück. Dieses sichert Ihren Lebensunterhalt – nicht mehr. Auch in dieser Lebenssituation gilt, niemand wird für Sie tätig, wenn Sie sich nicht selbst kümmern. Den Antrag auf ALG II müssen Sie stellen, wenn

- Ihr ALG I ausläuft,
- Ihre Erwerbsminderungsrente noch nicht bewilligt wurde bzw. Ihr Widerspruch oder ein Rechtsverfahren läuft,
- Ihre Erwerbsminderungsrente endgültig abgelehnt wurde.

Steht Ihnen kein ALG II zu, müssen Sie Sozialgeld nach SGB II bzw. Sozialhilfe nach SGB XII beantragen.

Serviceteil

S. Otto, *Brustkrebs – Hilfe im Bürokratie-Dschungel*,
DOI 10.1007/978-3-662-47072-5, © Springer-Verlag Berlin Heidelberg 2015

Literaturverzeichnis

Berg L (2007) Brustkrebs. Wissen gegen Angst. Das Handbuch, 2. Aufl. Goldmann, München

Camara O, Sehouli J (2006) Brustkrebs: 100 Fragen – 100 Antworten. Eine Broschüre für Patientinnen und Angehörige. akademos Wissenschaftsverlag, Hamburg

Curtze E, Reinhold A (2010) Multiple Sklerose. Sozialratgeber von A-Z. Springer, Urban & Vogel GmbH, München

Delbrück H (2009) Brustkrebs. Rat und Hilfe für Betroffene und Angehörige, 8. Aufl. Kohlhammer, Stuttgart

Deutsche Rentenversicherung Bund Geschäftsbereich Presse und Öffentlichkeitsarbeit Kommunikation (2013): Ihr Rentenantrag – so geht´s. 2. Aufl., Nr. 112, Berlin

Elsner M (2011) Kleiner Notfallkoffer. Dem Brustkrebs auf der Spur. Ein Ratgeber nicht nur für Brustkrebspatientinnen. Angelus Verlag Lutz Elsner, Berlin

Goldmann-Posch U, Martin RR (2012) Überlebensbuch Brustkrebs. Die Anleitung zur aktiven Patientin. In Abstimmung mit international anerkannten Brustkrebs-Experten, 5. Aufl. Schattauer, Stuttgart

Hacks S, Wellner W, Häcker F (2014) Schmerzensgeld-Beträge 2014 (»Hacks Schmerzensgeld-Tabelle«), 32. Aufl. Deutscher Anwaltverlag, Bonn

Lemogne C, Consoli SM, Melchior M et al (2013) Depression and the Risk of Cancer: A 15-year Follow-up Study of the GAZEL Cohort. Am J Epidemiol 178:1712–1720

Rensing L, Rippe V (2009) Ist psychischer Stress ein Risikofaktor bei der Entstehung und Entwicklung von Tumoren? Onkologe 15:784–791

Siedenburg B (2014) Da liegt was in den Genen. SPIEGEL WISSEN 6:50–53

Stamatiadis-Smidt H, zur Hausen H, Wiestler O, Gebest HJ (2006) Thema Krebs, 3. Aufl. Springer, Berlin Heidelberg

Internetquellenverzeichnis

Advertiso GmbH (o.J.): Sozialaemter.com. Im Internet: ▸ http://www.sozialaemter.com/, Stand: 29.10.2014.

AOK (Allgemeine Ortskrankenkassen) (o.J.): AOK-Duo: Die ärztliche Zweitmeinung, Im Internet: ▸ http://www.aok.de/bremen/aok-duo-die-aerztliche-zweitmeinung-160246.php, Stand: 30.12.2014.

Arbeitskreis Gesundheit e.V. (2014): Kliniksuche über Körperteile. Kliniksuche nach Region. Im Internet: ▸ http://www.arbeitskreis-gesundheit.de/startseite; Stand: 28.08.2014.

BaFin (o.J.): Wie ist die Unterscheidung zwischen Beitragsbemessungsgrenze und Versicherungspflichtgrenze? Im Internet: ▸ http://www.bafin.de/SharedDocs/FAQs/DE/Verbraucher/Versicherungen/PrivatKrank/04_beitragsbemessungsgrenze_versicherungspflichtgrenze.html, Stand: 20.11.2014.

BerlinOnline Stadtportal GmbH & Co. KG (o.J.): Antrag Sozialhilfe. Im Internet: ▸ https://www.berlin.de/formularserver/formular.php?51699, Stand: 08.04.2015.

beta Institut gemeinnützige GmbH (2015): Zuzahlungsbefreiung Krankenversicherung. Im Internet: ▸ http://www.betanet.de/betanet/soziales_recht/Zuzahlungsbefreiung-Krankenversicherung-675.html, Stand: 16.01.2015.

BMAS Öffentlichkeitsarbeit und Internet (2013a): Faltblatt Schwerbehindertenausweis. Im Internet: ▸ http://www.bmas.de/DE/Service/Publikationen/a747-schwerbehindertenausweis.html, Stand: 04.09.2014.

BMAS (2013b): RATGEBER ZUR RENTE. Heute verlässlich für morgen. Die Rente. Im Internet: ▸ http://www.bmas.de/SharedDocs/Downloads/DE/PDF-Gesetze/a815-ratgeber-zur-rente-258.pdf?__blob=publicationFile, Stand: 08.10.2014.

BMAS: Referat Information, Publikation, Redaktion (2014): Sozialhilfe und Grundsicherung im Alter und bei Erwerbsminderung. Im Internet: ▸ http://www.bmas.de/SharedDocs/Downloads/DE/PDF-Publikationen/a207-sozialhilfe-und-grundsicherung.pdf?__blob=publicationFile, Stand: 29.10.2014.

BMAS Öffentlichkeitsarbeit und Internet (o.J.a): Bürgertelefon des BMAS. Im Internet: ▸ http://www.bmas.de/DE/Service/Buergertelefon/inhalt.html;jsessionid=DEDACC23CD2BCA78DD8B3D21483B5F22, Stand: 25.08.2014.

BRCA-Netzwerk e.V. (o.J.): Interaktive Karte BK-Zentren. Im Internet: ▸ http://www.brca-netzwerk.de/interaktive-karte.html, Stand: 27.10.2014.

Bundesagentur für Arbeit (2012a): Merkblatt 12. Förderung der Teilhabe am Arbeitsleben für Arbeitnehmerinnen und Arbeitnehmer. Im Internet: ▸ http://www.arbeitsagentur.de/web/wcm/idc?IdcService=GET_FILE&dDocName=L6019022DSTBAI378491&RevisionSelectionMethod=Latest, Stand: 15.10.2014.

Bundesagentur für Arbeit (2012b): Gleichstellung behinderter mit schwerbehinderten Menschen nach § 2 Absatz 3 Sozialgesetzbuch IX (SGB IX). Im Internet: ▸ http://www.arbeitsagentur.de/web/content/DE/BuergerinnenUndBuerger/MenschenmitBehinderung/Gleichstellung/index.htm, Stand: 06.09.2014.

Bundesagentur für Arbeit (2013a): Arbeitsbescheinigung nach § 312 Drittes Sozialgesetzbuch (SGB III). Im Internet: ▸ http://www.arbeitsagentur.de/web/wcm/idc/groups/public/documents/webdatei/mdaw/mdk1/~edisp/l6019022dstbai378251.pdf?_ba.sid= L6019022DSTBAI378254, Stand: 30.10.2014.

Bundesagentur für Arbeit (2013b): Hinweise Arbeitsbescheinigung. Im Internet: ▸ http://www.arbeitsagentur.de/web/wcm/idc/groups/public/documents/webdatei/mdaw/mdk1/~edisp/l6019022dstbai378255.pdf?_ba.sid=L6019022DSTBAI378258, Stand: 30.10.2014.

Bundesagentur für Arbeit (2013c): Bescheinigung über Nebeneinkommen nach § 313 des Dritten Buches Sozialgesetzbuch (SGB III). Im Internet: ▸ http://www.arbeitsagentur.de/web/wcm/idc/groups/public/documents/webdatei/mdaw/mdk1/~edisp/l6019022dstbai378259.pdf?_ba.sid=L6019022DSTBAI378262, Stand: 30.10.2014.

Bundesagentur für Arbeit (2013d): Arbeitsbescheinigung Gefangene. Im Internet: ▸ http://www.arbeitsagentur.de/web/wcm/idc/groups/public/documents/webdatei/mdaw/mjmz/~edisp/l6019022dstbai666891.pdf?_ba.sid=L6019022DSTBAI666894, Stand: 30.10.2014.

Bundesagentur für Arbeit (2014d): Erklärung zu selbständiger Tätigkeit Einkünfte Land- und Forstwirtschaft. Im Internet: ▶ http://www.arbeitsagentur.de/web/wcm/idc/groups/public/documents/webdatei/mdaw/mji0/~edisp/l6019022dstbai642811.pdf?_ba.sid=L6019022DSTBAI642814, Stand: 30.10.2014.

Bundesagentur für Arbeit (2014e): Bescheinigung über den Bezug anderer Leistungen gem. § 312 Abs. 3 Drittes Buch Sozialgesetzbuch (SGB III. Im Internet: ▶ http://www.arbeitsagentur.de/web/wcm/idc/groups/public/documents/webdatei/mdaw/mdk3/~edisp/l6019022dstbai384199.pdf?_ba.sid=L6019022DSTBAI384202, Stand: 30.10.2014.

Bundesagentur für Arbeit (2014f): Antrag. Im Internet: ▶ http://www.arbeitsagentur.de/web/content/DE/BuergerinnenUndBuerger/Arbeitslosigkeit/Arbeitslosengeld/Antrag/index.htm, Stand: 03.11.2014.

Bundesagentur für Arbeit (o.J.a): Online-Registrierung Jobbörse. Im Internet: ▶ https://job-boerse.arbeitsagentur.de/vamJB/anmeldung.html, Stand: 29.10.2014.

Bundesagentur für Arbeit (o.J.b), Dienststellen vor Ort. Im Internet: ▶ http://www.arbeitsagentur.de/apps/faces/home/pvo?_afrWindowId=10icnfdlj3_1&_afrLoop=1852162772340603&_afrWindowMode=0&_adf.ctrl-state=10icnfdlj3_4, Stand: 29.10.2014.

Bundesagentur für Arbeit (o.J.c): Formulare Arbeitslosengeld. Im Internet: ▶ http://www.arbeitsagentur.de/web/content/DE/Formulare/Detail/index.htm?dfContentId=L6019022DSTBAI519860, Stand: 30.10.2014.

Bundesagentur für Arbeit (o.J.d): Zusatzblatt Altersteilzeit. Im Internet: ▶ http://www.arbeitsagentur.de/web/wcm/idc/groups/public/documents/webdatei/mdaw/mdk3/~edisp/l6019022dstbai382975.pdf?_ba.sid=L6019022DSTBAI382978, Stand: 30.10.2014.

Bundesagentur für Arbeit (o.J.e): Veränderungsmitteilungen. Im Internet: ▶ http://www.arbeitsagentur.de/web/wcm/idc/groups/public/documents/webdatei/mdaw/mdk3/~edisp/l6019022dstbai385303.pdf?_ba.sid=L6019022DSTBAI385306, Stand: 30.10.2014.

Bundesagentur für Arbeit (o.J.f): Kundenreaktionsmanagement. Im Internet: ▶ https://www.arbeitsagentur.de/apps/faces/home/kf;jsessionid=CUI_FIH75lElqhgpK4tEerlNBSW6lLtc1KEN9LLJotQz2RhS0cdX!-1586867677?kfid=E2-13&_afrLoop=426113561176219&_afrWindowMode=0&_afrWindowId=null#%40 % 3F_afrWindowId%3Dnull%26kfid%3DE2-13% 26_afrLoop%3D426113561176219 % 26_afrWindowMode%3D0 % 26_adf.ctrl-state%3D1dmetmiphw_4, Stand: 05.11.2014.

Bundesagentur für Arbeit (o.J.g): Formulare Arbeitslosengeld II. Im Internet: ▶ http://www.arbeitsagentur.de/web/content/DE/Formulare/Detail/index.htm?dfContentId=L6019022DSTBAI516946, Stand: 20.11.2014.

Bundesarbeitsgemeinschaft für Rehabilitation (o.J.): Im Internet: Arbeitshilfe für die stufenweise Wiedereingliederung in den Arbeitsprozess. Schriftenreihe der Bundesarbeitsgemeinschaft für Rehabilitation. Heft 8, ▶ http://www.bar-frankfurt.de/fileadmin/dateiliste/publikationen/arbeitshilfen/downloads/Arbeitshilfe_Wiedereingliederung.pdf, Stand: 14.10.2014.

Bundesärztekammer (2010): Gutachterkommissionen und Schlichtungsstellen bei den Ärztekammern. Im Internet: ▶ http://www.bundesaerztekammer.de/page.asp?his=2.59.5301, Stand: 09.09.2014.

Bundesärztekammer (2013a): Adressen bei den Bundesärztekammern. Im Internet: ▶http://www.bundesaerztekammer.de/page.asp?his=2.59.5301.5361, Stand: 09.09.2014.

Bundesärztekammer (2013b): Wegweiser Gutachterkommissionen und Schlichtungsstellen bei Ärztekammern. Im Internet: ▶ http://www.bundesaerztekammer.de/downloads/Brosch_Gutachterkommissionen_14062013.pdf, Stand: 11.09.2014.

Bundesärztekammer u. a. (2015): (Checkliste) Woran erkennt man eine gute Arztpraxis? Checkliste für Patientinnen und Patienten. Ärztliches Zentrum für Qualität in der Medizin (Hrsg.). Im Internet: ▶ http://www.patienten-information.de/mdb/edocs/pdf/schriftenreihe/schriftenreihe43.pdf, Stand: 07.04.2015.

Bundesministerium für Gesundheit (2013): Informationsblatt zu den Zuzahlungsregelungen der

Gesetzlichen Krankenversicherung. Im Internet: ▶ http://bundesgesundheitsministerium.de/fileadmin/dateien/Downloads/A/Arzneimittelversorgung/Zuzahlungen/Infoblatt_Zuzahlungen_Arzneitmittel.pdf, Stand: 22.10.2014.

Bundespräsidialamt (2014): Kontakt. Im Internet: ▶ https://www.bundespraesident.de/DE/Service/Buergerkontakt/buergerbuero-node.html, Stand: 07.12.2014.

Charité Comprehensive Cancer Center (2014): Wie vereinbaren Sie einen Termin? Im Internet: Link: ▶ http://cccc.charite.de/angebote/interdisziplinaere_tumorambulanzen/wie_vereinbaren_sie_einen_termin/, Stand: 03.12.2014.

Deutsche Arbeitsgemeinschaft für psychosoziale Onkologie e.V. (o.J.): Startseite. Im Internet: ▶ http://www.dapo-ev.de, Stand: 28.10.2014.

Deutsche Gesellschaft für Senologie (2012): Zertifizierungsrichtlinien (20.08.2012). Im Internet: ▶ http://www.senologie.org/brustzentren/zertifizierungsrichtlinien/?L=registration.register; Stand: 25.08.2014.

Deutsche Krebshilfe e.V. (2012) : Antrag auf einmalige Unterstützung aus dem Härtefonds der Deutschen Krebshilfe e.V. Im Internet: ▶ https://www.krebshilfe.de/fileadmin/Inhalte/Downloads/PDFs/haertefonds_antrag.pdf, Stand: 28.08.2014.

Deutsche Krebshilfe e.V. (2014): Wir über uns – die Deutsche Krebshilfe. Im Internet: ▶ http://www.krebshilfe.de/deutsche-krebshilfe.html, Stand: 08.12.2014.

Deutsche Krebshilfe e.V. (o.J.a): Onkologische Spitzenzentren. Im Internet: ▶ http://www.ccc-netzwerk.de/onkologische-spitzenzentren.html, Stand: 23.10.2014.

Deutsche Krebshilfe e.V. (o.J.b): Krebs-Selbsthilfe. Im Internet: ▶ http://www.krebshilfe.de/wir-helfen/linkliste0/linkliste-krebs-selbsthilfe0.html?L=0, Stand: 29.08.2014.

Deutsche Krebshilfe e.V. (o.J.c): Der Härtefonds hilft in finanzieller Not. Im Internet: ▶ http://www.krebshilfe.de/wir-helfen/haertefonds.html, Stand: 29.10.2014.

Deutsche Post AG (2015): Internetmarke. Im Internet: ▶ http://www.deutschepost.de/de/i/internetmarke-porto-drucken.html, Stand: 06.02.2015.

Deutsche Rentenversicherung (2005): Medizinische Voraussetzungen der AHB. Deutsche Rentenversicherung. ▶ http://www.deutsche-rentenversicherung.de/cae/servlet/contentblob/208282/publicationFile/2266/ahb_indikationskatalog.pdf, Stand: 26.09.2014.

Deutsche Rentenversicherung (2006): Antragspaket Übergangsgeld. Im Internet: ▶ http://www.deutsche-rentenversicherung.de/Rheinland/de/Inhalt/Allgemeines/publikationen/reha_vordrucke/03_rehabilitation/pakete/10_paket_uebergangsgeld.html, Stand: 14.08.2014.

Deutsche Rentenversicherung (2011a): Antragspaket Anschlussrehabilitation. Im Internet: ▶ http://www.deutsche-rentenversicherung.de/Rheinland/de/Inhalt/Allgemeines/publikationen/reha_vordrucke/03_rehabilitation/pakete/03_paket_anschlussrehabilitation_reha.html, Stand: 14.08.2014.

Deutsche Rentenversicherung (2011b): Hinweise zum Antrag auf Leistungen der Grundsicherung im Alter und bei Erwerbsminderung nach dem Vierten Kapitel des Zwölften Buches des Sozialgesetzbuches (SGB XII). Im Internet: ▶ http://www.deutsche-rentenversicherung.de/Allgemein/de/Inhalt/5_Services/04_formulare_und_antraege/_pdf/S2412.pdf?__blob=publicationFile&v=6, Stand: 28.08.2014.

Deutsche Rentenversicherung (2012a): Stufenweise Wiedereingliederung in das Erwerbsleben (Stufenplan). G834. Im Internet: ▶ http://www.deutsche-rentenversicherung.de/cae/servlet/contentblob/217658/publicationFile/42945/G0834.pdf, Stand: 13.10.2014.

Deutsche Rentenversicherung (2012b): Beginnmitteilung zur Vorlage bei der Deutschen Rentenversicherung zur Weiterzahlung von Übergangsgeld nach § 51 Absatz 5 des Neunten Buches Sozialgesetzbuch (SGB IX). Im Internet: ▶ http://www.deutsche-rentenversicherung.de/Allgemein/de/Inhalt/5_Services/04_formulare_und_antraege/_pdf/G0840.pdf?_blob=publicationFile&v=10, Stand: 08.12.2014.

Deutsche Rentenversicherung (2012–2014a): Stationäre Rehabilitationseinrichtungen. Im Internet: ▶ http://www.deutsche-rentenversicherung.de/BraunschweigHannover/de/Navigation/2_Rente_Reha/02_Reha/05_Fachinformationen/03_Infos_Reha_Einrichtungen/Mindestvoraussetzungen_I_node.html, Stand: 08.12.2014.

Deutsche Rentenversicherung (2012–2014b): Bürgertelefon. Im Internet: ▶ http://www.deutsche-rentenversicherung.de/Rheinland/de/Navigation/5_Services/01_Kontakt_und_Beratung/01_kontakt/02_callback_node.html, Stand: 09.12.2014.

Deutsche Rentenversicherung (2012–2014c): Rückrufservice. Im Internet: ▶ http://www.deutsche-rentenversicherung.de/Rheinland/de/Navigation/5_Services/01_Kontakt_und_Beratung/01_kontakt/02_callback_node.html, Stand: 14.08.2014.

Deutsche Rentenversicherung (2012–2014d): Kontaktformular. Im Internet: ▶ https://www.deutsche-rentenversicherung.de/Allgemein/de/Navigation/5_Services/01_kontakt_und_beratung/01_kontakt/02_web_formular_node.html, Stand: 14.08.2014.

Deutsche Rentenversicherung (2012–2014e): Termin buchen. Im Internet: ▶ http://www.deutsche-rentenversicherung.de/Allgemein/de/Navigation/5_Services/02_online_dienste/02_termine_vereinbaren/termine_vereinbaren_node.html, Stand: 14.08.2014.

Deutsche Rentenversicherung (2012–2014f): Suche nach Auskunfts- und Beratungsstellen und Versichertenberatern/-ältesten. Im Internet: ▶ http://www.deutsche-rentenversicherung.de/Allgemein/de/Navigation/5_Services/01_kontakt_und_beratung/02_beratung/01_beratung_vor_ort/01_servicezentren_beratungsstellen_node.html, Stand: 14.08.2014.

Deutsche Rentenversicherung (2012–2015c): Formularpaket Haushaltshilfe. Im Internet: ▶ http://www.deutsche-rentenversicherung.de/Allgemein/de/Inhalt/5_Services/04_formulare_und_antraege/01_versicherte/03_reha/_DRV_Paket_Rehabilitation_Haushaltshilfe.html, Stand: 06.02.2015.

Deutsche Rentenversicherung (2012–2015d): Formularpaket Erwerbsminderungsrente. Rente wegen verminderter Erwerbsfähigkeit einschließlich Krankenversicherung der Rentner. Im Internet: ▶ http://www.deutsche-rentenversicherung.de/Allgemein/de/Inhalt/5_Services/04_formulare_und_antraege/01_versicherte/02_rente/_DRV_Paket_Rente_Erwerbsminderung.html, Stand: 06.02.2015.

Deutsche Rentenversicherung (2012–2015e): Erwerbsminderung. Im Internet: ▶ http://www.deutsche-rentenversicherung.de/Allgemein/de/Inhalt/Allgemeines/FAQ/Rente/erwerbsminderung/00_faq_liste_erwerbsminderung.html, Stand: 06.02.2015.

Deutsche Rentenversicherung (2013a): Checkliste bei Arbeitsunfähigkeit im Zeitpunkt der Entlassung. G833. Im Internet: ▶ http://www.deutsche-rentenversicherung.de/Allgemein/de/Inhalt/5_Services/04_formulare_und_antraege/_pdf/G0833.pdf?__blob=publicationFile&v=11, Stand: 13.10.2014.

Deutsche Rentenversicherung (2013b): V100. Antrag auf Kontenklärung für Geburtsjahrgänge bis einschließlich 1978 (kein Rentenantrag). Im Internet: ▶ http://www.deutsche-rentenversicherung.de/Allgemein/de/Inhalt/5_Services/04_formulare_und_antraege/_pdf/V0100.pdf?__blob=publicationFile&v=18, Stand: 07.11.2014.

Deutsche Rentenversicherung (2013c): V101. Antrag auf Kontenklärung für Geburtsjahrgänge ab 1979 (kein Rentenantrag). Im Internet: ▶ http://www.deutsche-rentenversicherung.de/Allgemein/de/Inhalt/5_Services/04_formulare_und_antraege/_pdf/V0101.pdf?__blob=publicationFile&v=14, Stand: 07.11.2014.

Deutsche Rentenversicherung (2013d): V111. Erläuterungen zum Antrag auf Kontenklärung für Geburtsjahrgänge ab 1979. Im Internet: ▶ http://www.deutsche-rentenversicherung.de/Allgemein/de/Inhalt/5_Services/04_formulare_und_antraege/_pdf/V0111.pdf?__blob=publicationFile&v=13, Stand: 07.11.2014.

Deutsche Rentenversicherung (2013e): V410. Fragebogen für Anrechnungszeiten. Im Internet: ▶ http://www.deutsche-rentenversicherung.de/Allgemein/de/Inhalt/5_Services/04_formulare_und_antraege/_pdf/V0410.pdf?__blob=publicationFile&v=15, Stand: 10.11.2014.

Deutsche Rentenversicherung (2014a): Stufenweise Wiedereingliederung. G831. Im Internet: ▶ http://www.deutsche-rentenversicherung.de/Allgemein/de/Inhalt/5_Services/04_formulare_und_antraege/_pdf/G0831.pdf?__blob=publicationFile&v=10, Stand: 12.10.2014.

Deutsche Rentenversicherung (2014b): Informationen zur stufenweisen Wiedereingliederung. G832. Im Internet: ▶ http://www.deutsche-rentenversicherung.de/Allgemein/de/Inhalt/5_Services/04_formulare_und_antraege/_pdf/G0832.pdf?__blob=publicationFile&v=14, Stand: 13.10.2014.

Deutsche Rentenversicherung (2014c): Informationen zur stufenweisen Wiedereingliederung. G838. Im Internet: ▶ http://www.deutsche-rentenversicherung.de/Allgemein/de/Inhalt/5_Services/04_formulare_und_antraege/_pdf/G0838.pdf?__blob=publicationFile&v=11, Stand: 13.10.2014.

Deutsche Rentenversicherung (2014d): Folgebescheinigung oder Abschlussbescheinigung zur Vorlage bei der Deutschen Rentenversicherung zur Weiterzahlung von Übergangsgeld nach § 51 Absatz 5 des Neunten Buches Sozialgesetzgebung (SGB IX). G842. Im Internet: ▶ http://www.deutsche-rentenversicherung.de/Allgemein/de/Inhalt/5_Services/04_formulare_und_antraege/_pdf/G0842.pdf?__blob=publicationFile&v=11, Stand: 13.10.2014.

Deutsche Rentenversicherung (2014e): Reha-Servicestellen. Im Internet: ▶ http://www.reha-servicestellen.de/, Stand: 08.12.2014.

Deutsche Rentenversicherung (2014f): V110. Erläuterungen zum Antrag auf Kontenklärung für Geburtsjahrgänge bis einschließlich 1978. Im Internet: ▶ http://www.deutsche-rentenversicherung.de/Allgemein/de/Inhalt/5_Services/04_formulare_und_antraege/_pdf/V0110.pdf?__blob=publicationFile&v=17, Stand: 07.11.2014.

Deutsche Rentenversicherung (2014g): R120. Antrag auf Weiterzahlung einer Rente wegen Erwerbsminderung/Berufsunfähigkeit/Erwerbsunfähigkeit/Rente für Bergleute über den Wegfallmonat hinaus. Im Internet: ▶ http://www.deutsche-rentenversicherung.de/Allgemein/de/Inhalt/5_Services/04_formulare_und_antraege/_pdf/R0120.pdf;jsessionid=32A5302DDFEC1D87DAB40AB-CE9C8893E.cae04?__blob=publicationFile&v=14, Stand: 12.11.2014.

Deutsche Rentenversicherung (2014h): R215. Selbsteinschätzungsbogen. Im Internet: ▶ http://www.deutsche-rentenversicherung.de/Allgemein/de/Inhalt/5_Services/04_formulare_und_antraege/_pdf/R0215.pdf?__blob= publicationFile&v=17, Stand: 12.11.2014.

Deutsche Rentenversicherung (2014i): Formular V 210. Antrag auf Auskunft über die Höhe der Beitragszahlung zum Ausgleich einer Rentenminderung bei vorzeitiger Inanspruchnahme einer Rente wegen Alters. Im Internet: ▶ http://www.deutsche-rentenversicherung.de/Allgemein/de/Inhalt/5_Services/04_formulare_und_antraege/_pdf/

V0210.pdf?__blob=publicationFile&v=11, Stand: 07.11.2014.

Deutsche Rentenversicherung (2014j): Antrag auf Leistungen der Grundsicherung im Alter und bei Erwerbsminderung (SGB XII). Im Internet: ▶ http://www.deutsche-rentenversicherung.de/Allgemein/de/Inhalt/5_Services/04_formulare_und_antraege/_pdf/S2410.pdf?__blob=publicationFile&v=8, Stand: 28.08.2014.

Deutsche Rentenversicherung Baden-Württemberg (2012–2015): Formularpaket Stufenweise Wiedereingliederung. Im Internet: ▶ http://www.deutsche-rentenversicherung.de/BadenWuerttemberg/de/Inhalt/5_Services/04_formulare_antraege/03_reha_einrichtungen/_DRVBW_Paket_Reha-Einrichtungen-Wiedereingliederung.html, Stand: 06.02.2015.

Deutsche Rentenversicherung Bund (2012–2015): Tabelle Bezugsgrößen in Euro. Im Internet: ▶ http://www.deutsche-rentenversicherung.de/Allgemein/de/Navigation/6_Wir_ueber_uns/02_Fakten_und_Zahlen/01_werte_der_rentenversicherung/werte_der_rv_node.html, Stand: 16.01.2015.

Deutsche Rentenversicherung Bund (2015): Befundbericht zum AHB-Antrag. Im Internet: ▶ http://www.deutsche-rentenversicherung.de/Allgemein/de/Inhalt/5_Services/04_formulare_und_antraege/_pdf/G0260.pdf;jsessionid=BC5316C520547B3E7BE7DF657BCC8829.cae02?__blob=publicationFile&v=18, Stand: 05.01.2015.

Deutsche Rentenversicherung Regional (2012): Anlage 1 Übersicht über die Versicherungsverhältnisse vor/ab der Rentenantragstellung. Im Internet: ▶ http://raa.deutsche-rentenversicherung-regional.de/Raa/Raa.do?f=SGB5_201ANL1, Stand: 20.11.2014.

Deutsche Rentenversicherung Regional (2014a), Anlage 3 Bescheinigung/Erklärung zum Antrag auf Rente wegen verminderter Erwerbsfähigkeit. Im Internet: ▶ http://www.deutsche-rentenversicherung-regional.de/Raa/Raa.do?f=SGB6_96AANL3, Stand: 17.11.2014.

Deutsche Rentenversicherung Regional (2014c): Raa zu SGB VI § 96a Anlage 4 Informationsschreiben nach Prüfung des Hinzuverdienstes. Im Internet: ▶ http://raa.deutsche-rentenversicherung-regional.de/Raa/Raa.do?f=SGB6_96AANL4, Stand: 17.11.2014.

Deutsche Rentenversicherung Regional (2015): Raa zu SGB IX § 52 R2, Im Internet: ▶ http://www.deutsche-rentenversicherung-regional.de/Raa/Raa.do?f=SGB9_52R2, Stand: 05.02.2015.

Deutsche Rentenversicherung Regional (o.J.b): Vereinbarung zur Zuständigkeitsabgrenzung bei stufenweiser Wiedereingliederung nach § 28 i. V. m. § 51 Abs. 5 SGB IX. Im Internet: ▶ http://www.deutsche-rentenversicherung-regional.de/Raa/Raa.do?f= SGB9_28ANL1, Stand: 10.10.2014.

Deutscher Verlag für Gesundheitsinformation GmbH (o.J.): Rehakliniksuche mit dem Deutschen Rehaklinik-Führer. Im Internet: ▶ http://www.medfuehrer.de/Reha-Kliniksuche, Stand: 28.08.2014.

dkfz Krebsinformationsdienst (2013): Wegweiser. Im Internet: ▶ http://www.krebsinformationsdienst.de/wegweiser/adressen/adressen-index.php, Stand: 29.08.2014.

dkfz Krebsinformationsdienst (2014): Krebsforschung, Fachinformationen, wissenschaftliche Literatur. Im Internet: ▶ http://www.krebsinformationsdienst.de/grundlagen/neue-verfahren-adressen.php, Stand: 29.08.2014.

DKG (2012): Brustzentren – Checkliste für Patientinnen (24.04.2012). Im Internet: ▶ http://www.krebsgesellschaft.de/wub_zertifizierung_brustzentren_checkliste,120923.html; Stand: 25.08.2014.

DKG (o.J.a): Zertifizierung. Im Internet: ▶ http://www.krebsgesellschaft.de/deutsche-krebsgesellschaft/zertifizierung.html, Stand: 17.01.2015.

DKG (o.J.b): Landeskrebsgesellschaften. Im Internet: ▶ http://www.krebsgesellschaft.de/deutsche-krebsgesellschaft/ueber-uns/organisation/sektion-a-landeskrebsgesellschaften.html, Stand: 29.10.2014.

DKG-web GmbH (2015): Übersicht DKG zertifizierte Zentren. Im Internet: ▶ http://www.onkoscout.de/adressen/index/cat:1,1/d:1 Stand: 08.04.2015.

Fonds zur sozialen Sicherung für Arbeitnehmer der Mobilitäts- und Verkehrsdienstleister e.V. (2014): Im Internet: Antrag auf einmalige Gewährung einer Unterstützung aus dem Härtefonds für ungewöhnliche, persönliche Notlagen nach § 2 Abs. 2 Nr. 3 Sozialsicherungs-TV. ▶ http://www.fonds-soziale-sicherung.de/data/user/Downloaddateien/Risikoabsicherung/Foerderantrag_Haertefonds_und_Merkblatt.pdf, Stand: 28.08.2014.

Frauenselbsthilfe nach Krebs Bundesverband e.V. (2015): Soziale Informationen 2015. Im Internet: ▶ http://www.frauenselbsthilfe.de/upload/publikationen/broschueren/2015-Soziale_Informationen.pdf, Stand: 08.04.2015.

Haus Leben Leipzig im Haus Leben e.V. (o.J.): Kontakt. Im Internet: ▶ http://hausleben.org, Stand: 03.02.2015.

Hildebrandt, H. (o.J.), ALG I – Antrag. Im Internet: ▶ https://sozialberatungkiel.files.wordpress.com/2012/10/antrag-alg-i.pdf, Stand: 30.10.2014.

IfM Bonn (2015), Unternehmensbestand. Im Internet: ▶ http://www.ifm-bonn.org/statistiken/unternehmensbestand/#, Stand: 06.02.2015.

INKA (Förderverein INKA – Informationsnetz für Krebspatienten und Angehörige e.V.) (2014): Krebsgesellschaft. Im Internet: ▶ http://www.inka-net.de/hilfe/krebsgesellschaften/fachgesellschaften, Stand: 29.10.2014.

iqpr (Institut für Qualitätssicherung in Prävention und Rehabilitation GmbH an der Deutschen Sporthochschule Köln) (2007): Diskussionsbeitrag Nr. 24/2007. Im Internet: ▶ http://www.reha-recht.de/fileadmin/download/foren/b/B_2007-24.pdf, Stand: 14.10.2014.

Kubon, H./Kattenbach, J. (2011): Zeiten des Bezugs von Arbeitslosengeld II – Auswirkungen auf die Rente. Im Internet: ▶ http://www.deutsche-rentenversicherung.de/cae/servlet/contentblob/211844/publicationFile/40673/08-2011_AloGeldII_DL.pdf, Stand: 22.10.2014.

Land Nordrhein-Westfalen vertreten durch das Justizministerium (2014a): Antrag Prozesskostenhilfe. Im Internet: ▶ http://www.justiz.de/formulare/zwi_bund/zp1a.pdf, Stand: 25.08.2014.

Land Nordrhein-Westfalen vertreten durch das Justizministerium (2014b): Antrag Beratungshilfe. Im Internet: ▶ http://www.justiz.de/formulare/zwi_bund/agl1.pdf, Stand: 25.08.2014.

mamazone – Frauen und Forschung gegen Brustkrebs e.V. (o.J.a): Aktuelles. Im Internet: ▶ http://www.mamazone.de, Stand: 28.10.2014.

mamazone – Frauen und Forschung gegen Brustkrebs e.V. (o.J.b): Erste-Hilfe-Brief Schwerbehinderung. Im Internet: ▶ http://www.mamazone.de/fileadmin/downloads/Erste-Hilfe-Brief/Erster-Hilfe-Brief_-_Schwerbehinderung_Stand_Februar_2013.pdf; Stand: 28.08.2014.

MBO Verlag (2007). Kündigungsbestätigung nach § 175 Abs. 4 Sätze 3 und 4 SGB V für nach § 5 Abs. 1 Nr. 13 SGB V Versicherte. Im Internet: ▶ http://www.sv-lex.de/fileadmin/_temp_/SV_Portal/Formulare/kuenkk2.pdf, Stand: 25.08.2014.

MDK (o.J.). Die Rolle des MDK im Gesundheitswesen, ▶ http://www.mdk.de/313.htm, Stand: 22.10.2014.

MD REHA GMBH (o.J.): Gesetzliche Krankenkassen: Muster Formular 60 und 61. Im Internet: ▶ http://www.md-reha.de/mdrehamuster.html; Stand: 02.10.2014.

Mediclin AG (2014): Reha-Zuzahlungen bei Rehabilitationsleistungen der Gesetzlichen Krankenkassen. Im Internet: ▶ http://www.mediclin. de/Zielgruppen/P-A/Patienten-und-Angehoerige/ Ihr-Weg-zur-Reha/Zuzahlung-Reha/Reha-Zuzahlung-krankenkassen.aspx, Stand: 20.08.2014.

NAKOS (Nationale Kontakt- und Informationsstelle zur Anregung und Unterstützung von Selbsthilfegruppen) (2014): Home. Im Internet: ▶ http://www.nakos.de, Stand: 29.08.2014.

OnkoZert (2014): Zertifizierte Zentren. Im Internet: ▶ http://www.oncomap.de, Stand: 23.10.2014.

Poppensieker, W. (2002–2015): Verzeichnis der Internetadressen der Justiz. Im Internet: ▶ http://www.deutschejustiz.de, Stand: 06.02.2015.

Rechtsanwaltskammer Sachen (2015a): Homepage. Im Internet: ▶ http://www.rak-sachsen.de, Stand: 06.02.2015.

Rechtsanwaltskammer Sachsen (2015b): Anwaltliche Beratungsstellen – schnelle Hilfe für einkommensschwache Bürgerinnen und Bürger. Im Internet: ▶ http://www.rak-sachsen.de/Fuer-Buerger/anwaltliche-Beratungsstellen, Stand: 06.02.2015.

REHADAT-talent plus (o.J.): Die Informierung des Arbeitgebers über die Schwerbehinderung oder Gleichstellung. Institut der deutschen Wirtschaft Köln e.V. Im Internet: ▶ http://www. talentplus.de/arbeitnehmer-bewerber/bestehende-arbeitsverhaeltnisse/Behindert_was_nun/Information_Arbeitgeber/index.html, Stand: 27.08.2014.

Sächsische Landesärztekammer (2014): Kontakt. Im Internet: ▶ http://www.slaek.de/de/06/kontakt.php, Stand: 06.12.2014.

Sächsische Landesärztekammer (o.J.): Gutachterstelle für Haftungsfragen. Im Internet: ▶ http://

www.slaek.de/de/03/ansprechpartner.php, Stand: 09.09.2014.

Slizyk, A. (2014): Beck'sche Schmerzensgeldtabelle: ▶ https://beck-online.beck.de/default.aspx?vpath=bibdata%2Fkomm%2FIMMDAT%2Fcont%2FIMMDAT.htm#A, Stand: 08.12.2014.

Stadt Leipzig (2012): Änderungsantrag zur Feststellung der Schwerbehinderteneigenschaft und zur Gewährung von Leistungen nach dem Landesblindengeldgesetz. Im Internet: ▶ http://www. leipzig.de/buergerservice-und-verwaltung/aemter-und-behoerdengaenge/formulare/?tx_ewerkformsmanager_pi%5Buid%5D=229&tx_ewerkformsmanager_pi%5Baction%5D=download&tx_ewerkformsmanager_pi%5Bcontroller%5D=Form, Stand: 01.12.2014.

Stadt Leipzig (2014): Antrag auf Feststellung der Schwerbehinderteneigenschaft und Gewährung von Leistungen nach dem Landesblindengeldgesetz (Erstantrag). Im Internet: ▶ http://www.leipzig. de/buergerservice-und-verwaltung/aemter-und-behoerdengaenge/formulare/?tx_ewerkformsmanager_pi%5Buid%5D=11&tx_ewerkformsmanager_pi%5Baction%5D=download&tx_ewerkformsmanager_pi%5Bcontroller%5D=Form, Stand: 28.11.2014.

Technische Universität Braunschweig (2008): Arztbesuch. Im Internet: ▶ https://www.tu-braunschweig.de/personalrat/infos/arztbesuche, Stand: 23.10.2014.

Trägerverein Erwerbslosenforum Deutschland (2009): Gesundheitsfragebogen für Erwachsene zur Vorbereitung einer Begutachtung durch den Ärztlichen Dienst der Agentur für Arbeit. Im Internet: ▶ http://www.elo-forum. org/attachments/schwerbehinderte-gesundheit-rente/27492d1260103488-rehaantrag-sowas-gesundheitsfragebogen-erwachsene-vorbereitung-begutachtung-aerztlichen-di.pdf, Stand: 06.11.2014.

Unabhängige Patientenberatung Deutschland | UPD gemeinnützige GmbH (2014): Wo finde ich was? Im Internet: ▶ http://www.patientenberatung. de/wo-finde-ich-was/, Stand: 03.09.2014.

Wende Verlag Moderne Medien e.K. (2004): Maßnahmen zur stufenweisen Wiedereingliederung in das Erwerbsleben (Wiedereingliederungsplan). Im Internet: ▶ http://www.wende-verlag.de/dateien/2252.pdf, Stand: 10.10.2014.

WHO (2001). International Classification of Functioning, Disability and Health (ICF). Im Internet: ▶ http://www.who.int/classifications/icf/en/, Stand: 26.09.2014.

WHO (2014): Convention on the Rights of Persons with Disabilities. Im Internet: ▶ http://www.who.int/disabilities/media/news/unconvention/en/, Stand: 25.09.2014

VdK Sozialverband Deutschland e.V. (2015): Unsere VdK-Landesverbände. Im Internet: ▶ http://www.vdk.de/deutschland/pages/mitgliedschaft/64027/fragen_und_antworten_zur_mitgliedschaft, Stand: 06.02.2015.

Verzeichnis der Gesetze, Verordnungen, Richtlinien und Standards

AAG (Gesetz über den Ausgleich der Arbeitgeber-aufwendungen für Entgeltfortzahlung): Aufwen-dungsausgleichsgesetz vom 22.12.2005 (BGBl. I S. 3686), das zuletzt durch Artikel 13 Absatz 6 des Gesetzes vom 12.04.2012 (BGBl. I S. 579, 599) ge-ändert worden ist.

AGG (Allgemeines Gleichbehandlungsgesetz): Ausfertigungsdatum: 14.08.2006. Allgemeines Gleichbehandlungsgesetz vom 14.08.2006 (BGBl. I S. 1897), das zuletzt durch Artikel 8 des Gesetzes vom 03.04.2013 (BGBl. I S. 610) geändert worden ist.·

AltTZG (Altersteilzeitgesetz): Ausfertigungs-datum: 23.07.1996. Altersteilzeitgesetz vom 23.07.1996 (BGBl. I S. 1078), das zuletzt durch Arti-kel 6 des Gesetzes vom 10.12.2014 (BGBl. I S. 2082) geändert worden ist.

BGB (Bürgerliches Gesetzbuch): Ausferti-gungsdatum: 18.08.1896. Bürgerliches Gesetz-buch in der Fassung der Bekanntmachung vom 02.01.2002 (BGBl. I S. 42, 2909; 2003 I S. 738), das zuletzt durch Artikel 1 des Gesetzes vom 22.07.2014 (BGBl. I S. 1218) geändert worden ist.

BetrAVG (Betriebsrentengesetz – Gesetz zur Verbesserung der betrieblichen Altersversorgung): Ausfertigungsdatum: 19.12.1974. Betriebsrentenge-setz vom 19.12.1974 (BGBl. I S. 3610), das zuletzt durch Artikel 3 des Gesetzes vom 23.06.2014 (BGBl. I S. 787) geändert worden ist.

BMAS (o.J.b): Anlage zu § 28 des Zwölften Buches Sozialgesetzbuch (SGB XII). Im Internet: ▶ http://www.bmas.de/SharedDocs/Downloads/DE/regelsaetze-lebenshaltung.pdf?__blob=publicati-onFile, Stand: 28.08.2014.

BMF (2011): Verwaltungsanweisung für Finanz-behörden des BMF (Bundesministerium für Finan-zen) vom 20.12.2011. IV C 4 – S 2282/07/0031:002, BStBl., Teil I, 61. Jg. (2011), Nr. 21, S. 1286.

BRKG (Bundesreisekostengesetz): Ausferti-gungsdatum: 26.05.2005. Bundesreisekostengesetz vom 26.05.2005 (BGBl. I S. 1418), das zuletzt durch Artikel 3 des Gesetzes vom 20.02.2013 (BGBl. I S. 285) geändert worden ist.

Bundesagentur für Arbeit (2013e): Geschäfts-anweisung zu § 151 SGB III. Im Internet: ▶ http://www.arbeitsagentur.de/zentraler-Content/A07-Geldleistung/A071-Arbeitslosigkeit/Publikation/pdf/GA-Alg-151.pdf, in: Arbeitslosengeld – Weisungs-sammlung: ▶ http://www.arbeitsagentur.de/web/content/DE/Veroeffentlichungen/Weisungen/Arbeit-geber/Detail/index.htm?dfContentId=L6019022DST-BAI509147, Stand: 04.11.2014.

Bundesagentur für Arbeit (2014a): Ge-schäftsanweisung (GA) zu § 146 SGB III. Im Internet: ▶ http://www.arbeitsagentur.de/web/wcm/idc?IdcService=GET_FILE&dDocNa-me=L6019022DSTBAI407806&RevisionSelection-Method=Latest, in: Arbeitslosengeld – Weisungs-sammlung: ▶ http://www.arbeitsagentur.de/web/content/DE/Veroeffentlichungen/Weisungen/Arbeitgeber/Detail/index.htm?dfContentId=L60-19022DSTBAI509147, Stand: 04.02.2015.

Bundesagentur für Arbeit (2014b): Geschäftsan-weisung zu § 145 SGB III. Im Internet: ▶ http://www.arbeitsagentur.de/web/wcm/idc?IdcService=GET_FILE&dDocName=L6019022DSTBAI407799&Revisi-onSelectionMethod=Latest, in: Arbeitslosengeld – Weisungssammlung: ▶ http://www.arbeitsagentur.de/web/content/DE/Veroeffentlichungen/Weisun-gen/Arbeitgeber/Detail/index.htm?dfContentId=-L6019022DSTBAI509147, Stand: 03.11.2014.

Bundesagentur für Arbeit (2014c): Geschäfts-anweisung zu § 138 SGB III. Im Internet: ▶ http://www.arbeitsagentur.de/zentraler-Content/A07-Geldleistung/A071-Arbeitslosigkeit/Publikation/pdf/GA-Alg-138.pdf, in: Arbeitslosengeld – Weisungs-sammlung: ▶ http://www.arbeitsagentur.de/web/content/DE/Veroeffentlichungen/Weisungen/Arbeit-geber/Detail/index.htm?dfContentId=L6019022DST-BAI509147, Stand: 03.11.2014.

Bürgerentlastungsgesetz (2009) (Gesetz zur verbesserten steuerlichen Berücksichtigung von Vorsorgeaufwendungen – Bürgerentlastungsgesetz Krankenversicherung 2009): Ausfertigungsdatum: 16.07.2009, BGBl. 2009 Teil I, Nr. 43, S. 1959–1973.

BUrlG (Mindesturlaubsgesetz für Arbeitnehmer – Bundesurlaubsgesetz): Ausfertigungsdatum: 08.01.1963. Bundesurlaubsgesetz in der im Bundesgesetzblatt Teil III, Gliederungsnummer 800-4, veröffentlichten bereinigten Fassung, das zuletzt durch Artikel 3 Absatz 3 des Gesetzes vom 20.04.2013 (BGBl. I S. 868) geändert worden ist.

Deutsche Rentenversicherung Regional (2010): Anlage 1 Richtlinien für die Befreiung von der Zuzahlung bei Leistungen zur medizinischen Rehabilitation und sonstigen Leistungen zur Teilhabe vom 01.07.1997 in der Fassung vom 04.10.2010. Im Internet: ▶ http://www.deutsche-rentenversicherung-regional.de/Raa/Raa.do?f=SGB6_32ANL1, Stand: 09.12.2014.

Deutsche Rentenversicherung Regional (2011): Anlage 5 Ca-Richtlinien. Gemeinsame Richtlinien der Träger der Rentenversicherung nach § 31 Abs. 1 Satz 1 Nr. 3 SGB VI für die Erbringung von onkologischen Nachsorgeleistungen bei malignen Geschwulst- und Systemerkrankungen (Ca-Richtlinien)vom 04.07.1991 i. d. Fassung vom 09.05.2001. Im Internet: ▶ http://www.deutsche-rentenversicherung-regional.de/Raa/Raa.do?f=SGB6_31ANL5; Stand: 30.09.2014.

Deutsche Rentenversicherung Regional (2014b): Raa zu SGB VI § 96a Anlage 1 Verfahrensbeschreibung zur Prüfung des Überschreitens der Hinzuverdienstgrenzen (Stand: 17.11.2011), Link: ▶ http://raa.deutsche-rentenversicherung-regional.de/Raa/Raa.do?f=SGB6_96AANL1, Stand: 17.11.2014.

Deutsche Rentenversicherung Regional (o.J.a): Rechtliche Arbeitsanweisungen und Gesetzestexte der Regionalträger der Deutschen Rentenversicherung sowie der Deutschen Rentenversicherung Knappschaft-Bahn-See. Im Internet: ▶ http://www.deutsche-rentenversicherung-regional.de/Raa/index.jsp, Stand: 30.09.2014.

EGStGB (Einführungsgesetz zum Strafgesetzbuch): Ausfertigungsdatum: 02.03.1974. Einführungsgesetz zum Strafgesetzbuch vom 02.03.1974 (BGBl. I S. 469; 1975 I S. 1916; 1976 I S. 507), das zuletzt durch Artikel 1 des Gesetzes vom 20.12.2012 (BGBl. I S. 2756) geändert worden ist.

EntgFG (Entgeltfortzahlungsgesetz): Gesetz über die Zahlung des Arbeitsentgelts an Feiertagen und im Krankheitsfall (Entgeltfortzahlungsgesetz). Ausfertigungsdatum: 26.05.1994. Entgeltfortzahlungsgesetz vom 26.05.1994 (BGBl. I S. 1014, 1065), das zuletzt durch Artikel 1a des Gesetzes vom 21.07.2012 (BGBl. I S. 1601) geändert worden ist.

ErbStG (Erbschaftsteuer- und Schenkungsteuergesetz): Ausfertigungsdatum: 17.04.1974. Erbschaftsteuer- und Schenkungsteuergesetz in der Fassung der Bekanntmachung vom 27.02.1997 (BGBl. I S. 378), das zuletzt durch Artikel 30 des Gesetzes vom 26.06.2013 (BGBl. I S. 1809) geändert worden ist.

EStDV (Einkommensteuer-Durchführungsverordnung 1955): Ausfertigungsdatum: 21.12.1955. Einkommensteuer-Durchführungsverordnung in der Fassung der Bekanntmachung vom 10.05.2000 (BGBl. I S. 717), die durch Artikel 3 der Verordnung vom 22.12.2014 (BGBl. I S. 2392) geändert worden ist.

EStG (Einkommensteuergesetz): Ausfertigungsdatum: 16.10.1934. Einkommensteuergesetz in der Fassung der Bekanntmachung vom 08.10.2009 (BGBl. I S. 3366, 3862), das zuletzt durch Artikel 5 des Gesetzes vom 22.12.2014 (BGBl. I S. 2417) geändert worden ist.

EStR (Einkommensteuer-Richtlinien 2005 – EStR 2005). Allgemeine Verwaltungsvorschrift zur Anwendung des Einkommensteuerrechts. Bundesrat (2005): Im Internet: ▶ http://dipbt.bundestag.de/dip21/brd/2005/0713-05.pdf, Stand: 08.10.2014. Zuletzt geändert durch: Allgemeine Verwaltungsvorschrift zur Änderung der Einkommensteuer-Richtlinien 2008 (Einkommensteuer-Änderungsrichtlinien 2012 – EStÄR 2012), Drucksache 681/12. Im Internet: ▶ http://www.bundesrat.de/SharedDocs/beratungsvorgaenge/2012/0601-0700/0681-12.html, Stand: 15.01.2015.

FELEG (Gesetz zur Förderung der Einstellung der landwirtschaftlichen Erwerbstätigkeit): Ausfertigungsdatum: 21.02.1989. Gesetz zur Förderung der Einstellung der landwirtschaftlichen Erwerbstätigkeit vom 21.02.1989 (BGBl. I S. 233), das zuletzt durch Artikel 6 des Gesetzes vom 12.04.2012 (BGBl. I S. 579) geändert worden ist.

Fünftes VermBG (5. Vermögensbildungsgesetz – Fünftes Gesetz zur Förderung der Vermögensbildung der Arbeitnehmer): Ausfertigungsdatum: 01.07.1965. Fünftes Vermögensbildungsgesetz in der Fassung der Bekanntmachung vom 04.03.1994

(BGBl. I S. 406), das zuletzt durch Artikel 5 des Gesetzes vom 18.12.2013 (BGBl. I S. 4318) geändert worden ist.

Gemeinsamer Bundesausschuss (2008): Chroniker-Richtlinie. Richtlinie des Gemeinsamen Bundesausschusses zur Umsetzung der Regelungen in § 62 für schwerwiegend chronisch Erkrankte, zuletzt geändert am 19.06.2008, veröffentlicht im Bundesanzeiger Nr. 124 (S. 3017), in Kraft getreten am 20.08.2008. Im Internet: ▶ https://www.g-ba. de/downloads/62-492-278/Chr-RL_2008-06-19.pdf, Stand: 07.12.2014.

Gemeinsamer Bundesausschuss (2011a): HeilM-RL (Heilmittelrichtlinie). Im Internet: ▶ https://www.g-ba.de/downloads/62-492-532/ HeilM-RL_2011-05-19_bf.pdf, Stand: 24.10.2014.

Gemeinsamer Bundesausschuss (2011b): Heilmittelkatalog. Im Internet: ▶ https://www.g-ba.de/ downloads/17-98-3064/HeilM-RL_2011-05-19_Heilmittelkatalog.pdf, Stand: 24.10.2014.

Gemeinsamer Bundesausschuss (2014a): Arbeitsunfähigkeitsrichtlinie (2014). Richtlinie über die Beurteilung der Arbeitsunfähigkeit und die Maßnahmen zur stufenweisen Wiedereingliederung. Im Internet: ▶ https://www.gba.de/informationen/richtlinien/2/#details/1517/listContext/ beschluesse, Stand: 17.10.2014.

Gemeinsamer Bundesausschuss (2014b): Hilfsmittelrichtlinie (HilfsM-RL). Im Internet: ▶ https://www.g-ba.de/downloads/62-492-934/ HilfsM-RL_2014-07-17.pdf, Stand: 22.01.2015.

Gemeinsamer Bundesausschuss (2014c): Richtlinie Methoden vertragsärztliche Versorgung des Gemeinsamen Bundesausschusses zu Untersuchungs-und Behandlungsmethoden der vertragsärztlichen Versorgung. Im Internet: ▶ https:// www.g-ba.de/informationen/richtlinien/7/, Stand: 01.01.2015.

GG (Grundgesetz für die Bundesrepublik Deutschland): Ausfertigungsdatum: 23.05.1949. Grundgesetz für die Bundesrepublik Deutschland in der im Bundesgesetzblatt Teil III, Gliederungsnummer 100-1, veröffentlichten bereinigten Fassung, das zuletzt durch Artikel 1 des Gesetzes vom 23.12.2014 (BGBl. I S. 2438) geändert worden ist.

GKV-Spitzenverband (o.J.): Hilfsmittelverzeichnis. Im Internet: ▶ https://hilfsmittel.gkv-spitzenverband.de/home.action, Stand: 25.10.2014.

GKV-FQWG (Gesetz zur Weiterentwicklung der Finanzstruktur und der Qualität in der gesetzlichen Krankenversicherung, GKV-Finanzstruktur- und Qualitäts-Weiterentwicklungsgesetz – GKV-FQWG) vom 21.07.2014 (BGBl. I, Nr. 33, S. 1133–1141).

HBeglG (2011) (Haushaltsbegleitgesetz 2011): Ausfertigungsdatum: 09.12.2010. Haushaltsbegleitgesetz 2011 vom 09.12.2010 (BGBl. I 1885).

HGB (Handelsgesetzbuch): Ausfertigungsdatum: 10.05.1897. Handelsgesetzbuch in der im Bundesgesetzblatt Teil III, Gliederungsnummer 4100-1, veröffentlichten bereinigten Fassung, das zuletzt durch Artikel 1 des Gesetzes vom 22.12.2014 (BGBl. I S. 2409) geändert worden ist.

KfzHV (Kraftfahrzeughilfe-Verordnung – Verordnung über Kraftfahrzeughilfe zur beruflichen Rehabilitation): Ausfertigungsdatum: 28.09.1987. Kraftfahrzeughilfe-Verordnung vom 28.09.1987 (BGBl. I S. 2251), die zuletzt durch Artikel 117 des Gesetzes vom 23.12.2003 (BGBl. I S. 2848) geändert worden ist.

KHG (Krankenhausfinanzierungsgesetz – Gesetz zur wirtschaftlichen Sicherung der Krankenhäuser und zur Regelung der Krankenhauspflegesätze): Ausfertigungsdatum: 29.06.1972. Krankenhausfinanzierungsgesetz in der Fassung der Bekanntmachung vom 10.04.1991 (BGBl. I S. 886), das zuletzt durch Artikel 16a des Gesetzes vom 21.07.2014 (BGBl. I S. 1133) geändert worden ist.

LStR (Lohnsteuer-Richtlinien 2013): Allgemeine Verwaltungsvorschrift zur Änderung der Lohnsteuer-Richtlinien 2013 (Lohnsteuer-Änderungsrichtlinien 2015 – LStÄR 2015). Bundesrat (2014): Drucksache 372/14, Link: ▶ http:// www.bundesrat.de/SharedDocs/beratungsvorgaenge/2014/0301-0400/0372-14.html, Stand: 15.01.2015.

PatRG (Gesetz zur Verbesserung der Rechte von Patientinnen und Patienten) vom 20.02.2013, BGBl 2013 Teil I Nr. 9, ausgegeben zu Bonn am 25.02.2013, S. 277-282.

RBStV (Rundfunkbeitragsstaatsvertrag): Rundfunk Berlin-Brandenburg: Rundfunkfinanzierung. Im Internet: Rundfunkbeitragsstaatsvertrag. Rechtsgrundlagen. ▶ http://www.rbb-online. de/unternehmen/der_rbb/rundfunkbeitrag/rundfunkbeitragsstaatsvertrag.file.html/130314-Rundfunkbeitragsstaatsvertrag-Rechtsgrudlagen-rbb.pdf, Stand: 18.12.2014.

RKG (Reichsknappschaftsgesetz): Reichsknappschaftsgesetz vom 23.06.1923, Reichsgesetzblatt (RGBl.) Jahrgang 1923 Teil I Nr. 47, ausgegeben zu Berlin am 04.07.1923, S. 431-454. Im Internet: ▶ http://alex.onb.ac.at/cgi-content/alex?aid=dra&datum=19230004&seite=00000431, Stand: 06.01.2015.

RV-Altersgrenzenanpassungsgesetz (Gesetz zur Anpassung der Regelaltersgrenze an die demografische Entwicklung und zur Stärkung der Finanzierungsgrundlagen der gesetzlichen Rentenversicherung) (2007) vom 20.04.2007: in der Fassung der Bekanntmachung vom 30.04.2007 (BGBl. I Nr. 16 S. 554-575).

RV-Leistungsverbesserungsgesetz (Gesetz über Leistungsverbesserungen in der gesetzlichen Rentenversicherung) vom 23.06.2014 in der Fassung der Bekanntmachung vom 26.06.2014 (BGBl. I, Nr. 27, S. 787-790).

RVO (Reichsversicherungsordnung) Ausfertigungsdatum: 19.07.1911. Reichsversicherungsordnung in der im Bundesgesetzblatt Teil III, Gliederungsnummer 820-1, veröffentlichten bereinigten Fassung, die zuletzt durch Artikel 7 des Gesetzes vom 23.10.2012 (BGBl. I S. 2246) geändert worden ist.

Sächsische Landesärztekammer (2004): Verfahrensordnung der Gutachterstelle für Arzthaftungsfragen der Sächsischen Landesärztekammer vom 19.06.2002. Letzte Änderung vom 16.11.2004, ▶ http://www.slaek.de/media/dokumente/05slaek/organisation/35kommiss/40schlist/verfaord.pdf, Stand: 11.09.2014.

SchwbAV (Schwerbehinderten-Ausgleichsabgabeverordnung): Ausfertigungsdatum: 28.03.1988. Schwerbehinderten-Ausgleichsabgabeverordnung vom 28.03.1988 (BGBl. I S. 484), die zuletzt durch Artikel 7 des Gesetzes vom 22.12.2008 (BGBl. I S. 2959) geändert worden ist.

SchwbAwV (Schwerbehindertenausweisverordnung): Ausfertigungsdatum: 15.05.1981. Schwerbehindertenausweisverordnung in der Fassung der Bekanntmachung vom 25.07.1991 (BGBl. I S. 1739), die zuletzt durch Artikel 1 der Verordnung vom 07.06.2012 (BGBl. I S. 1275) geändert worden ist.

SGB I (Sozialgesetzbuch I – Allgemeiner Teil): Ausfertigungsdatum: 11.12.1975. Das Erste Buch Sozialgesetzbuch – Allgemeiner Teil – (Artikel I des Gesetzes vom 11.12.1975, BGBl. I S. 3015), das durch Artikel 2 des Gesetzes vom 18.12.2014 (BGBl. I S. 2325) geändert worden ist.

SGB II (Sozialgesetzbuch II – Grundsicherung für Arbeitssuchende): Ausfertigungsdatum: 24.12.2003. Das Zweite Buch Sozialgesetzbuch – Grundsicherung für Arbeitsuchende – in der Fassung der Bekanntmachung vom 13.05.2011 (BGBl. I S. 850, 2094), das zuletzt durch Artikel 2 des Gesetzes vom 22.12.2014 (BGBl. I S. 2411) geändert worden ist.

SGB III (Sozialgesetzbuch III – Arbeitsförderung): Ausfertigungsdatum: 24.03.1997. Das Dritte Buch Sozialgesetzbuch – Arbeitsförderung – (Artikel 1 des Gesetzes vom 24.03.1997, BGBl. I S. 594, 595), das zuletzt durch Artikel 3 des Gesetzes vom 23.12.2014 (BGBl. I S. 2462) sowie durch Artikel 3 des Gesetzes vom 23.12.2014 (BGBl. I, S. 2475) geändert worden ist.

SGB IV (Sozialgesetzbuch IV – Gemeinsame Vorschriften für die Sozialversicherung): Ausfertigungsdatum: 23.12.1976. Das Vierte Buch Sozialgesetzbuch – Gemeinsame Vorschriften für die Sozialversicherung – in der Fassung der Bekanntmachung vom 12.11.2009 (BGBl. I S. 3710, 3973; 2011 I S. 363), das durch Artikel 4 des Gesetzes vom 23.12.2014 (BGBl. I S. 2462) geändert worden ist.

SGB V (Sozialgesetzbuch V – Gesetzliche Krankenversicherung): Ausfertigungsdatum: 20.12.1988. Das Fünfte Buch Sozialgesetzbuch – Gesetzliche Krankenversicherung – (Artikel 1 des Gesetzes vom 20.12.1988, BGBl. I S. 2477, 2482), das zuletzt durch Artikel 5 des Gesetzes vom 23.12.2014 (BGBl. I S. 2462) geändert worden ist.

SGB VI (Sozialgesetzbuch VI – Gesetzliche Rentenversicherung): Ausfertigungsdatum: 18.12.1989. Das Sechste Buch Sozialgesetzbuch – Gesetzliche Rentenversicherung – in der Fassung der Bekanntmachung vom 19.02.2002 (BGBl. I S. 754, 1404, 3384), das durch Artikel 6 des Gesetzes vom 23.12.2014 (BGBl. I S. 2462) geändert worden ist.

SGB VII (Sozialgesetzbuch VII – Gesetzliche Unfallversicherung): Ausfertigungsdatum: 07.08.1996. Das Siebente Buch Sozialgesetzbuch

Gesetzliche Unfallversicherung – (Artikel 1 des Gesetzes vom 07.08.1996, BGBl. I S. 1254), das durch Artikel 7 des Gesetzes vom 23.12.2014 (BGBl. I S. 2462) geändert worden ist.

SGB IX (Sozialgesetzbuch IX – Rehabilitation und Teilhabe behinderter Menschen): Ausfertigungsdatum: 19.06.2001. Das Neunte Buch Sozialgesetzbuch – Rehabilitation und Teilhabe behinderter Menschen – (Artikel 1 des Gesetzes vom 19.06.2001, BGBl. I S. 1046, 1047), das zuletzt durch Artikel 3 des Gesetzes vom 14.12.2012 (BGBl. I S. 2598) geändert worden ist.

SGB X (Sozialgesetzbuch X – Sozialverwaltungsverfahren und Sozialdatenschutz): Ausfertigungsdatum: 18.08.1980. Das Zehnte Buch Sozialgesetzbuch – Sozialverwaltungsverfahren und Sozialdatenschutz – in der Fassung der Bekanntmachung vom 18.01.2001 (BGBl. I S. 130), das zuletzt durch Artikel 10 des Gesetzes vom 11.08.2014 (BGBl. I S. 1348) geändert worden ist.

SGB XI (Sozialgesetzbuch XI – Soziale Pflegeversicherung): Ausfertigungsdatum: 26.05.1994. Das Elfte Buch Sozialgesetzbuch – Soziale Pflegeversicherung – (Artikel 1 des Gesetzes vom 26.05.1994, BGBl. I S. 1014, 1015), das durch Artikel 8 des Gesetzes vom 23.12.2014 (BGBl. I S. 2462) geändert worden ist.

SGB XII (Sozialgesetzbuch XII – Sozialhilfe): Ausfertigungsdatum: 27.12.2003. (Artikel 1 des Gesetzes vom 27.12.2003, BGBl. I S. 3022, 3023), das zuletzt durch Artikel 9 des Gesetzes vom 21.07.2014 (BGBl. I S. 1133) geändert worden ist.

SGG (Sozialgerichtsgesetz): Ausfertigungsdatum: 03.09.1953. Sozialgerichtsgesetz in der Fassung der Bekanntmachung vom 23.09.1975 (BGBl. I S. 2535), das zuletzt durch Artikel 2 des Gesetzes vom 10.12.2014 (BGBl. I S. 2187) geändert worden ist.

StVG (Straßenverkehrsgesetz): Ausfertigungsdatum: 03.05.1909. Straßenverkehrsgesetz in der Fassung der Bekanntmachung vom 05.03.2003 (BGBl. I S. 310, 919), das zuletzt durch Artikel 1 des Gesetzes vom 28.11.2014 (BGBl. I S. 1802) geändert worden ist.

SvEV (Sozialversicherungsentgeltverordnung – Verordnung über die sozialversicherungsrechtliche Beurteilung von Zuwendungen des Arbeitgebers als Arbeitsentgelt): Sozialversicherungsentgeltverordnung vom 21.12.2006 (BGBl. I S. 3385), die zuletzt durch Artikel 1 der Verordnung vom 24.11.2014 (BGBl. I S. 1799) geändert worden ist.

TVöD (Tarifvertrag für den öffentlichen Dienst) vom 13.09.2005, zuletzt geändert durch Änderungstarifvertrag Nr. 10 vom 01.04.2014 – nicht amtliche Lesefassung. Bundesministerium des Inneren (2014). Im Internet: ▶ http://www.bmi.bund.de/SharedDocs/Downloads/DE/Themen/OED_Verwaltung/Oeffentlicher_Dienst/TVoeD/Tarifvertraege/TVoeD.pdf;jsessionid=CD71340027F07D60E3AE07CD90AEBE0F.2_cid373?__blob=publicationFile, Stand: 03.12.2014.

TV UmBw (Tarifvertrag über sozialverträgliche Begleitmaßnahmen im Zusammenhang mit der Umgestaltung der Bundeswehr): Tarifvertrag über sozialverträgliche Begleitmaßnahmen im Zusammenhang mit der Umgestaltung der Bundeswehr (TV UmBw) vom 18.7.2001 in der Fassung des 3. Änderungstarifvertrages vom 10.12.2010 (nicht amtliche Lesefassung). Deutscher Bundeswehr-Verband e.V.

Interessenvertretung aller Soldaten (o.J.): Im Internet: ▶ https://www.dbwv.de/C125747A001FF94B/vwContentByKey/W28KBAMR036DBWNDE/$FILE/TV%20UmBw%203.%20%C3%84nd%20-%20Lesefassung.pdf, Stand: 11.12.2014.

VAG (Gesetz über die Beaufsichtigung der Versicherungsunternehmen – Versicherungsaufsichtsgesetz): Ausfertigungsdatum: 12.05.1901. Versicherungsaufsichtsgesetz in der Fassung der Bekanntmachung vom 17.12.1992 (BGBl. 1993 I S. 2), das durch Artikel 4 des Gesetzes vom 10.12.2014 (BGBl. I S. 2085) geändert worden ist.

VersMedV (Versorgungsmedizinverordnung): Verordnung zur Durchführung des § 1 Abs. 1 und 3, des § 30 Abs. 1 und des § 35 Abs. 1 des Bundesversorgungsgesetzes. Ausfertigungsdatum: 10.12.2008. Versorgungsmedizin-Verordnung vom 10.12.2008 (BGBl. I S. 2412), die zuletzt durch Artikel 1 der Verordnung vom 11.10.2012 (BGBl. I S. 2122) geändert worden ist.

WoFG (Wohnraumförderungsgesetz – Gesetz über die soziale Wohnraumförderung) Ausfertigungsdatum: 13.09.2001. Wohnraumförderungsgesetz vom 13.09.2001 (BGBl. I S. 2376), das zuletzt durch Artikel 2 des Gesetzes vom 09.12.2010 (BGBl. I S. 1885) geändert worden ist.

WoGG (Wohngeldgesetz): Ausfertigungsdatum: 24.09.2008. Wohngeldgesetz vom 24.09.2008 (BGBl. I S. 1856), das zuletzt durch Artikel 9 Absatz 5 des Gesetzes vom 03.04.2013 (BGBl. I S. 610) geändert worden ist.

WoPDV (Verordnung zur Durchführung des Wohnungsbau Prämiengesetzes (1982)): Ausfertigungsdatum: 08.09.1955. Verordnung zur Durchführung des Wohnungsbau-Prämiengesetzes in der Fassung der Bekanntmachung vom 30.10.1997 (BGBl. I S. 2684), die zuletzt durch Artikel 6 des Gesetzes vom 29.07.2008 (BGBl. I S. 1509) geändert worden ist.

WoPG (Wohnungsbau-Prämiengesetz): Ausfertigungsdatum: 17.03.1952. Wohnungsbau-Prämiengesetz in der Fassung der Bekanntmachung vom 30.10.1997 (BGBl. I S. 2678), das zuletzt durch Artikel 9 des Gesetzes vom 18.07.2014 (BGBl. I S. 1042) geändert worden ist.

WPflG (Wehrpflichtgesetz): Ausfertigungsdatum: 21.07.1956. Wehrpflichtgesetz in der Fassung der Bekanntmachung vom 15.08.2011 (BGBl. I S. 1730), das zuletzt durch Artikel 2 Absatz 8 des Gesetzes vom 03.05.2013 (BGBl. I S. 1084) geändert worden ist. Mittelbare Änderung durch Artikel 1 Nr. 2 Buchstabe a und Artikel 1 Nr. 3 des Gesetzes vom 20.11.2014 (BGBl. I S. 1738) berücksichtigt.

Rechtssprechungsverzeichnis

ArbG Frankfurt/Main, Urteil vom 06.02.2002, Az.: 7 Ca 533/01. Im Internet: Anwaltskanzlei von der Wehl (o.J.): ▶ http://www.vonderwehl.de/ARBEITS-RECHT/URTEILE_KUeNDIGUNG/Drohung_mit_Krankschreibung_rechtfertigt_Abmahnung, Stand: 30.12.2014.

BAG, Urteil vom 13.03.1987, Az.: 7 AZR 601/85, in: NJW, 40. Jg. (1987), Heft 39, S. 2462.

BAG, Urteil vom 16.12.1993, Az.: 6 AZR 236/93, in: BB, 49. Jg. (1994), Heft 19, S. 1356–1357.

BAG, Urteil vom 15.03.2001, Az.: 2 AZR 147/00. Im Internet:AOK-Bundesverband GbR. ▶ http://www.aok-business.de/fachthemen/pro-personal-recht-online/datenbank/urteile-ansicht/poc/docid/446332/, Stand: 07.04.2015.

BAG, Urteil vom 23.03.2010, Az.: 9 AZR 128/09. Im Internet: BAG (2014), Pressemitteilung des Bundesarbeitsgerichts Nr. 25/10, Link: ▶ http://juris.bundesarbeitsgericht.de/cgi-bin/rechtsprechung/document.py?Gericht=bag&Art=pm&Datum=2014&nr=14217&linked=pm&titel=_Schwerbehindertenzusatzurlaub_und_Tarifurlaub_bei_Krankheit, Stand: 28.08.2014.

BAG, Urteil vom 13.10.2010, Az.: 5 AZR 648/09, in: ArbR Aktuell, 3. Jg. (2011), Heft 3, S. 68.

BAG, Urteil vom 17.11.2010, Az.: 10 AZR 649/09, in: BB, 66. Jg. (2011), Heft 14, S. 894–896.

BAG, Urteil vom 18.05.2011, Az.: 2 AZR 369/10, in: NZA-RR, 16. Jg. (2011), Heft 11, S. 581–583.

BAG, Urteil vom 07.07.2011, Az.: 2 AZR 396/10, in: BB, 67. Jg. (2012), Heft 20, S. 1291–1292.

BAG, Urteil vom 16.02.2012, Az.: 6 AZR 553/10, in: NJW, 65. Jg. (2012), Heft 28, S. 2058–2063.

BAG, Urteil vom 18.09.2012, Az.: 9 AZR 623/10. Im Internet: BAG (2014), Link: ▶ http://juris.bundesarbeitsgericht.de/cgi-bin/rechtsprechung/document.py?Gericht=bag&Art=en&nr=16321, Stand: 10.12.2014.

BAG-Urteil vom 26.09.2013, Az.: 8 AZR 650/12. Im Internet: NWB Verlag GmbH & Co. KG ▶ http://treffer.nwb.de/completecontent/dms/content/000/487/Content/000487059.htm, Stand: 08.04.2015.

BAG, Urteil vom 18.09.2014, Az.: 8 AZR 759/13. Im Internet Bundesarbeitsgericht (2014): Presse-

mitteilung Nr. 45/14, Link: ▶ http://juris.bundesarbeitsgericht.de/cgi-bin/rechtsprechung/document.py?Gericht=bag&Art=pm&Datum=2014&nr=17585&pos=1&anz=45&titel=Mitteilung_der_Schwerbehinderung_durch_einen_Bewerber, Stand: 08.12.2014.

BFH, Urteil vom 02.09.2010, Az.: VI R 11/09, NJW, 64. Jg. (2011), Heft 10, S. 702.

BFH, Urteil vom 13.04.2011, Az.: X R 33/09. Im Internet: Bundesfinanzhof, Pressemitteilung Nr. 56/11 vom 27.07.2011 Link: ▶ http://www.bundesfinanzhof.de/pressemitteilungen, Stand: 11.12.2014.

BFH, Urteil vom 12.05.2011, Az.: VI R 42/10, in: DStR, 49. Jg. (2011), Heft 28, S. 1308–1310.

BSG, Urteil vom 26.05.1977, Az.: 12 RAr 13/77, in: BSGE von seinen Richtern herausgegeben, Carl Heymanns Verlag KG Berlin, Köln, Band 44 (1978), Nr. 9, S. 29-34.

BSG, Urteile vom 20.03.1984, 8 RK 4/83, in: BSGE (1985) von seinen Richtern herausgegeben, Carl Heymanns Verlag KG Berlin, Köln, Band 56 (1985), Nr. 42, S. 208–2011.

BSG, Urteil vom 27.06.1984, 3 RK 9/83, in: NZA, 2. Jg. (1985), Heft 2, S. 69–70.

BSG, Urteil vom 26.6.1991, Az.: 10 Rar 9/90, in: FHArbSozR, Band 38 (1992), T VI 1 a §§ 117 ff. AFG Nr. 3951, S. 272.

BSG, Vergleich vom 21.05.1997, Az.: 5 RKa 15/97. Im Internet: Beckröge, R. (o.J.), Kostenerstattung der gesetzlichen Krankenkassen. Link: ▶ http://www.uni-bayreuth.de/studienberatung/Psychologische_Beratung/download/kostenerstattung_f__r_therapie_durch_gesetztliche_krankenkassen.pdf, Stand: 01.01.2015.

BSG, Urteil vom 30.05.2006, Az.: B 1 KR 26/05 R, in: SGb, 53. Jg. (2006), Heft 7, S. 417.

BSG, Urteil vom 03.08.2006, Az.: B 3 KR 25/05 R, NZS, Heft 7 (2007), 16. Jg. S. 370–372.

BSG, Urteil vom 21.03.2007, Az.: B 11a AL 31/06 R, in: NZS, 17. Jg. (2008), Heft 3, S. 160–164.

BSG, Urteil vom 18.01.2011, Az.: B 4 AS 108/10 R. Im Internet: Bundessozialgericht (2011) – Pressestelle: Medieninformation Nr. 3/11, Link: ▶ http://juris.bundessozialgericht.de/cgi-bin/rechtsprechung/

document.py?Gericht=bsg&Art=pm&nr=11842, Stand: 31.12.2014.

BSG-Urteil vom 10.05.2012, Az. B 1 KR 20/11 R, NZS, 21. Jg. (2012), Heft 19, S. 745–747.

BSG, Urteil vom 10.07.2012, Az.: B 13 R 81/11 R, in: SGb, 59. Jg. (2012), Heft 9, S. 534.

BSG, Urteil vom 10.07.2012, Az.: B 13 R 85/11 R, in: NZA-RR, 18. Jg. (2012), Heft 6, S. 307–308.

BSG, Urteil vom 07.05.2013, Az.: B 1 KR 12/12 R, in: NJOZ, 14. Jg. (2014), Heft 18, S. 671–675.

BSG, Urteil vom 07.05.2013, Az.: B 1 KR 53/12. Im Internet: Redaktion beck-aktuell (2013), BSG: Krankenkasse muss Mehrkosten für vom Patienten gewünschte teurere Reha-Einrichtung nicht erstatten, Link: ▶ https://beck-online.beck.de/Default. aspx?vpath=bibdata/reddok/becklink/1026370. htm&pos=0&lasthit=true&hlwords=#xhlhit, Stand: 08.12.2014.

BSG, Urteil vom 17.12.2013, Az.: B 11 AL 20/12 R, in: NZS, 23. Jg. (2014), Heft 9, S. 350-352.

BSG-Urteil vom 04.03.2014, Az.: B 1 KR 17/13 R. Im Internet: Bundessozialgericht (2014), Im Internet: ▶ http://juris.bundessozialgericht. de/cgi-bin/rechtsprechung/document.py?Gericht=bsg&Art=en&nr=13381, Stand: 31.12.2014.

EuGH, Urteil vom 20.01.2009, Az.: C-350/06, NJW Spezial, 6. Jg. (2009), Heft 4, S. 114.

EuGH, Urteil vom 20.01.2009, Az.: C-520/06. Im Internet: CURIA (o.J.), Link: ▶ http://curia.europa.eu/juris/liste.jsf?pro=&nat=or&oqp= &dates=&lg=&language=de&jur=C%2CT%2CF &cit=none%252CC%252CCJ%252CR%252C2008- E%252C%252C%252C%252   C%252C%252C%252C% 252C%252C%252Ctrue%252Cfalse%252Cfalse&num =C-520%252F06&td=%3BALL&pcs=Oor&avg=   &pa- ge=1&mat=or&jge=   &for=&cid=404733,   Stand: 09.01.2015.

EuGH, Urteil vom 22.11.2011, Az.: C-214/10. Im Internet: CURIA (o.J.), Link: ▶ http://curia.europa. eu/juris/document/document.jsf?docid=115001&doc- lang=de, Stand: 09.01.2015.

LAG   Baden-Württemberg,   Urteil   vom 21.12.2011, AZ: 10 Sa 19/11, in: BB, 67. Jg. (2012), Heft 21, S. 1353–1356.

LAG Düsseldorf, Urteil vom 08.09.2011, Az.: 5 Sa 672/11, in: ArbR Aktuell, 4. Jg. (2012), Heft 1, S. 25.

LAG Hamm, Urteil vom 11.12.2001, Az.: 11 Sa 247/11. Im Internet: Justizministerium des Landes Nordrhein-Westfalen (o.J.), Link: ▶ http:// www.justiz.nrw.de/nrwe/arbgs/hamm/lag_hamm/ j2001/11_Sa_247_01urteil20011211.html,   Stand: 04.12.2014.

LAG   Schleswig-Holstein,   Urteil   vom 06.07.2010, Az.: 1 Sa 403/09. Im Internet: IWW Institut für Wissen in der Wirtschaft GmbH & Co. KG (2010), ▶ http://www.iww.de/quellenmaterial/ id/72994, Stand: 08.12.2014.

LG Hamburg, Urteil vom 06.01.2005, Az.: 323 O 230/02, openJur (o.J.). Im Internet: ▶ https:// openjur.de/u/86347.html, Stand: 08.12.2014.

LSG Hessen Urteil vom 18.10.2007, Az.: L 8 KR 228/06. Im Internet: Hessisches Landessozialgericht (2015), Link: ▶ http://www.lsg-darmstadt.justiz.hes- sen.de/irj/LSG_Darmstadt_Internet?rid=HMdJ_15/ LSG_Darmstadt_Internet/sub/c1c/c1c60b82- 6c20-5a11-aeb6-df197ccf4e69, 11111111-2222- 3333-4444- 100000005003 % 26overview=true. htm, Stand: 08.01.2015.

LSG Hessen, Urteil vom 24.10.2013, Az.: L 8 KR 114/12. (Hrsg.) juris GmbH – Juristisches In- formationssystem für die Bundesrepublik Deutsch- land: Hessenrecht. Landesrechtsprechungsdaten- bank. Entscheidungen der hessischen Gerichte. Im Internet: ▶   http://www.lareda.hessenrecht. hessen.de/jportal/portal/t/15fg/page/bslaredaprod. psml?pid=Dokumentanzeige&showdoccase=1&js_ peid=Trefferliste&documentnumber=1&numb erofresults=1&fromdoctodoc=yes&doc.id=JU- RE130019408&doc.part=L&doc.price=0.0&doc. hl=1#focuspoint, Stand: 05.12.2014.

OVG Mecklenburg-Vorpommern, Beschluss vom 9.10.2003, Az.: 2 M 105/03, in: BR, 44. Jg. (2005), Heft 5, S. 143–147.

OVG Niedersachsen, Urteil vom 07.02.2011, Az.: 4 LC 151/09, in: NJW, 64. Jg. (2011), Heft 19, S. 1385.

SG Duisburg, Urteil vom 10.03.2014, Az.: S 38 AS 4626/13. Im Internet: haufe.de/oeffentli- cher-dienst (o.J.). Link: ▶ http://www.haufe.de/ oeffentlicher-dienst/tvoed-office-professional/sauer- sgbii-11a-nicht-zu-beruecksichtigendes-einkommen- 24-zweckbestimmte-einnahmen_idesk_PI13994_ HI2656544.html, Stand: 05.01.2015.

SG Düsseldorf, Urteil vom 13.02.2002, Az.: S 31 SB 282/01. Im Internet: Justizministerium des

Landes Nordrhein-Westfalen (o.J.), Link: ► http://
www.justiz.nrw.de/nrwe/sgs/sg_duesseldorf/
j2002/S_31_SB_282_01urteil20020213.html, Stand:
18.12.2014.

SG Leipzig, Urteil vom 21.02.2007, Az.: S 8 AL
591/05. Im Internet: Die Präsidentin des Bayerischen Landessozialgerichts (o.J.), Link: ► https://so-
zialgerichtsbarkeit. de/sgb/esgb/show. php? modul
= esgb&id=68481 &s0=&s1=&s2=& words=&sensi-
tive, Stand: 10.12.2014.

SG Stuttgart, Beschluss vom 05.02.2010, Az.: S
8 KR 7849/09 ER. Im Internet: Justizministerium
Baden-Württemberg (o.J.), Link: ► http://lrbw.ju-
ris.de/ cgi-bin/laender_rechtsprechung/document.
py?Gericht=bw&nr=12628, Stand: 01.01.2015.

Stichwortverzeichnis

Ihr Bonus als Käufer dieses Buches

Als Käufer dieses Buches können Sie kostenlos das eBook zum Buch nutzen. Sie können es dauerhaft in Ihrem persönlichen, digitalen Bücherregal auf springer.com speichern oder auf Ihren PC/Tablet/eReader downloaden.

Gehen Sie dazu bitte wie folgt vor

1. Gehen Sie zur springer.com/shop und suchen Sie das vorliegende Buch (am schnellsten über die Eingabe der ISBN).
2. Legen Sie es in den Warenkorb und klicken Sie dann auf „zum Einkaufwagen/zur Kasse".
3. Geben Sie den unten stehenden Coupon ein. In der Bestellübersicht wird damit das eBook mit 0, - € ausgewiesen, ist also kostenlos für Sie.
4. Gehen Sie weiter zur Kasse und schließen den Vorgang ab.
5. Sie können das eBook nun downloaden und auf einem Gerät Ihrer Wahl lesen. Das eBook bleibt dauerhaft in Ihrem Springer digitalem Bücherregal gespeichert.

Ihr persönlicher Coupon

nMsXxfEmG6KcyDd

Printed in the United States
By Bookmasters